神经系统疾病常见症状鉴别诊断

主　编　黄　山

副主编　田佳楠　焦卓敏

编　者　（按姓名汉语拼音排序）
　　　　黄　山（哈尔滨医科大学附属第二医院）
　　　　焦卓敏（深圳大学附属华南医院）
　　　　李雪盼（河南医药大学第三附属医院）
　　　　孙　芃（黑龙江中医药大学附属第一医院）
　　　　田佳楠（哈尔滨医科大学附属第二医院）

北京大学医学出版社

SHENJING XITONG JIBING CHANGJIAN ZHENGZHUANG JIANBIE ZHENDUAN

图书在版编目（CIP）数据

神经系统疾病常见症状鉴别诊断 / 黄山主编．

北京：北京大学医学出版社，2025.8. -- ISBN 978-7-5659-3485-8

Ⅰ. R741.04

中国国家版本馆 CIP 数据核字第 2025WQ7400 号

神经系统疾病常见症状鉴别诊断

主　　编：	黄　山
出版发行：	北京大学医学出版社
地　　址：	（100191）北京市海淀区学院路 38 号　北京大学医学部院内
电　　话：	发行部 010-82802230；图书邮购 010-82802495
网　　址：	http://www.pumpress.com.cn
E-mail：	booksale@bjmu.edu.cn
印　　刷：	北京信彩瑞禾印刷厂
经　　销：	新华书店
责任编辑：畅晓燕　　责任校对：靳新强　　责任印制：李　啸	
开　　本：	889 mm×1194 mm　1/16　印张：12.5　字数：387 千字
版　　次：	2025 年 8 月第 1 版　2025 年 8 月第 1 次印刷
书　　号：	ISBN 978-7-5659-3485-8
定　　价：	68.00 元

版权所有，违者必究

（凡属质量问题请与本社发行部联系退换）

前 言

神经系统疾病临床表现复杂，给诊断带来巨大挑战。近年来，神经影像学技术突飞猛进，极大提高了神经系统疾病的诊断能力。然而，我们也注意到，部分临床医师过度依赖影像学检查，而忽视了最基本的病史采集和神经系统体格检查，导致误诊、漏诊的情况时有发生。事实上，在神经科临床实践中，就诊患者提供的信息往往是症状，神经系统疾病诊断的核心应从症状入手，即通过详细的病史询问、系统的神经科查体，结合逻辑推理和临床诊疗思维，对症状进行精准的定位和定性分析。影像学检查固然重要，但它应当是临床科学思维的辅助工具，而非替代手段。

本书正是基于这一理念编写而成。我们以症状为主线，系统梳理了神经系统疾病中常见的症状，如意识障碍、晕厥和痫性发作、认知障碍、构音障碍、头晕与眩晕、头痛、视觉障碍、复视、瞳孔异常、上睑下垂、眼球震颤、听觉障碍、感觉及运动障碍、睡眠障碍、吞咽障碍等，沿着从症状到疾病这一思路分析叙述，以符合临床实际，旨在帮助神经科医生对神经系统疾病纷繁复杂的临床症状具有独立分析、去伪存真、抓主删次的能力，建立科学的诊断思维体系。

本书受众广泛，针对医学生，可以帮助其培养"定位＋定性"的神经科诊疗思维，夯实诊断基础；针对低年资医师，可以帮助其快速掌握症状鉴别要点，避免漏诊、误诊；针对高年资医师，可以作为教学参考用书，帮助其系统梳理神经系统疾病症状学知识体系。

本书的编写凝聚了多位临床神经科专家的智慧与经验，我们力求内容科学、实用，但由于水平有限，疏漏之处在所难免，恳请广大读者不吝指正。希望本书能成为神经科医师、医学生的实用工具，助力临床诊断水平的提高，最终造福患者。

编者

2025 年 5 月

前言

目 录

第一章　意识障碍 ⋯⋯⋯⋯⋯⋯⋯ 1
　第一节　概述 ⋯⋯⋯⋯⋯⋯⋯⋯ 1
　第二节　昏迷 ⋯⋯⋯⋯⋯⋯⋯⋯ 3
　第三节　谵妄 ⋯⋯⋯⋯⋯⋯⋯⋯ 9

第二章　晕厥和痫性发作 ⋯⋯⋯ 16
　第一节　晕厥 ⋯⋯⋯⋯⋯⋯⋯ 16
　第二节　痫性发作 ⋯⋯⋯⋯⋯ 23

第三章　认知障碍 ⋯⋯⋯⋯⋯⋯ 28
　第一节　失语 ⋯⋯⋯⋯⋯⋯⋯ 28
　第二节　失用 ⋯⋯⋯⋯⋯⋯⋯ 34
　第三节　失认 ⋯⋯⋯⋯⋯⋯⋯ 37
　第四节　记忆障碍 ⋯⋯⋯⋯⋯ 40
　第五节　视空间障碍 ⋯⋯⋯⋯ 45
　第六节　执行功能障碍 ⋯⋯⋯ 47
　第七节　痴呆 ⋯⋯⋯⋯⋯⋯⋯ 49

第四章　构音障碍 ⋯⋯⋯⋯⋯⋯ 56

第五章　头晕与眩晕 ⋯⋯⋯⋯⋯ 59

第六章　头痛 ⋯⋯⋯⋯⋯⋯⋯⋯ 66

第七章　视觉障碍 ⋯⋯⋯⋯⋯⋯ 81

第八章　复视 ⋯⋯⋯⋯⋯⋯⋯⋯ 93

第九章　瞳孔异常 ⋯⋯⋯⋯⋯⋯ 98

第十章　上睑下垂 ⋯⋯⋯⋯⋯⋯ 107

第十一章　眼球震颤 ⋯⋯⋯⋯⋯ 111

第十二章　听觉障碍 ⋯⋯⋯⋯⋯ 120
　第一节　耳聋 ⋯⋯⋯⋯⋯⋯⋯ 120
　第二节　耳鸣 ⋯⋯⋯⋯⋯⋯⋯ 133

第十三章　感觉及运动障碍 ⋯⋯ 139
　第一节　肢体麻木 ⋯⋯⋯⋯⋯ 139
　第二节　肢体无力 ⋯⋯⋯⋯⋯ 143
　第三节　肌萎缩 ⋯⋯⋯⋯⋯⋯ 151
　第四节　共济失调 ⋯⋯⋯⋯⋯ 161
　第五节　震颤 ⋯⋯⋯⋯⋯⋯⋯ 170

第十四章　睡眠障碍 ⋯⋯⋯⋯⋯ 177
　第一节　失眠症 ⋯⋯⋯⋯⋯⋯ 177
　第二节　发作性睡病 ⋯⋯⋯⋯ 182

第十五章　吞咽障碍 ⋯⋯⋯⋯⋯ 185

参考文献 ⋯⋯⋯⋯⋯⋯⋯⋯⋯⋯ 193

第一章 意识障碍

第一节 概 述

意识是指个体对自身以及外部环境刺激所产生的感知与应答能力，其维持依赖于大脑皮质的持续兴奋状态。意识的神经基础包括大脑皮质与脑干上行网状激活系统（ascending reticular activating system，ARAS）的相互协作。ARAS 接收来自各种感觉通路的侧支信号，经脑干传导至丘脑的非特异性核团，并以弥散投射的方式激活大脑皮质，维持觉醒状态。意识障碍（disorder of consciousness，DOC）是指个体对外界刺激的感知能力减弱或丧失，表现为对刺激反应减低甚至完全无反应，通常伴随不同程度的运动和感觉功能障碍，但自主神经功能相对保留。意识障碍可从两个维度进行划分：一是觉醒水平的下降，表现为嗜睡、昏睡或昏迷；二是意识内容的改变，如意识模糊、谵妄等。意识障碍往往是脑部病变的早期征象之一，及时识别并明确其病因对于防止不可逆性神经损伤、指导后续治疗具有重要意义。

一、意识障碍的病因

意识障碍是一种由多种病因引起的严重脑功能障碍，具有起病急、病情复杂、变化快、致残率与病死率高等特点。及时、准确地判断病因，是抢救成功的关键前提。

根据损伤部位与机制，意识障碍的病因大致可分为两大类：神经系统疾病和非神经系统疾病。神经系统疾病常见病因包括：颅脑外伤、脑血管病（如脑出血、脑梗死）、颅内肿瘤、颅内感染、癫痫持续状态以及急性脑功能代谢障碍（如急性肝性脑病等）。非神经系统疾病常见病因则包括：药物或毒物中毒（如一氧化碳、乙醇）、代谢紊乱（如低血糖、肝衰竭、肾衰竭）、缺氧/缺血（如心搏骤停、窒息、溺水）、严重感染、休克等。

在所有病因中，颅脑外伤（traumatic brain injury，TBI）是意识障碍最常见的病因之一。据统计，约有 14% 的 TBI 患者在救治后进入植物状态（vegetative state，VS）或最小意识状态（minimally conscious state，MCS）。非外伤性意识障碍中，脑卒中和缺氧缺血性脑病（hypoxic-ischemic encephalopathy，HIE）尤为常见。脑卒中通过破坏脑组织结构与神经网络功能，导致意识水平下降；而缺氧缺血性脑病是心搏骤停后最严重的神经系统并发症之一。大脑对缺氧极其敏感，持续缺氧超过 5 min 可引起不可逆性脑损伤，意识障碍常是首发和核心表现，部分患者可发展为持续性植物状态。值得注意的是，不同病因所致的意识障碍，其临床表现和预后存在显著差异。研究表明，相较于 TBI，非外伤性意识障碍（如缺氧、中毒等）患者的神经恢复潜力更差，预后相对不良。

临床评估意识障碍病因时，应结合发病方式、伴随症状、神经系统体征及辅助检查结果进行综合分析。表 1-1 列出了不同意识障碍病因的临床提示特征，以供参考。

二、意识障碍的类型

意识障碍可根据主要表现特征分为以下几类。

（一）以觉醒水平下降为主的意识障碍

1. **嗜睡** 嗜睡为意识障碍的早期阶段，表现为睡眠时间延长，虽能被唤醒，醒后反应迟钝，注意力和记忆力下降，配合程度差，停止刺激后迅速再

表1-1 伴发不同症状和体征的意识障碍的常见病因

伴随症状或体征	可能病因
头痛	脑炎、脑膜炎、蛛网膜下腔出血、颅脑外伤
视盘水肿	高血压脑病、颅内占位性病变
瞳孔散大	脑疝、脑外伤、乙醇中毒、抗胆碱能药物或拟交感神经药物中毒
肌震颤	乙醇或镇静药过量、拟交感神经药物中毒
偏瘫	脑梗死、脑出血、脑外伤
脑膜刺激征	脑膜炎、脑炎、蛛网膜下腔出血
肌强直	低钙血症、破伤风、弥漫性脑病
痫性发作	脑炎、脑出血、颅脑外伤、颅内占位性病变、低血糖
发热	脑炎、脑膜炎、败血症
体温过低	低血糖、肝性脑病、甲状腺功能减退
血压升高	脑梗死、脑出血、蛛网膜下腔出血、高血压脑病
心动过缓	甲状腺功能减退、心脏疾患

次入睡。此时意识内容已开始减退。

2. 昏睡 昏睡较嗜睡严重，患者处于沉睡状态，需强烈刺激（如高声呼唤、疼痛刺激）方可唤醒，反应迟钝，仅能作简单答复，不能配合检查。刺激停止后立即入睡。脑干反射和生理反射多正常，偶见病理反射。

3. 昏迷 昏迷是最严重的意识障碍，患者意识完全丧失，对各种刺激无反应，无自主睁眼或有目的活动。昏迷按严重程度分为以下三级。

（1）浅昏迷：意识完全丧失，仍有少量无意识动作。对强刺激可有回避反应，反射存在，生命体征无明显异常。

（2）中昏迷：无自发动作，强刺激无反应，部分脑干反射减弱，瞳孔对光反射迟钝，大小便失禁，生命体征开始异常。

（3）深昏迷：完全无反应，肌肉松弛，眼球固定，瞳孔散大，各类反射消失，呼吸节律紊乱，血压下降，生命体征明显异常。

大脑和脑干功能全部丧失时称脑死亡，其确定标准是：患者对外界任何刺激均无反应，无任何自主运动，但脊髓反射可以存在；脑干反射（包括对光反射、角膜反射、头眼反射、前庭眼反射、咳嗽反射）完全消失，瞳孔散大固定；自主呼吸停止，需要人工呼吸机维持换气；脑电图提示脑电活动消失，呈一直线；经颅多普勒超声提示无脑血流灌注现象；体感诱发电位提示脑干功能丧失；上述情况持续时间至少12 h，经各种抢救无效；需除外急性药物中毒、低温和内分泌代谢疾病等。

（二）以意识内容改变为主的意识障碍

1. 意识模糊 意识模糊表现为注意力减退，情感反应淡漠，定向力障碍，活动减少，语言缺乏连贯性，对外界刺激可有反应，但低于正常水平。

2. 谵妄 谵妄是一种急性的脑高级功能障碍，患者对周围环境的认识及反应能力均有下降，表现为认知、注意力、定向、记忆功能受损，思维推理迟钝，语言功能障碍，错觉、幻觉，以及睡眠觉醒周期紊乱等，可表现为紧张、恐惧和兴奋不安，甚至可有冲动和攻击行为。病情常呈波动性，夜间加重，白天减轻，常持续数小时和数天。

目前临床上对于有反应激越、不自主运动、睡眠障碍、错觉、幻觉者称为高觉醒-高反应型谵妄，多见于乙醇或药物戒断者；而表现为睡眠增多、注意淡漠、思维迟钝、答非所问者称为低觉醒-低反应型谵妄，多见于肝性脑病、肺性脑病、代谢性脑病等。由于上述分类尚未统一，且临床表现以两型混合居多，一般统称为谵妄。

（三）特殊类型的意识障碍

1. 去皮质状态 去皮质状态（decorticate state）多是因双侧大脑皮质广泛损害而导致皮质功能减退或丧失，皮质下中枢及脑干功能受损较轻而又优先恢复所造成的一种意识障碍综合征。患者表现为意识丧失，但睡眠和觉醒周期存在，患者自发睁眼，有脑干反射，可以有脑干控制的自动性动作，如吞咽、咀嚼等，但无反射动作和肢体运动，大小便失禁。四肢肌张力增高，双侧锥体束征阳性。身体姿势为上肢屈曲内收，腕及手指屈曲，双下肢伸直，足屈曲，有时称为去皮质强直。该综合征常见于缺氧缺血性脑病、脑炎、中毒和严重颅脑外伤等。

2. 去大脑强直 去大脑强直是病灶位于中脑水平或上位脑桥时出现的一种伴有特殊姿势的意识障碍。表现为角弓反张、牙关紧闭、双上肢伸直旋内、双下肢伸直跖屈，病理征阳性，多有双侧瞳孔散大固定，但脑干反射保留。患者早期可出现嗜睡并呈神经源性过度呼吸节律，瞳孔改变（麻痹性和刺激性），随着病变损伤程度加重而意识障碍程度加深，往往突然昏迷，中枢性过度通气，瞳孔散大固定，若不及时救治患者很快死亡。本征较去皮质状态凶险，其特殊姿势、呼吸节律、瞳孔改变成为二者临床鉴别的关键。

3. 无动性缄默症 无动性缄默症又称睁眼昏迷，由脑干上部和丘脑的网状激活系统受损引起，此时大脑半球及其传出通路无病变。患者能注视周围环境及人物，貌似清醒，但不能活动或言语，二便失禁。肌张力减低，无锥体束征。强烈刺激不能改变其意识状态，存在睡眠-觉醒周期。本症常见于脑干梗死。

4. 植物状态 植物状态是指大脑半球严重受损而脑干功能相对保留的一种状态，机体能生存和发展，但无意识和思维，缺乏对自身和周围环境的感知能力。植物状态可以是暂时的，也可以呈持续性植物状态（persistent vegetative state，PVS），即颅脑外伤后植物状态持续12个月以上，或非外伤性病因导致的植物状态持续3个月以上。患者对自身和外界的认知功能全部丧失，呼之不应，不能与外界交流，有自发或反射性睁眼，偶可发现视物追踪，可有无意义哭笑，存在吸吮、咀嚼和吞咽等原始反射，有睡眠-觉醒周期，大小便失禁。

第二节 昏 迷

昏迷是神经科常见的急危重症之一，尤其在急诊中发病频繁。由于昏迷患者通常无法配合病史采集与神经系统查体，且其病因复杂、病情变化迅速，因此诊断与治疗具有较大挑战性。昏迷患者管理的重点在于评估意识障碍的程度、迅速判断病因并及时启动救治流程。初步诊断主要依赖于体格检查和辅助检查结果，而治疗策略需兼顾原发病的处理与生命体征的维持。本章将重点阐述昏迷的常见病因、初步评估流程、辅助检查的选择与解读、治疗要点及预后评估，旨在为神经科医生提供系统的诊疗思路，提升对昏迷患者的规范化处置能力。

一、病因

昏迷的原因多种多样，涉及中枢神经系统和全身性疾病。常见的病因如下所述。

（一）颅脑疾病

1. 脑血管疾病 包括脑出血、脑梗死、蛛网膜下腔出血等。上述疾病可导致脑实质损伤、颅内压升高或广泛脑干受累，引起意识障碍甚至昏迷。

2. 颅脑外伤 包括脑震荡、脑挫裂伤、急性硬膜下或硬膜外血肿等。外力可引起直接脑损伤或继发性颅内高压，致网状激活系统功能抑制，导致昏迷。

3. 颅内占位性病变 如脑肿瘤、脑脓肿等。肿瘤或脓肿压迫脑组织，影响神经功能，导致昏迷。

4. 癫痫持续状态 若癫痫发作持续超过5 min或反复发作间隙意识未恢复，可能导致昏迷，常见于惊厥后状态或非惊厥性癫痫持续状态。

（二）全身性疾病

1. 代谢性疾病 如低血糖、高血糖、低血钠、高血钠、低血钙、高血钙等。代谢紊乱影响脑细胞的能量供应和功能，导致昏迷。

2. 中毒 如一氧化碳、乙醇、镇静催眠药、阿片类药物中毒等。毒物可通过抑制中枢神经系统功能、损伤脑组织或引起代谢紊乱而致昏迷。

3. 感染性疾病 如脑炎、脑膜炎、败血症等。感染导致脑组织炎症或全身性炎症反应，影响中枢神经系统功能。

4. 心血管疾病 如心源性猝死、心律失常、急性心肌梗死等，可致脑灌注急剧减少，诱发短暂或持续性昏迷。

5. 肝、肾衰竭 如肝性脑病、尿毒症脑病，因氨及其他代谢毒素在体内蓄积，作用于中枢神经系统，引起昏迷。

（三）其他原因

1. 热射病 重度中暑时，体温调节中枢功能紊乱，可致高热、脑水肿和多器官功能障碍，进而引起昏迷。

2. 电击伤 电流通过身体，导致脑组织损伤或功能障碍。

二、症状

（一）意识障碍

1. 浅昏迷 意识完全丧失，但对疼痛刺激仍可产生回避动作或痛苦表情。脑干反射（如角膜、吞咽、咳嗽反射）仍存在，自主呼吸稳定。

2. 中昏迷 疼痛刺激反应明显减弱，角膜反射、吞咽反射减弱或迟钝，可能伴有轻度生命体征异常。

3. 深昏迷 完全无自主活动，对任何刺激均无反应，脑干反射（角膜、咳嗽、吞咽）消失，常伴瞳孔异常与呼吸节律紊乱。

（二）生命体征

1. 呼吸 呼吸频率和节律常受脑干病变影响，可能出现潮式呼吸（Cheyne-Stokes 呼吸或陈-施呼吸）、间停呼吸（Biot 呼吸）或中枢性过度换气。

2. 血压 可因颅内高压、延髓受压或全身循环功能障碍而升高或下降，伴随心率改变。

3. 体温 体温变化多与中枢性调节障碍、感染、中毒等有关。高热见于感染、中暑、药物中毒，低体温见于代谢性疾病、环境暴露、药物过量等。

（三）瞳孔变化

1. 瞳孔大小变化

（1）双侧缩小：常见于中毒（如阿片类、拟胆碱药物）。

（2）双侧散大：提示脑干功能严重受损或抗胆碱能药物中毒。

（3）单侧散大：常见于幕上占位性病变压迫同侧动眼神经（如急性硬膜下血肿）。

2. 对光反射改变 反射迟钝或消失提示中脑-动眼神经通路损伤，具有较高的定位价值。

（四）其他表现

1. 肢体瘫痪 可呈单侧或双侧，常提示幕上或幕下脑实质损伤，若伴病理反射阳性，应警惕结构性病变。

2. 癫痫发作 既可作为昏迷前驱症状，也可能是昏迷的直接病因（如癫痫持续状态）。应注意识别非惊厥性发作。

3. 脑膜刺激征 颈项强直、Brudzinski 征、Kernig 征阳性多提示脑膜炎、蛛网膜下腔出血或颅内压显著升高，检查时应注意颈椎外伤的禁忌。

三、昏迷患者的检查

（一）快速初步检查及急诊处理

在对昏迷患者进行详细的检查前，先进行快速的初步检查，包括生命体征、对刺激的反应、瞳孔及对光反射、脑膜刺激征（外伤者勿活动颈部）及腹部情况，有无需要立即处理的内外科情况，排除致命但可逆性因素。

对昏迷患者应首先评估生命体征，判断是否存在需立即干预的威胁性因素，如低血糖、中毒、颅内压升高等。初步处理包括保持呼吸道通畅、吸氧、建立静脉通道，并给予经验性治疗，如注射维生素 B_1（100 mg 以上）及 50% 葡萄糖（25 g，适用于低血糖或血糖不明者）。

同时应快速排除闭锁综合征与假性昏迷，并根据临床表现判断昏迷是由颅内病变还是系统性疾病所致。怀疑颅内占位或出血者应立即进行头颅 CT，必要时追加腰椎穿刺。

（二）病史采集

一旦患者病情相对稳定，就应向其亲戚、朋友及在场人员等寻找昏迷的原因，包括：①起病缓急；②昏迷前有何症状；③有无头颅外伤史；④过去疾病史及服药史，身上及周围有无残留毒物或药物；⑤有无饮酒；⑥室内有无火炉及通风情况；⑦除传统病史外，还应注意有无近期疫苗接种、海外旅行、新冠病毒感染或暴露等提示潜在感染性或自身免疫性脑病的因素。

（三）体格检查

体格检查应系统全面。

1. 意识状态 评估昏迷的深度。

2. 生命体征

（1）血压：血压过低或过高均可导致意识改变。但需注意有时血压增高或降低乃颅内病变（如颅内压增高或延髓病变）或药物所致，疼痛、烦躁及膀胱充盈等也可引起血压增高。

（2）心率：心率减慢可见于颅内压增高、心脏传导阻滞、药物或中毒；心率增快可见于低血容量、甲状腺功能亢进、发热、贫血及某些药物或毒物；心律失常除心脏本身疾病外，还可见于三环类抗抑郁药、可卡因或乙二醇中毒。

（3）呼吸：呼吸增快或减慢多见于代谢性或中毒性疾病，也可见于肺部疾病或脑干病变。

（4）体温：昏迷患者需测直肠温度，口腔或腋下温度不可靠。低体温可导致意识障碍，常见于乙醇中毒、代谢性疾病（甲状腺或垂体功能低下）及环境因素，也可见于败血症引起的血管收缩、药物过量（巴比妥类药物、三环类抗抑郁药）、中枢性病因（下丘脑病变）。除了中暑及恶性高热，发热本身不会引起意识改变。发热常提示感染；纯神经源性高热少见，常见于蛛网膜下腔出血或下丘脑病变；脑干病变引起的高热表现为寒战而无汗，无汗性寒战特别是单侧性也可见于深部脑出血。昏迷伴发热的其他原因包括：中暑、甲状腺功能亢进危象、药物中毒（阿托品及其他抗胆碱能药、可卡因、三环类抗抑郁药、苯环己哌啶、水杨酸盐）。

3. 一般检查

（1）头颈部：注意有无外伤体征及脑膜刺激征（如颈项强直）。

（2）眼部：除检查眼部情况外，还应检查眼底（玻璃体下出血见于动脉瘤性蛛网膜下腔出血，急性视盘水肿见于颅内压增高或高血压危象）。

（3）耳鼻部：有无外伤及感染。

（4）口腔：气味（厕所味见于尿毒症，甜水果味见于酮症酸中毒，霉味或鱼味见于急性肝衰竭，洋葱味见于副醛药物，大蒜味见于有机磷酸酯），有无感染、外伤或色素沉着。

（5）体表：检查皮肤、黏膜及指甲。皮肤大疱见于巴比妥中毒，皮肤干燥见于抗胆碱能药物过量。

（6）淋巴结、心脏、腹部及其他（女性的乳腺和男性的睾丸、直肠）也应检查。

（四）神经系统检查

1. 意识状态 应仔细检查意识状态。可应用多种刺激方法（听觉、视觉及痛刺激），刺激应由弱到强。

2. 呼吸 观察呼吸的频率、节律及幅度。潮式呼吸见于脑桥上部以上的任何部位的双侧损害，提示尚未发生持久性脑干损害。潮式呼吸要注意与短循环周期性呼吸区别，后者表现为1~2次幅度增加，然后2~4次快呼吸，再后为1~2次幅度减弱，见于颅内压增高、脑桥下部病变或颅后窝病变。中枢神经源性过度换气表现为40~70次/分的快呼吸，见于中脑下部到脑桥上部病变。呼吸节律不规则，见于延髓病变。

3. 瞳孔 检查其大小、形状及对光反射。间脑病变或中毒代谢性损害表现为小瞳孔，对光反射存在。中脑病变如损害了动眼神经，则表现为病变瞳孔扩大（>8 mm），对光反射消失；如未损害动眼神经，瞳孔为中等大小（4~6 mm），对光反射消失。脑桥病变瞳孔为针尖样（<2 mm）。瞳孔的大小及对光反射是判断中脑及脑干功能完整性的关键体征，需与眼球运动一同综合评估。

4. 眼球运动 观察眼球位置、自发性眼球运动及反射性眼球运动（头眼反射及冷热试验）。

（1）眼位对病变的提示：双眼球同时向上或向下凝视，见于中脑四叠体病变；一侧向上、一侧向下，见于小脑病变；双眼球固定于一侧，见于该侧额回后部或对侧脑桥病变；双侧眼球稍向外斜，见于中脑病变；双眼球向下偏斜，见于丘脑及丘脑底病变；双眼球固定于中央位置，说明中脑及脑桥受累，昏迷深。

（2）巡回性眼球运动提示脑干完整，眼球浮动（快速向下后慢速向上）提示脑桥病变。

（3）反射性眼球运动可反映有无眼肌麻痹及脑干功能。简单的方法为头眼反射（又称玩偶眼现象），即将头做垂直及水平的被动运动。脑干功能保留者，头运动时眼球会出现反方向运动。中脑功能受损时，垂直头眼反射消失；脑桥功能受损时，水平头眼反射消失。也可采用冰水刺激方法，将0℃冰水2 ml注入一侧外耳道，如脑桥功能正常，双眼球会凝视同侧；如脑桥功能受损则眼球无反应。

5. 运动系统 观察患者姿势、对痛刺激的反应、肌张力及反射。肌张力不对称提示存在局灶性结构病变。任何原因所致的昏迷其足部病理反射都可能阳性（包括药物过量及痫性发作后）；但如没有结构性损害，随意识的恢复，病理反射会转为阴性。

（五）辅助检查

辅助检查应根据临床初步判断进行选择，目的是明确病因、定位病灶及评估脑功能状态。常规检查包括如下检查。

1. **实验室检查** 包括血常规、血糖、电解质、肝肾功能、血气分析、毒物筛查等。

2. **影像学检查** 头颅CT或MRI检查，用于诊断脑出血、脑梗死、脑肿瘤等。

3. **脑电图（EEG）** 用于评估脑电活动，辅助诊断癫痫等疾病。

4. **脑脊液检查** 通过腰椎穿刺检查脑脊液，诊断脑膜炎、蛛网膜下腔出血等。

四、昏迷诊断思路

（一）是否为真正的昏迷

首先要鉴别昏迷是心因性假性昏迷，还是代谢性或结构性昏迷。检查眼睑、瞳孔、眼球运动及前庭眼反射对鉴别有帮助。心因性假性昏迷者眨眼增加，睑紧闭，难以强行睁开，瞳孔等大，对光反射存在，有巡回眼球运动，冰水刺激后眼球不会强直性偏向刺激侧，但快相存在。

（二）是中毒代谢性昏迷还是结构性昏迷

中毒代谢性昏迷多为颅外疾病所致，结构性昏迷多为颅内疾病所致。病史及体格检查对鉴别有帮助（表1-2）。

表1-2 中毒代谢性昏迷与结构性昏迷的鉴别

	中毒代谢性昏迷	结构性昏迷
起病	多为慢性进行性	多为突然
意识状态	常有波动	常无变化或进行性恶化
呼吸	多为深快呼吸	常有频率、节律及幅度改变
眼底	大多正常	可有视盘水肿或玻璃体下出血
瞳孔	多为对称性小瞳孔，对光反射存在	多不对称，对光反射消失
眼球运动	双侧多呈对称性	常不对称
自发及反射性眼球运动	常存在	常消失
肢体神经体征	常双侧对称	常不对称

（三）病因诊断

1. **脑卒中** 大面积脑梗死、脑干梗死、脑出血及蛛网膜下腔出血都可出现意识障碍甚至昏迷，其发病都突然，大多为老年人，并有高血压、糖尿病、心脏病等基础疾病，常有脑局灶损害体征（偏瘫、偏身感觉障碍、一侧共济失调及病理反射），蛛网膜下腔出血一般没有局灶损害体征，但头痛及脑膜刺激征明显。头CT或MRI常能明确诊断。

2. **颅脑外伤** 有明确的头颅外伤史，意识障碍可为短暂性或较长时间，意识障碍时间较长者常提示有脑挫裂伤，并常有局灶性神经功能缺失体征。部分患者在外伤后意识清醒或出现短暂意识障碍，继以一段意识好转或清醒期，然后再出现意识障碍，并呈进行性加重，常提示存在颅内血肿。老年人可以在轻微外伤后早期没有或仅有轻微头昏或头痛症状，经过一段时间后再逐渐出现意识障碍，见于慢性硬膜下血肿。弥漫性轴索损伤可在颅脑损伤后持久昏迷或成植物状态。根据外伤史及头颅CT或MRI可确定诊断。

3. **脑肿瘤** 一般为缓慢起病，进行性加重。主要表现为脑局灶损害症状或体征（痫性发作、运动及感觉障碍等）和颅内压增高表现（头痛、呕吐及视盘水肿）。一般无意识障碍，但并发脑疝时可出现昏迷。如肿瘤出血（瘤卒中）则可突然出现意识障碍。

4. **中枢神经系统感染** 一般均有头痛、发热、精神意识障碍、脑膜刺激征及脑脊液异常。脑膜炎以头痛、意识障碍及脑膜刺激征为主要表现，脑炎则以意识障碍、精神症状、脑弥漫性或局灶性损害征象为主要表现。脑脊液、脑电图及MRI检查对鉴别脑膜炎与脑炎、感染原（细菌、病毒、真菌或寄生虫）有重要价值。

5. **癫痫性昏迷** 昏迷可见于全面性发作后或持续状态。根据癫痫病史、发作时表现及脑电图改变可明确诊断。

6. **代谢性昏迷** 此类昏迷患者有基础疾病（如糖尿病、尿毒症、肝病、肺病、甲状腺功能亢进或低下等），昏迷常为渐进性，神经系统检查常无定位体征，内科体格检查或生化检查能发现相关的基础疾病，常见疾病包括：糖尿病性昏迷（酮症酸中毒或高渗性昏迷）、低血糖性昏迷、尿毒症或肝性昏迷、肺性脑病、甲状腺功能亢进危象或黏液性水肿。

7. 感染中毒性脑病 见于急性感染的早期或极期，儿童多于成人。除有高热、头痛、呕吐症状外，还可有烦躁、谵妄、反应迟钝、惊厥及意识障碍等。脑脊液压力常增高，但常规及生化结果一般正常。脑病症状多在感染控制后消失。Reye综合征是急性中毒性脑病的一种特殊类型，其主要病变为急性脑水肿，伴以肝为主的内脏脂肪变性，故其又称急性脑病合并内脏脂肪变性综合征。Reye综合征多见于20岁以下患者，常在病毒感染后数日内发病，出现发热、呕吐、惊厥及意识障碍，并有肝大及其他脏器（心、肺、肾等）受累表现，肝功能异常；脑脊液压力常增高，脑电图多为弥漫性异常，病情常迅速进展至昏迷，最终可因脑疝死亡。

8. 外源性中毒或损害 毒物、药物、理化因素（如高低温、电击、乙醇、一氧化碳等）都可引起意识障碍。根据接触史、临床表现及必要时的毒物分析鉴定，可明确诊断。

另外，严重的水、电解质、酸碱平衡紊乱也可引起意识障碍，通过病史、临床表现、电解质及血气检查可帮助诊断。

（四）定位诊断

从神经科的角度分析，无论昏迷的病因和临床分类如何复杂，如何难以掌握和诊断，但其最终的病变都是累及意识形成的通路，使意识不能正常产生，不能行使正常意识状态下的各种生理功能。因此，其机制不外乎意识形成通路上4个定位病变：脑干的上行网状激活系统、丘脑、胼胝体、大脑皮质，其中任何一处定位的病变，都引起相同的昏迷症状。

1. 脑干的上行网状激活系统 脑干的上行网状激活系统分为上部和下部，其中上部位于脑桥中上部和中脑被盖部的网状结构，有维持觉醒或警觉的作用，其病变会引起昏迷等；而下部位于脑桥下部和延髓的网状结构，与维持肌张力和姿势相关，其病变会引起跌倒发作。脑桥中上部的上行网状激活系统病变主要见于基底动脉尖栓塞引起的基底动脉尖综合征、基底动脉血栓形成性闭塞、脑桥出血、小脑出血等。

（1）基底动脉尖综合征的特征性症状：①患者出现短暂的意识障碍，清醒后又出现间断性的意识障碍发作。②大脑后动脉和小脑上动脉及分支栓塞的其他症状，如丘脑病变引起的意识障碍或肢体麻木无力，颞叶内侧病变引起的意识、精神及记忆障碍，枕叶病变引起的同向偏盲或视力丧失，小脑上部病变引起的共济失调，中脑和脑桥被盖病变引起的意识障碍等。③瞳孔中等大小（瞳孔直径固定在5 mm），对光反射消失。④眼球垂直运动障碍。⑤双侧丘脑对称性"蝴蝶样"缺血灶。

（2）基底动脉血栓形成性闭塞的特征性症状：①临床中所有患者都会出现一些意识改变，约50%的患者以昏迷起病。②从起病时即出现局灶性神经症状，同时可出现大脑后动脉、小脑上动脉、基底动脉深穿支和旁中央支闭塞的所有症状。③瞳孔中等大小且固定（直径固定在5 mm），对光反射消失。④缓慢起病，如血管未开通，病情可于数天内逐渐加重。

（3）脑桥出血的特征性症状：①突然的"卒中样"昏迷。②症状逐渐加重，出血量由少变多。③体格检查发现存在基底动脉梗死的许多表现，但绝不出现短暂性缺血发作。④针尖样瞳孔，对光反射灵敏，水平性眼球运动丧失。⑤患者大多可出现高热。

（4）小脑出血的特征性症状：①突然起病，表现为以头痛、头晕、恶心、呕吐及小脑性共济失调为主的综合征。②如出血量大，破入第四脑室，压迫脑干，影响上行网状激活系统，可引起昏迷。一旦出现深昏迷，患者预后很差。③针尖样瞳孔，对光反射灵敏。④如发生枕骨大孔疝，可出现瞳孔散大、中枢性呼吸障碍等。

2. 丘脑 累及双侧丘脑的病变或一侧丘脑病变后累及上行网状激活系统可导致昏迷，多见于丘脑栓塞、丘脑出血等。

（1）丘脑栓塞的特征性症状：①意识障碍；②垂直性眼肌麻痹，上视或下视麻痹，或两者同时受累；③认知功能和行为障碍。

（2）丘脑出血的特征性症状：①可出现意识障碍；②深、浅感觉障碍；③"日落征"；④瞳孔缩小；⑤对光反射消失。

3. 胼胝体 胼胝体是连接左、右两侧大脑半球的横行神经纤维束，胼胝体病变引起昏迷在临床中少见，主要与脑干网状结构、下丘脑和边缘系统受损相关。

4. 大脑皮质 大脑皮质病变引起昏迷常与意识中枢和意识-记忆环路（帕佩兹环路）受累有关。

（1）意识中枢：意识中枢位于中央后回、部分中央前回，意识中枢病变常见于脑血管病，如大面积脑梗死、颅内感染和炎症（如脑炎、急性播散性脑脊髓炎等）等。大面积脑梗死的特征性症状包括：①急性起病，进展迅速，发病之初即出现昏迷或先出现神经功能缺损，如三偏（偏瘫、偏身感觉障碍、偏盲）、凝视、失语等，继之昏迷。②可出现去皮质综合征的症状和体征。例如，虽意识丧失，但睡眠和觉醒周期存在；能无意识地睁眼、闭眼或转动眼球；对光反射、角膜反射、吸吮和吞咽反射等均存在。③如发生经小脑幕的颞叶内侧海马钩回疝压迫中脑，动眼神经受压，则出现固定散大的瞳孔，瞳孔直径大于 7 mm 且固定，对光反射消失。

（2）意识-记忆环路：累及帕佩兹环路的病变，尤其是双侧颞叶内侧、双侧丘脑等的病变常可导致昏迷或精神障碍。常见病因主要包括：炎症，如副肿瘤性边缘叶脑炎；感染，如单纯疱疹病毒性脑炎；代谢性疾病，如韦尼克脑病、多系统联合变性等。

五、鉴别诊断

有几种认知或意识损害的状态，其表现类似昏迷。另外，开始为昏迷者也可转变为其中的某种状态。一旦睡眠-觉醒周期存在，真正的昏迷就不再存在。

1. **闭锁综合征（去传出状态）** 是由于双侧脑桥腹侧病变致双侧皮质脊髓束及皮质延髓束受损所致。患者意识清醒，能认识环境，但存在四肢瘫痪及下部脑神经麻痹，患者只能上下活动眼球及眨眼。需与类似表现的严重多神经病（特别是吉兰-巴雷综合征）、重症肌无力和神经肌肉阻滞剂药物中毒鉴别。

2. **持续性植物状态** 是由于广泛性皮质灰质或皮质下白质损害而脑干功能正常所致。患者缺乏认知功能，但保留有自主神经或非认知功能（如心脏、呼吸功能）。其诊断标准为：①缺乏对自身或周围环境感知的证据，不能与他人交流；②缺乏持久的、可重复的、有目的或随意的对视觉、听觉、触觉或有害刺激做出反应的证据；③缺乏语言理解或表达；④存在睡眠-觉醒周期；⑤保留下丘脑和脑干自主神经功能：自身血压及自主呼吸稳定，有巡回的眼球震颤样的眼球运动；⑥大小便失禁；⑦保留一定程度的脑神经（瞳孔、头眼、角膜、前庭眼和下颌）反射和脊髓反射。

3. **最小意识状态** 较持续性植物状态常见10倍，表现为严重的神经功能损害伴最小意识。诊断标准为，存在下列一项或多项可重复性或持久性行为，证明对自身或周围环境存在认知的证据：①与之说话时患者有眼神交流或转头；②眼球有跟随运动；③有可理解的言语表达；④对痛刺激有逃避反应；⑤能抓握或使用物体。

4. **假性昏迷** 指患者表现类似昏迷（无反应、不能唤醒）但没有结构、代谢或中毒性疾病，常为精神源性无反应。

六、治疗

1. **紧急处理**

（1）保持呼吸道通畅：清除口腔分泌物，必要时进行气管插管或气管切开。

（2）维持呼吸和循环功能：吸氧，必要时进行机械通气；维持血压，必要时使用升压药物。

（3）降低颅内压：使用甘露醇、呋塞米等药物降低颅内压。

2. **病因治疗**

（1）脑血管疾病：溶栓、止血、抗凝等治疗。

（2）颅脑外伤：手术清除血肿、减压等。

（3）中毒：洗胃、催吐、导泻、血液透析等，使用解毒剂。

（4）代谢性疾病：纠正低血糖、高血糖、电解质紊乱等。

（5）感染性疾病：使用抗生素或抗病毒药物。

3. **对症支持治疗**

（1）营养支持：通过鼻饲或静脉营养支持。

（2）预防并发症：预防肺部感染、尿路感染、压疮等。

七、预后

昏迷的预后取决于病因、昏迷深度和持续时间。早期诊断和治疗可以改善预后，但某些病因（如严重脑损伤或脑死亡）可能导致不可逆的损害。

第三节 谵妄

谵妄是临床内、外科中常见的行为障碍，以异常及波动的注意障碍为特征。谵妄的关键特点是认知状态的急性改变，意识水平波动、注意缺损及感知障碍。意识水平改变可呈超急状态，显著不安、兴奋、冲动；亦可表现为活动减退的状态，嗜睡，昏睡，甚至昏迷。谵妄为住院患者的常见障碍，可以是严重或危及生命疾病的唯一体征；谵妄是老年人急性病的常见表现，其后果常使住院日延长、死亡率增加。

一、病因及危险因素

（一）病因

谵妄通常由多种因素共同作用引起，常见病因见表1-3。

（二）危险因素

谵妄的发生是多种危险因素相互作用的结果（表1-4）。这些危险因素中，部分具有可调节性，可作为潜在的预防靶点。社区抽样调查显示，糖尿病、癫痫以及同时合用多种处方药物是谵妄最常见的病因。手术后谵妄的发生率较高，达到15%～25%。在老年人中，痴呆是最为突出的危险因素，约占谵妄病例的2/3。

二、症状

谵妄状态是一种以意识障碍和多方面认知功能受损为特征的临床综合征。

1. **核心三联征**
（1）注意力障碍：无法维持或转移注意力（如连续减法测试错误率 > 50%）。
（2）意识水平波动：24 h内清醒度变化显著，夜间症状加重（昼夜节律紊乱）。
（3）认知功能全面下降：定向力、记忆力、语言逻辑能力受损。

2. **特征性症状**
（1）知觉扭曲：60%患者出现幻视（如看到昆虫爬行）或错觉（将输液管视为蛇）。
（2）精神运动异常：激越型（攻击性行为）占35%，抑制型（反应迟钝）占15%，混合型占50%。

表 1-3 引起谵妄的常见病因

病因类别	具体分类	举例说明
疾病状态	血管性	硬膜下血肿、缺血性卒中、脑内或蛛网膜下腔出血
	感染性	尿路感染、肺炎、败血症、脑炎、脑膜炎
	中毒性	药物过量（苯二氮䓬类药物）、戒断（乙醇、巴比妥等）
	代谢性	电解质紊乱（低钠、高钠血症等）、内分泌异常（甲状腺功能异常、皮质酮失调）、肝性脑病、尿毒症脑病等
	自身免疫性	神经精神性狼疮、桥本脑病、抗NMDA受体脑炎等
	肿瘤相关	脑瘤、副肿瘤综合征（抗Hu抗体、抗VGKC抗体等）
	神经结构性	脑积水、脑外伤（如脑震荡）
	其他疾病	维生素（B_1、B_{12}）缺乏、营养不良（白蛋白 < 2 g/L）、脱水（尿素氮/肌酐 > 18）
医源性激发	医疗操作	约束、导尿、多步骤侵入性操作
	药物副作用	抗胆碱能药物、阿片类药物、苯二氮䓬类药物、类固醇、抗生素（如氟喹诺酮）等
	术后影响	心脏手术、髋关节置换术等
	环境或生理因素	睡眠剥夺、未控制的疼痛、ICU综合征

NMDA，N-甲基-D-天冬氨酸；VGKC，电压门控钾通道

表 1-4　引起谵妄的危险因素

危险因素类型	具体因素
可调节危险因素	（1）不活动（安置导管或限制活动） （2）感染 （3）医源性并发症 （4）贫血 （5）失水 （6）营养不良状态 （7）用药，如镇静剂、麻醉药、抗胆碱能药物、皮质酮、多药治疗、乙醇或其他药物戒断 （8）代谢紊乱 （9）手术 （10）疼痛 （11）环境因素（如入住 ICU） （12）情绪应激 （13）持续睡眠剥夺
不可调节危险因素	（1）老年（＞65岁） （2）男性 （3）多种疾病 （4）痴呆或认知受损 （5）卒中、神经疾病、跌倒或步态障碍 （6）慢性肾病或肝病

三、诊断步骤

（一）病史采集

在诊断谵妄时，首先需要通过精神检查、意识水平评估以及精神状态的病史资料来识别谵妄的存在。随后，结合病史、体格检查和实验室检查结果，进一步明确谵妄的病因。

1. 谵妄相关病史　与谵妄相关的病史可能包括以下内容。

（1）既往病史：如卒中、糖尿病、癫痫、视觉障碍等。

（2）药物使用情况：包括乙醇、精神活性物质以及具有抗胆碱能作用的药物。此外，还需关注既往是否有过谵妄发作。

（3）症状特点：谵妄通常持续数小时，症状和体征波动较大，间歇期可能完全正常，但症状会在短暂的清醒状态后再次出现。

2. 判断谵妄病因　在判断谵妄的病因时，需重点关注以下方面。

（1）起病情况：①突然发病，可能提示卒中；②逐渐起病，通常提示代谢性、中毒性或炎症性疾病。

（2）伴随症状：注意是否有头痛、发热或神经症状，这些症状有助于鉴别炎症性疾病或局灶性脑损害。

（3）用药史：详细回顾患者的用药情况，包括处方药、非处方药及中药。特别关注最近是否使用了新的药物、药物剂量是否有所改变，以及是否使用抗胆碱能药物（表 1-5）。

表 1-5　可引起谵妄的药物

强抗胆碱能活性药物	其他药物	非处方药
西咪替丁	苯二氮䓬类药物	茶苯海明
泼尼松龙	麻醉剂	曲普利啶
茶碱	抗帕金森药（如左旋多巴）	氯苯那敏
三环类抗抑郁剂（如阿米替林）	非类固醇抗炎药	异丙嗪
地高辛	轻泻剂	抗腹泻药（含颠茄）
硝苯地平	抗生素	东莨菪碱
抗精神病药（如氯丙嗪）	氟哌啶醇	
呋塞米		
雷尼替丁		
二硝酸异山梨醇		
华法林		
双嘧达莫		
可待因		
氨苯蝶啶		

（二）体格检查

在评估谵妄患者时，应特别注意寻找感染的迹象，因为心动过速和发热在谵妄患者中较为常见。此外，谵妄患者还可能出现多种运动功能异常，如震颤、肌阵挛、扑翼样震颤和步态障碍。实际上，几乎任何类型的运动功能障碍都可能在谵妄患者中出现。

如果患者出现不对称的肢体运动障碍、感觉障碍或视觉障碍，这通常提示可能存在局灶性脑损伤，而这可能是谵妄的潜在病因。在这种情况下，需要进一步进行颅脑影像学检查以明确诊断。

神经系统检查在诊断过程中极为关键，其目的是确定是否存在中枢神经系统的局灶性病灶。

（1）不安性谵妄可能由大脑后动脉卒中引起，或者由于缺血导致不安和定向障碍。

（2）旁正中动脉供应丘脑，基底动脉血栓可能影响网状激活系统，或者双侧丘脑缺血可能导致患者出现昏睡或昏迷。

（3）大脑中动脉（middle cerebral artery，MCA）下支阻塞可能导致感觉性失语，但运动功能可能没有明显受损，这种情况可能会被误诊为谵妄。

因此，在评估谵妄患者时，必须综合考虑上述症状和体征，并通过详细的神经系统检查和影像学检查来明确病因。

（三）精神状态检查

1. 精神检查

（1）外貌和行为：谵妄患者或安静嗜睡，或动作增多，注意力不集中而不能有效交流。

意识水平可以是嗜睡少动，严重者呈木僵状态；或者动作增多、言语增多和注意力分散，即所谓经典的"谵妄"表现。牵拉床单，喃喃自语，不能完成有目的的运动行为，持续言语也很常见。意识障碍呈波动性，去除病因后意识水平可以很快逆转。

谵妄患者的许多异常行为源于他们的异常心境和错误感知。某些患者由于存在被害妄想而闭门自锁，或者越窗逃跑。某些患者由于错误地理解看护人员的行为动机而产生攻击行为。谵妄患者反应迟缓，对事物的感知迟钝。首发症状常为睡眠节律的紊乱，由于普遍存在睡眠障碍而心境低落。

（2）言语：少语或言语不清晰，交谈缺乏逻辑，缺乏中心思想，严重时表现为言语不连贯。对言语的理解能力减退，不能执行复杂指令。阅读、书写和抄写均存在困难。

（3）心境：大多数谵妄患者有恐怖体验，也可能存在抑郁症状并导致自杀行为。强迫症状不常见，但继发于恐惧的异常行为却很常见。患者常常畏惧看护人员，并由于对周围事物的错误认知而感到恐惧。

（4）幻觉和妄想：幻觉通常见于激越患者，很少见于嗜睡患者。最常见的是视幻觉，听幻觉和触幻觉也可见到，通常伴随妄想性解释，也即继发性妄想。

2. 认知功能检查 谵妄患者存在时间和空间定向障碍、注意力保持和集中困难，以及记忆障碍。执行功能，如计划和调整等，也存在障碍。谵妄患者不能快速识别发生的事件，因而也不能记住事件过程。谵妄患者存在顺行性和逆行性遗忘，即使病情恢复也不能清楚回忆病中发生的事情，尽管可能存在片段记忆。很有意思的是，谵妄患者病中产生的幻觉和妄想症状，无论是在病中还是病情恢复后，通常都能回忆。患者不能完成复杂运动，如文字书写。手书、用火柴搭建复杂图案或者临摹图画，是判断患者好转或恶化的实用方法。

认知筛查测试，如简易精神状态检查（mini-mental state examination，MMSE），往往能发现异常。但约30%患者MMSE得分可能大于23分。MMSE检查常发现定向、100减7序列测试和回忆障碍。大多数谵妄患者不能正确临摹五边形图案。心理转换试验（即要求患者由1数到10，由字母a数到j，然后按顺序交换数字和字母，如a1、b2、c3等）、连线试验或数字符号试验，都是检测谵妄患者认知功能的敏感指标。

（四）辅助检查

1. 实验室检查 实验室检查有助于鉴别谵妄的病因。

（1）低蛋白血症：可能提示营养不良或慢性疾病。

（2）白细胞增多：可能提示感染或炎症。

（3）抗胆碱能药物过量：某些药物可能诱发谵妄，需检查药物浓度。

（4）甲状腺功能：甲状腺功能异常（如甲状腺功能亢进或减退）可能导致谵妄。

（5）肝、肾功能：肝、肾功能不全可能引发代谢性脑病。

（6）血清钙：高钙或低钙血症可能与谵妄相关。

（7）药物或毒物检测：如果常规检查无法明确病因，需排查药物或毒物中毒。

2. 影像学检查 如果病史和神经系统检查提示患者可能存在局灶性脑损伤，则必须进行颅脑CT或MRI检查。由于谵妄患者通常处于激越和不安状态，可能需要在镇静药物的帮助下才能完成影像学检查。对于存在脑血管病危险因素且突发症状、伴有局灶性神经系统体征的患者，怀疑脑梗死时，建议在进行颅脑MRI检查的同时进行磁共振血管成像（magnetic resonance angiography，MRA），以避免因重复检查而多次使用镇静药物。心源性栓塞是大脑中动脉和大脑后动脉梗死的常见原因，也可能导致谵妄。鉴于心脏疾病对激越型谵妄患者的潜在致命威胁，对心脏状况的评估尤为重要，且应尽早进行。

3. **脑电图检查** 谵妄患者通常会出现脑电图（electroencephalography，EEG）弥散性慢波改变，动态监测脑电图变化具有重要的临床价值。一方面，它可以用于判断患者病情的恶化或好转；另一方面，有助于将谵妄与精神分裂症或抑郁症等精神疾病进行鉴别。然而，由于谵妄常与阿尔茨海默病和其他类型的痴呆重叠，而痴呆患者也可能出现脑电图慢化，因此脑电图慢化并非特异性指标。

4. **神经系统检查与局灶性功能缺损** 在大多数病例中，仔细的神经系统检查应能发现局灶性功能缺损。例如，大脑后动脉卒中可引起视野缺损；大脑中动脉下支卒中或基底动脉血栓可导致脑神经功能缺损、四肢瘫痪或肢体姿势异常。中枢神经系统感染（如脑膜炎和脑炎）、结构性病损（如扩张性硬膜下血肿）等情况下，若存在局灶性功能缺损，需进行实验室检查，CT和MRI检查可显示相应异常。非增强CT可用于排除占位性病变或出血作为意识状态改变的原因。

5. **腰椎穿刺**

（1）适应证：怀疑中枢神经系统感染（如脑膜炎、脑炎）。对于60岁以上患者，若出现头痛、呕吐或局灶性功能缺损，应在腰椎穿刺前进行CT检查，以排除占位性病变或阻塞性脑积水。

（2）特殊情况：院内谵妄患者若无发热、头痛或颈强直，腰椎穿刺通常无显著发现。例外情况包括头颅创伤、神经外科手术、HIV感染或其他免疫功能损害状态，这些情况下腰椎穿刺可能有重要发现。

6. **第二级评价** 对于初步检查未显示异常且无明确医源性病因的患者，应考虑进行第二级评价，如脑MRI检查。对于无法解释的脑病患者，应进行脑电图（EEG）检查，以排除非惊厥性癫痫持续状态（status epilepticus，SE）。在癫痫发作患者中，10%～37%可能出现非惊厥性癫痫持续状态，尤其是在重症监护病房（ICU）中。有时，轻微的癫痫发作可能仅表现为眼偏斜、眼震或拇指抽动，且通常缺乏病史或临床线索，因此仅依靠EEG检查来排除诊断。

（五）初期评价

1. **系统性诊断途径** 急性谵妄为神经科急症，因病因多，鉴别范围广，需通过系统性诊断途径。

（1）第1步（所有患者）：评价气道、呼吸及循环、生命体征及血糖水平。若血糖低，给予维生素B_1及葡萄糖，疑有阿片过量者考虑纳洛酮。

（2）第2步（所有患者）：病史（特别注意基础认知状态、用药、感染症状）；体格检查（特别注意感染症状与体征，仔细神经系统检查，以除外局灶性功能缺损）；完全血常规，电解质检查包括Ca、Mg、P；肝及肾功能试验，包括白蛋白；尿分析及培养，尿毒物筛查；胸部X线检查；心电图（ECG）。

（3）第3步（按初次评价的发现指导）：脑成像，如MRI、弥散加权成像（DWI）、增强MRI或CT；腰椎穿刺（怀疑脑膜炎则CT后即做腰椎穿刺，谵妄患者较少进行），除非免疫受损或神经外科手术者。

（4）第4步（按初次评价的发现指导）：血氨、甲状腺功能试验、类皮质醇、维生素B_{12}、动脉血气、红细胞沉降率（ESR）、血培养（毒物详尽筛查）、脑电图（高度怀疑惊厥或非惊厥性癫痫状态），以及自身免疫血清学包括抗核抗体、甲状腺过氧化酶及甲状腺球蛋白抗体。

2. **意识模糊评估法** 意识模糊评估法（confusion assessment method，CAM）是一种用于诊断谵妄的方法，主要包括以下四个关键特征。

（1）急性起病及波动病程：判断患者的精神状态是否从其基线水平出现急性变化，以及在一天内是否存在行为或精神状态的波动。如果存在波动，需观察其是否表现为症状的出现、消失、加重或减轻等情况。

（2）注意力缺陷：患者难以集中注意力，容易分心，或者在说话时难以保持连贯的思路。

（3）思维紊乱：患者的思维可能表现为不连贯、不合逻辑，例如言语杂乱无章、话题跳跃频繁，或者难以清晰表达自己的想法。

（4）意识水平改变：评估患者的意识状态，包括意识清晰（正常状态）、过度警觉（比正常更清醒）、嗜睡（容易入睡但容易被唤醒）、昏睡（难以被唤醒）或昏迷（无法被唤醒）。

（六）谵妄症状的测评

临床常用意识模糊评估法（CAM）判断患者是否存在谵妄，如前述包括4项指标：①急性起病及波动病程；②注意力缺陷；③思维紊乱；④意识水平改变。①＋②是必要条件，再加上③或④，可初步判断存在谵妄。

此外，Bergeron等编制了重症监护谵妄筛查量表（intensive care delirium screening checklist，ICDSC），有较高的敏感性，有利于尽早识别谵妄，特别适合监护室医护人员使用（表1-6）。

表1-6　重症监护谵妄筛查量表（ICDSC）

1. 意识水平
   ①无反应，评0分
   ②强烈刺激才有反应，表明存在严重意识水平的改变而不再继续评定，评0分
   ③嗜睡，轻至中等强度刺激才能唤起反应，表明存在意识水平的变化，评1分
   ④清醒，或容易唤醒的睡眠状态，评0分
   ⑤过度警觉，评1分
2. 注意力涣散
   ①交流困难，或不能完成指令；②容易被环境刺激转移注意力；③难以转换注意力。存在任何一项前述症状评1分
3. 定向障碍
   存在时间、空间或人物定向障碍，评1分
4. 幻觉、妄想或精神病性症状
   ①明确的幻觉症状，或很可能是幻觉支配下的异常行为（如试图抓住并不存在的物体），或妄想症状；②接受现实检验的能力明显受损。存在任何一项前述症状评1分
5. 精神运动性兴奋或抑制
   ①需要使用镇静药物或保护性约束，防止患者过度兴奋而伤及自身或他人（如拔掉静脉输液管、攻击看护人员等）；②活动显著减少，或明显的精神运动迟缓。存在任何一项前述症状评1分
6. 不恰当的言语或心境
   ①不恰当的、零乱或不连贯的言语；②对事物或场景不恰当的情绪反应。存在任何一项前述症状评1分
7. 睡眠-觉醒周期紊乱
   ①睡眠时间少于4h，或夜间经常觉醒（排除人为惊醒或环境嘈杂原因）；②白天经常处于睡眠状态。存在任何一项前述症状评1分
8. 症状波动
   24h内症状波动变化（如症状的转变），评1分

评分依据于8h连续观察或之前24h收集到的情况。以≥4分为分界值，检出谵妄的敏感度为99%，特异性为64%

（七）诊断标准

国际上广泛使用的谵妄诊断标准主要包括《精神障碍诊断与统计手册》第四版（DSM-Ⅳ）（表1-7）和《国际疾病分类》第十版（ICD-10）（表1-8），而中国也制订了相应的诊断标准，即《中国精神障碍分类与诊断标准》第三版（CCMD-3）（表1-9）。

表1-7　DSM-Ⅳ谵妄诊断标准

A. 意识障碍，对环境认识的清晰度降低，伴随注意力集中、保持和转换的能力减退

B. 认知改变（如记忆减退、定向障碍、语言障碍）或知觉障碍而不能用原有痴呆来解释

C. 上述症状在短期内发生（通常数小时至数日），并且在1日之内有波动

D. 病史、体格检查或实验室检查有证据支持上述症状存在病理基础

表1-8　ICD-10谵妄诊断标准

A. 意识障碍和注意力缺陷

B. 总体认知功能障碍，伴随知觉障碍（错觉和幻觉），抽象思维能力和理解力减退，伴有或不伴妄想，但通常存在一定程度思维不连贯，短时记忆和近期记忆障碍，时间定向障碍，严重者可同时伴随地点和人物定向障碍

C. 精神运动性障碍

D. 睡眠-觉醒周期紊乱

E. 情绪障碍，如抑郁、焦虑、易激惹、欣快、淡漠或困惑等

表1-9　CCMD-3谵妄诊断标准

1. 程度不同的意识障碍和注意力受损
2. 全面的认知损害，至少有下列3项：①错觉或幻觉（多为幻视）；②思维不连贯或抽象思维和理解力受损，可有妄想；③即刻记忆和近记忆受损，远记忆相对完整；④时间定向障碍，严重时也有人物和地点定向障碍
3. 至少有下列1项精神运动性障碍：①不可预测地从活动减少迅速转到活动过多；②反应时间延长；③语速增快或减慢；④惊跳反应增强
4. 情感障碍，如抑郁、焦虑、易激惹、恐惧、欣快、淡漠或困惑
5. 睡眠-觉醒周期紊乱
6. 躯体疾病或脑部疾病史、大脑功能紊乱的依据（如EEG异常）有助于诊断

尽管 DSM-Ⅳ、ICD-10 和 CCMD-3 谵妄诊断标准的基本指标相似，但它们在具体要求和强调的特征上有所不同。

（1）DSM-Ⅳ：对谵妄的症状描述更贴近临床实际，特别强调症状在 24 h 内有明显的波动性。

（2）CCMD-3：更重视意识障碍作为谵妄的核心特征，将其归类为器质性意识障碍，并强调知觉障碍和思维能力的受损。

（3）ICD-10 和 CCMD-3 均要求谵妄患者存在精神运动性障碍和睡眠-觉醒周期紊乱，而 DSM-Ⅳ 则没有这些要求。

四、鉴别诊断

谵妄需与阿尔茨海默病（Alzheimer disease，AD）、精神疾患及抑郁症区别（表 1-10）。

五、治疗

1. 维持患者的生命体征 对于谵妄的患者，首先应紧急干预，处置危及生命的疾病，维持患者重要的生命体征平稳，并严密监控生命体征。

2. 监控和保障安全 患者的行为障碍、认知缺损和其他表现可以危害患者和他人。神经精神科医生应评估患者自杀和暴力的可能性，并把这些危险因素减到最低。对患者的约束本身能够增加躁动或伤害的危险，只有当其他控制方式无效或无法实施时才考虑，同时对约束的患者应经常监控躯体状况。

3. 谵妄状态的药物治疗

（1）氟哌啶醇：氟哌啶醇是"最经典"的谵妄治疗药物。通常情况下氟哌啶醇的初期剂量为 1～2 mg/2～4 h（口服），老年患者的起始剂量甚至更低，为 0.25～0.5 mg/2～4 h。持续激越的患者可以肌内注射氟哌啶醇。

（2）非典型抗精神病药物：常用药物有利培酮、奥氮平和喹硫平等。①喹硫平：一种新型非典型抗精神病药物，具有多种受体亲和作用，对谵妄状态的疗效确切，且副作用少。常用的治疗方法，开始剂量为 25～100 mg/d，治疗剂量通常为 100～500 mg/d。不能口服者，给予鼻饲胃管注入。②奥氮平：一种新型的抗精神病药物，近年来被广泛应用于谵妄状态的治疗。每晚 1 次口服，2.5～10 mg，根据年龄和病情适当增减，最高剂量 20 mg。不能

表 1-10 谵妄与阿尔茨海默病、精神疾患及抑郁症的鉴别诊断

特点	谵妄	阿尔茨海默病	精神疾患	抑郁症
描述表现	意识模糊及失注意	记忆减退	现实接触能力受损	悲哀，快感缺失
起病	急	隐匿	急或慢	慢
病程	波动，常于夜间加重	慢性、进行性（缓慢进展）	慢性（伴加剧）	单次或反复发作，可以慢性
时程	数小时或数月	数月到数年	数月到数年	数周到数月
意识	改变	正常	正常	正常
注意力	显著受损	正常，除非晚期	可受损	可受损
定向力	波动，时间、地点失定向	差	正常	正常
语言	不连贯、构音障碍、命名错误	轻度找词困难、命名性失语	正常或语量减少、言语迟缓	正常或语速减慢
思维	错乱	贫乏	错乱	正常
错觉及幻觉	常见（常为视幻觉）	罕见，除非晚期	常见	不常见
感知	改变	改变或正常	改变	正常
精神运动性兴奋或抑制	是	否	是	是
可逆性	经常	罕见	罕见	可能
EEG	中到严重的背景活动变慢	正常或轻度弥漫变慢	正常	正常

口服者，给予鼻饲胃管注药。其新型剂型（口崩片）为治疗不合作的患者提供了选择。③利培酮：作为一种新型的抗精神病药物，也被广泛用于谵妄状态的治疗，常用剂量为 1~8 mg/d。

（3）苯二氮䓬类药物：由于其会加重谵妄，不建议单独用于谵妄的治疗。但对于乙醇或苯二氮䓬类药物戒断导致的谵妄，必须应用大剂量的苯二氮䓬类药物。苯二氮䓬类药物应选择作用时间较短、没有活性代谢产物的药物，常用药物如劳拉西泮。

六、预后

1. **短期** 80% 的病例在病因纠正后 1 周内症状消退，ICU 患者平均病程 5.2 天。

2. **长期** 谵妄使老年患者 3 年内痴呆风险增加 3 倍，需定期随访认知功能。

第二章 晕厥和痫性发作

晕厥和痫性发作是临床上较为常见的发作症状，两者均可导致短暂的可逆性意识丧失，但两者具有不同的病理基础及临床特点，临床上需加以鉴别。

第一节 晕厥

晕厥或称昏厥，是一种突发而短暂的意识丧失，是短暂性全脑灌注不足导致短时间意识丧失和跌倒，历时数秒至数分钟，发作时不能保持姿势张力，以致不能站立而昏倒，系一时性大脑供血或供氧不足所致，恢复较快。

一、病因

引起晕厥的各种临床常见病因见表 2-1。

二、临床特征与分期

（一）临床特征

患者常在久站、剧痛、见血、情绪激动或心胸憋闷时发病，常有头晕、恶心、眼前发黑和无力等先兆，跌倒较缓慢，面色苍白、出汗，有时脉搏不规则。出现意识丧失极少超过 15 s，意识迅速恢复、完全清醒，具有自限性。

晕厥也可出现肢体抽动和尿失禁。

（二）典型分为三期

1. 晕厥前期 出现前驱症状、倦怠、头晕目眩、恶心、口腔充满唾液、面白、出汗、流涎、打哈欠、上腹不适、肢端发冷、视物模糊、恍惚及心动过速等，持续数秒至数十秒，有预感时立即平卧或头低位可防止发作。脑电图显示脑波频率逐渐减慢，波幅逐渐增高。

表 2-1 晕厥的病因分类

1. 反射性
(1) 血管迷走性发作
(2) 情景性血管迷走性发作：排尿、排便、吞咽、大笑、咳嗽、晚期妊娠仰卧低血压综合征、Valsalva 动作、眼动迷走性、喷嚏、器械操作、潜水、举重、吹喇叭
(3) 直立性低血压
  ① 一时性：低血容量、病后恢复期、药物反应（抗高血压药）、交感神经切除术后、疲乏、饥饿、久站等
  ② 慢性：特发性、症状性［包括自主神经性周围神经病（如糖尿病性神经病、淀粉样变性及其他多发性神经病）及中枢神经系统疾病（脑炎、震颤麻痹、肌萎缩侧索硬化、脊髓痨、脊髓空洞症、亚急性联合变性等）］、药物性
(4) 颈动脉窦性晕厥：心脏抑制性、血管减压性、混合性及中枢性

2. 心源性
(1) 器质性
  ① 心室流出道与流入道阻塞：主动脉狭窄、肥厚型心肌病、二尖瓣狭窄、心房黏液瘤、肺动脉栓塞、法洛四联症、肺动脉高压
  ② 泵衰竭：心肌梗死、人工心脏瓣膜功能异常、全心缺血
  ③ 心脏压塞
  ④ 主动脉夹层动脉瘤
(2) 电生理紊乱：房室传导阻滞、病态窦房结综合征、室上性或室性心动过速、QT 延长综合征及起搏器相关的功能异常

3. 神经源性
(1) 脑血管病：脑动脉粥样硬化、脑动脉狭窄或阻塞、

（续表）

颈动脉及椎基底动脉短暂性缺血发作（动脉粥样硬化、颈过度伸展）
(2) 锁骨下动脉盗血综合征
(3) 无脉病
(4) 正常颅压脑积水
(5) 癫痫发作
(6) 延髓性晕厥
(7) 慢性铅中毒脑病
(8) 颅脑损伤后
(9) 偏头痛（基底性）

4. 代谢与血液疾病
(1) 缺氧：高空、低氧血症
(2) 低血糖症
(3) 过度换气
(4) 严重贫血

5. 精神性
(1) 惊恐性疾病
(2) 重度抑郁症
(3) 癔症
(4) 转换性疾患
(5) 心理冲突躯体化
(6) 幻想症、虚构症或住院癖（Munchausen综合征）

6. 病因未明

2. 晕厥期

（1）Ⅰ期，患者意识模糊，伴呕吐、面色苍白、肢体无力和肌张力减低，患者摇摆欲倒。

（2）Ⅱ期，意识丧失，肌张力消失和跌倒，伴面色苍白、大汗、血压下降、脉缓细弱、瞳孔散大、对光反射减弱、角膜反射消失，心动过速变为心动过缓，可有遗尿。晕厥期EEG各导联出现持续慢波（数秒），意识丧失＞15～20 s可发生抽搐。

（3）Ⅲ期，也称惊厥性晕厥，见于少数患者，最长持续10 s，出现强直痉挛和角弓反张，双拳紧握，瞳孔散大，可有舌咬伤或尿失禁。

3. 晕厥后期 意识恢复，能理解周围环境，仍有面色苍白、软弱无力、不愿讲话、腹部不适，可有紧张、头晕、头痛、恶心、打哈欠、过度换气、心动过缓、便意感等，偶有短暂的（＜30 s）发作后模糊状态伴定向障碍和易激惹，休息数分钟或数十分钟缓解，不遗留后遗症。

三、诊断步骤

晕厥是常见的临床综合征，病因众多。由于晕厥间歇发作，以致诊断困难。心源性晕厥死亡率高，应及时明确相关病因。接诊晕厥患者时，详尽的病史询问、总结和体格检查是至关重要的。通过对病史的详细总结，从晕厥发作的特点入手，根据晕厥的病因，逐个分析排除，最终锁定病因。

（一）晕厥前情况

1. 晕厥前状态评估

（1）体位与活动情况：晕厥发作前的体位与活动情况，如晕厥前休息状态、体位改变、咳嗽、排尿、排便等。

（2）前驱症状观察：有无晕厥发作的前驱或伴随症状，如预感昏倒、无力、出汗、上腹不适、呵欠、恶心、头晕、视力减退或模糊、听力改变或耳鸣、全身发麻或温热感、肢体麻木、苍白、叹息、心绞痛、心悸等，以及上述伴随症状的持续时间。

（3）诱发因素识别：有无血管迷走性晕厥的激发因素，如情绪紧张或心理应激、恐惧、忧虑、疲乏、饥饿、睡眠不足、处于闷热或拥挤环境、轻微损伤性疼痛、见到出血等。

2. 特殊症状鉴别 有无眩晕、复视、共济失调、构音障碍、偏侧麻痹或麻木等局灶性神经症状。应了解用药史及末次月经史。

3. 病因学特征分析

（1）起病特征提示：急骤起病而无前驱症状者常提示心律失常、颈动脉窦性晕厥或直立性低血压。因劳力而诱发晕厥者常提示器质性心脏病或快速性心律失常。若晕厥与进餐、饮酒、咳嗽、吞咽、排尿、排便、腹痛等有关，提示为情景性血管迷走性晕厥。

（2）典型症状表现：血管迷走性晕厥患者常有面色苍白、出汗、心动过缓等胆碱能神经兴奋的先驱症状。因头颈过度伸展或上肢活动而发生晕厥者提示为椎基底动脉短暂性缺血发作或锁骨下动脉盗血综合征。

（3）体位相关性：低血糖、过度换气、癔症、高血压或心源性晕厥与体位无关，而血管迷走性晕厥和颈动脉窦性晕厥一般发生于立位或坐位时。直立性低血压所致晕厥则发生于自卧位起立后短时间内。

（4）时间特征：数分钟内逐渐出现晕厥者应考虑过度换气或低血糖症。服药后首剂发生晕厥可见于服哌唑嗪、卡托普利或硝酸甘油者。

4. 药物影响评估 一些血管活性药物可引起直立性晕厥。抗心律失常药、吩噻嗪类药物或三环类抗抑郁药可激发心动过速性心律失常。甲基多巴、β受体阻滞剂或地高辛亦可加剧颈动脉窦过敏。

（二）晕厥时表现

了解晕厥发作时的具体表现对于诊断病因非常重要，以下是一些关键点。

1. 意识丧失的持续时间

（1）如果晕厥持续时间为数秒到数分钟，可能是由颈动脉窦性晕厥、血管迷走性发作或直立性低血压引起。

（2）如果发作时间超过数分钟，可能与低血糖、癔症或过度换气有关。

2. 发作频率 如果患者在一天内多次晕厥，可能与心脏病伴严重心律失常有关。

3. 伴随症状

（1）如果患者有心悸，可能是由过度换气或异位心动过速引起的。

（2）如果出现显著的四肢抽搐，最常见于癫痫，但非典型强直阵挛性抽搐也可能发生在阵发性心室颤动或心搏骤停时。

（3）过度换气时，常伴有手和面部麻木、刺痛以及手足搐搦。

（4）如果出现不规则抽动或全身痉挛，但没有意识丧失或脑电图（EEG）改变，可能是癔症性晕厥。

4. 其他表现 如果晕厥时伴有脑干缺血的表现（如眩晕、共济失调、构音障碍等），可能提示椎基底动脉短暂性缺血发作或基底性偏头痛。

（三）晕厥后症状

晕厥后症状包括遗忘、肌肉疼痛、发作后意识模糊或嗜睡，以及眩晕、复视、共济失调、构音障碍、偏侧麻痹或麻木等局灶性神经系统症状。晕厥发作后一般恢复迅速，而癫痫发作则常伴随嗜睡及意识模糊。发作后如有意识模糊、无力、头痛，常见于血管迷走性晕厥、过度换气后或颅脑损伤后晕厥。

（四）发作时检查

1. 一般情况 急性心功能不全引起的晕厥常有发绀、明显呼吸困难。血管迷走性晕厥者苍白显著，但无发绀、呼吸困难。原发的脑循环疾患引起的晕厥常表现为面色绯红、呼吸缓慢而不规则。注意有无急性感染、慢性消耗性疾病及其他易致血管迷走性晕厥的情况。

2. 心脏情况 心源性晕厥可能有心脏增大、心脏杂音等体征。心律失常引起的晕厥有心率过速或过缓、脉搏脱漏等。如晕厥发作时心率＞150次/分提示为异位心律，而心率＜40次/分则表示为完全性房室传导阻滞。发作时心电图检查可明确心律失常的性质。鉴别神经源性心动过缓性晕厥，心电图检查具有决定性价值。

3. 血压 急性血管功能不全所致的晕厥均伴有血压降低，高血压性脑病晕厥则血压显著升高。两侧上肢血压相差20 mmHg以上提示主动脉夹层动脉瘤或锁骨下动脉盗血综合征。

4. 血管杂音 颈动脉、锁骨下、眶上及颞区听到血管杂音，提示有血管疾病，如无脉病、主动脉夹层动脉瘤或锁骨下动脉盗血综合征。

5. 血糖 低血糖性晕厥发作时血糖浓度明显降低，血糖一般在2.8 mmol/L以下。

（五）发作间期检查

对经常发作的患者，在不发作时除一般体格检查和神经系统检查外，应做眼底、心电图、心脏X线检查，并根据病史及体格检查所见选择颈椎摄片、超声心动图（可证实或排除器质性心脏病及评价左心室功能）、脑电图等检查。对反复发作又未能目睹的晕厥病例，还可用下述方法复制发作，以协助诊断。

1. 过度换气试验 对疑为过度换气所致晕厥者，如令其做深快呼吸2~3 min，可诱发晕厥。

2. 颈动脉压迫试验 患者平卧，检查者在甲状腺软骨上缘水平、胸锁乳突肌前缘处压迫一侧颈动脉分叉处，持续5 s，同时监测心电图和血压。压迫一侧后，解除压迫，再对另一侧进行相同操作。注意：同时压迫两侧颈动脉是绝对禁忌的。如果在压迫过程中出现以下情况，可提示相关诊断。

（1）心脏抑制型颈动脉窦性晕厥：即出现显著心动过缓或心脏停搏≥3 s。静脉注射阿托品1~2 mg后，上述反应消失，则进一步支持该诊断。

（2）血管抑制型或脑型颈动脉窦性晕厥：①收

缩压降低＞50 mmHg而无症状，也无明显缓脉；②收缩压降低30 mmHg而有伴随症状；③若在按摩颈动脉窦后或注射阿托品后出现低血压，尤其是已排除直立性低血压的情况下，提示为血管抑制型。④若在立位或卧位按摩颈动脉窦并注射阿托品后，均发生晕厥但无低血压，则考虑为脑型。

该试验需谨慎操作，尤其是对于怀疑有窦房结或房室结病变的老年患者，以免引发过度脑缺血导致意外。有颈动脉杂音或脑血管病史者应视为相对禁忌证。试验可能引发的并发症包括：心脏停搏过久、心室颤动、一过性或永久性神经缺损症状，甚至猝死。目前该试验的操作尚未标准化，通常在卧位下进行。若怀疑为血管抑制型且卧立位试验阳性，则可在坐位或站位下重复试验。

3. **卧立位试验** 比较平卧时（10～15 min）与起立后（2～5 min）的脉率与血压。直立性低血压者起立时血压下降显著，可达40～60 mmHg，并可出现症状。对可疑阳性者，需反复测定，以确定其与症状的关系。起立后脉率不加快也反映自主神经功能失调。该项试验最好在晨间进行。如试验阳性对诊断直立性低血压有一定价值。

4. **闭口呼气试验** 患者站立，先深呼吸3次，再尽量深吸一口气，而后屏气并用力做排便状鼓气，至无力再鼓时止，如出现晕厥样表现，提示血管运动调节有缺陷。

5. **直立倾斜试验** 在空腹状态下进行。检查前至少停用心脏活性药物5个半衰期。试验时患者仰卧在检查桌上，每隔3 min监测一次血压和心率，同时静脉滴注生理盐水500 ml。在测量了基础心率、血压后，将检查桌倾斜至头高80°，并维持30 min。如果在此过程中患者出现晕厥，应立即将检查桌恢复至水平位。如果患者在倾斜过程中未出现晕厥，则在检查桌恢复水平位5 min后，静脉滴注异丙肾上腺素1 μg/min，持续5 min；随后再次将检查桌倾斜至头高80°，维持30 min。如果仍未诱发晕厥，则重复上述过程，将异丙肾上腺素剂量依次增加至2 μg/min和3 μg/min，并进行相同的倾斜试验。阳性结果为：出现与自发性发作相似的晕厥，伴随心动过缓、低血压或两者兼有，且阳性结果通常出现在试验开始后的6～12 min。此外，阳性病例在检查前半年内的晕厥发作次数通常多于阴性结果者。此试验对评价晕厥，特别是血管迷走性晕厥，是一种安全、简易的特异性试验。

（六）疑为心源性晕厥的检查

1. **心电图检查** 心电图应为晕厥患者的常规检查，可明确有无心肌缺血或梗死、心律失常、心室肥厚、传导阻滞、预激综合征或QT延长综合征等，最常见的异常为双束支传导阻滞、陈旧性心肌梗死及左心室肥厚。运动试验对晕厥的病因鉴别价值较小。

2. **延长心电图监测** 动态心电图监测虽然能够检测到短暂的心律失常，但由于这些心律失常与症状之间的关联性难以明确，因此在确定晕厥原因时，其敏感性和特异性受到限制。通常情况下，监测时间超过12 h仅能发现4%～10%与症状相关的心律失常，即使将监测时间延长至24 h以上，也未能显著提高与晕厥相关心律失常的检出率。

因此，近年来开始应用循环心电记录仪（loop recorder）。这种设备可以长期佩戴（数月），能够自动连续地反复记录，并清除每5 min的心电图。当患者出现晕厥发作时，立即按下开关，记录仪可以保存发作前5 min的心律记录以及按下开关后的连续记录。通过这种方式，可以获取晕厥发生前及发生时的心电图信息，从而判断心律失常与晕厥发作的关系，尤其是短暂性心动过缓性心律失常，或者明确排除心律失常导致晕厥的可能性。

延长心电图监测在怀疑心源性晕厥患者的诊断中，比动态心电图监测和电生理研究更有意义。对于反复发作晕厥的患者，这是一种理想的检查方法，阳性率可达25%～35%。

3. **电生理检查** 电生理检查包括非侵入性检查（如食管调搏和晚电位检测）和侵入性检查（如希氏束心电图）。如果检查中发现以下电生理异常，可能提示晕厥的原因：①持续单形性室性心动过速；②窦房结恢复时间≥3 s；③调搏诱导的结下阻滞（infranodal block）；④HV间期＞100 ms；⑤阵发性室上性心动过速伴症状性低血压（与自发性晕厥表现类似）。然而，对于无心脏病、左心室射血分数＞40%或心电图及动态心电图正常者，电生理检查通常为阴性结果。因此，电生理检查（尤其是侵入性检查）主要适用于有器质性心脏病或不明原因反复突发意识丧失的患者。

（七）神经精神检查

神经系统检查发现局部异常体征者提示神经源

性晕厥可能。EEG检查有助于鉴别晕厥与癫痫，在癫痫发作间歇期，约75%的病例有EEG异常，而晕厥间歇期EEG均正常。对临床疑有颅内病变者应做头颅CT或MRI，以除外颅内器质性病变。精神性晕厥并不少见，多与焦虑状态引起过度呼吸及血管抑制性反应而导致意识丧失有关。故对晕厥患者进行诊断性检查时，也应包括筛选性精神检查，特别是对较年轻的（主要是女性）而无器质性心脏病证据、有反复多次晕厥发作者。

（八）其他检查

大便隐血试验有助于了解有无胃肠道出血，对直立性晕厥的病因鉴别有意义。血常规检查对出血患者可能有帮助。低血糖症、低钠血症、低钙血症或肾衰竭可见于少数晕厥患者。自主神经功能试验有时有助于检出直立性低血压的神经性病因，如比较卧位与直立位时血清儿茶酚胺、多巴胺β羟化酶水平，如无变化则提示特发性直立性低血压或自主神经性病变。

四、鉴别诊断

晕厥首先须与眩晕、癫痫等鉴别（表2-2）。惊厥性晕厥有时与痫性大发作难以区别，如有以下临床特点则提示惊厥性晕厥：①有晕厥前先兆及发作诱因；②无典型的强直阵挛性惊厥发作过程；③发作后迅速恢复。

（一）心源性晕厥

心源性晕厥是由于心脏疾病导致心排血量突然降低或中断，引起脑缺血而出现的晕厥。正常人可耐受心率35~40次/分或150次/分的极端情况，超出此范围可能导致脑循环障碍，晕厥可在任何体位发生。心源性晕厥的主要原因包括以下。

1. 急性心脏排血受阻

（1）严重主动脉瓣狭窄：运动或激动时心排血量无法满足脑部需求，导致脑缺血和晕厥，常伴有头晕、心悸、心绞痛，晕厥时间较长。X线和心电图可发现左心室肥厚。

（2）左心室流出道梗阻：运动后交感神经兴奋从而加重梗阻，导致头晕、疲劳和晕厥。常见于30~40岁，心电图异常，超声心动图和心导管检查可确诊。

（3）心房黏液瘤或球瓣样血栓：体位改变时，肿瘤或血栓嵌顿导致急性心脏排血障碍，引起晕厥或惊厥。超声心动图可确诊。

2. 心肌病变 心肌收缩功能减弱或心律失常导致晕厥，常反复发作。心电图可确诊急性心肌梗死及伴随的心律失常。

3. 心律失常 晕厥主要由心脏停搏或快速性心

表2-2 晕厥与眩晕、癫痫的鉴别诊断

	晕厥	眩晕	癫痫大发作	癫痫小发作
发病诱因	身体虚弱、血管神经功能不稳定	可与头部运动及位置有关	无	无
发病先兆	头昏、目眩、心悸、恶心、出汗等	无	短暂胸闷、气往上冲	无
发作时意识	丧失	清楚	丧失	丧失
发作时症状与体征	颓然倒下、面色苍白、无抽搐、四肢凉、无咬舌或尿失禁	自身或外物有旋转或摇晃感、伴恶心、呕吐、耳鸣或眼球震颤	强直阵挛性抽搐，面色苍白→青紫→绯红，可伴咬舌、尿失禁、双侧瞳孔扩大、对光反射消失，病理征阳性	突然中止正在进行的活动，面色泛白、双目凝视、发呆
发作历时	数秒到几十分钟	根据不同病因，可数秒至数日	数分钟到1h，有时更长	数秒至半分钟
发作时血压改变	降低	不变	不变或升高	不变
发作后表现	乏力、头昏、肢体发凉、恶心、排便感	乏力、头昏、不稳	头痛、全身酸痛、乏力、朦胧状态、嗜睡	短暂的刻板无意义动作

律失常引起，表现为突发晕厥、心音消失、抽搐、面色苍白或发绀。

（1）心动过缓与心室停搏。①完全性房室传导阻滞：心率低于40次/分时可引起晕厥（Adams-Stokes综合征）。直立位时心室停搏4～8 s即可导致晕厥，平卧位可耐受12～15 s。病因包括心脏病、药物或反射性心动过缓，心电图可辅助诊断。②窦房结功能不全：窦性心动过缓或停搏导致重要器官灌注不足，常发生于50～70岁，约30%的病例出现晕厥。合并房性心动过速者称为心动过速-心动过缓综合征。

（2）QT延长综合征。①先天性QT延长综合征：可引起扭转性室性心动过速，导致晕厥或猝死。发作时意识丧失时间短，伴抽搐或尿失禁。②获得性QT延长综合征：药物（如奎尼丁、胺碘酮）、低钾血症、心肌炎等可延长QT间期，促发扭转性室性心动过速。

（3）阵发性心动过速：心律失常开始或终止时可引起晕厥，发作前有心悸、出汗、眩晕等先兆。室性心动过速或心室颤动反复发作时心排血量显著减少，也是晕厥的常见原因。

（二）反射性晕厥

1. 血管迷走性（血管抑制性）晕厥　血管迷走性晕厥是最常见的晕厥类型，也称为普通晕厥。它多见于体弱的年轻女性，常由情绪激动、恐惧、焦虑、晕针、急性感染、创伤、剧痛等因素诱发。在高温、通风不良、疲劳、饥饿、妊娠或慢性疾病等情况下，发作风险更高。

这种晕厥通常发生在站立或坐位时。发作前，患者常有短暂的头晕、注意力不集中、面色苍白、恶心、上腹部不适、出冷汗、心慌、乏力等先兆症状，严重者可能有10～20 s的先兆。如果患者能及时察觉这些先兆并躺下，晕厥可能缓解甚至消失。

发作初期，心率可能加快，血压尚能维持；随后心率减慢，血压逐渐下降，收缩压下降幅度大于舒张压，导致脉压差缩小。当收缩压降至50～60 mmHg时，患者会出现意识丧失，持续数秒到数分钟。发作时可能伴有面色苍白、冷汗、脉搏弱且缓慢、瞳孔扩大，少数患者可能出现尿失禁。清醒后，患者可能感到乏力、头晕等不适，较重者可能出现短暂的记忆丧失、精神恍惚或头痛，症状通常在1～2天缓解。

直立倾斜试验在发作间歇期呈阳性结果，可支持血管迷走性晕厥的诊断。

2. 颈动脉窦性晕厥　也称颈动脉窦综合征，是一种因颈动脉窦反射过敏引起的晕厥。正常情况下，颈动脉窦对牵张刺激敏感，刺激后的感觉冲动通过舌咽神经传递至延髓，激活迷走神经，导致反射性心率减慢和血压短暂下降。在颈动脉窦反射过敏的患者中，一侧或双侧颈动脉窦受刺激后，会引起显著的心率减慢和血压下降，从而导致晕厥，发作时通常无先兆。

颈动脉窦反射过敏多与以下因素有关：①颈动脉硬化；②颈动脉窦附近外伤、炎症或肿瘤压迫；③洋地黄或其他拟副交感神经药物的作用。

颈动脉窦性晕厥的发作形式可分为以下三种。

（1）迷走型（心脏抑制型）：晕厥时伴有反射性心动过缓（如窦性心动过缓、窦性停搏或房室传导阻滞），可用肾上腺素对抗。

（2）血管抑制型：无心动过缓，晕厥完全由血压骤降和脑缺血引起，也可用肾上腺素对抗。

（3）脑型：刺激颈动脉窦后3～4 s发生意识丧失，但无明显血压或心率变化，阿托品或肾上腺素无效。晕厥时可能伴有对侧肢体感觉或运动障碍，以及脑电图变化。

发作常由突然转动头位或衣领过紧诱发。颈动脉压迫试验阳性可帮助诊断各种类型的颈动脉窦性晕厥。

3. 舌咽神经痛所致晕厥或吞咽性晕厥　少数舌咽神经痛患者在疼痛发作时，可能会出现心动过缓和血压下降，从而导致晕厥，甚至伴有抽搐，发作通常持续10～15 s。这种晕厥可能自发出现，也可能由吞咽动作诱发，因此被称为吞咽性晕厥。

其发生机制是疼痛或吞咽刺激产生的冲动通过孤束核的侧支，兴奋迷走神经背核，引发迷走反射性心脏抑制。多数患者存在食管疾病（如癌、憩室、狭窄）或房室传导阻滞等基础病变。治疗上，使用阿托品或苯妥英钠，或通过切除舌咽神经（Ⅸ）和迷走神经（Ⅹ）的相应分支，可以终止发作。

此外，其他形式的脑神经刺激（如突然受到冷风或冷水刺激、眼球疼痛、突然的头颈运动等）也可能通过迷走神经介导机制，导致心动过缓或心搏骤停，从而引发晕厥。

4. 排尿性晕厥 排尿性晕厥多见于中年男性，偶尔也发生在老年人中。这种晕厥通常发生在夜间起床排尿时或排尿后不久，发作时大多没有先兆。患者晕倒后通常会在 1~2 min 自行苏醒。

其发生机制可能与以下因素有关：①膀胱过度扩张后迅速排空，通过迷走神经反射引起心动过缓和血管扩张；②排尿时胸腔内压急剧上升；③夜间起床排尿时体位突然改变；④自主神经功能不稳定。这些因素共同作用，导致心排血量降低和脑部暂时性缺血。

另外，如果在站立位进行前列腺检查过程中发生晕厥，这种情况称为前列腺性晕厥。

5. 咳嗽性晕厥 咳嗽性晕厥是指因剧烈咳嗽导致的瞬间意识丧失，常见于患有支气管炎、慢性喉炎或百日咳的患者。其发生机制主要是由于咳嗽时胸腔内压急剧升高，阻碍静脉回流，导致心排血量下降；或者反射性地引起脑脊液压力上升，影响脑部血液循环，最终导致脑缺血而引发晕厥。此外，类似的情况也可能发生在其他需要用力的活动中，如大笑、用力排便、快速奔跑上楼或举重等。

6. 直立性低血压晕厥 也称体位性低血压晕厥，是指在体位从卧位突然变为立位时，由于血压调节功能障碍导致血压急剧下降，从而引起短暂意识丧失。正常人在体位改变时，通过以下机制维持血压和脑灌注压的稳定：①小动脉和动脉反射性收缩；②主动脉和颈动脉窦反射性加快心率；③肌肉活动和小静脉反射性收缩，增加静脉回流；④血浆儿茶酚胺浓度升高。

当这些代偿机制受损时，患者在平卧位或久蹲后突然起立时，血压会迅速下降，导致晕厥。晕厥发作通常与体位改变有关，平卧后意识可迅速恢复。与血管迷走性晕厥不同，直立性低血压晕厥发作时通常没有先兆症状，卧立位试验在发作间歇期可能呈阳性。

（三）低血糖症晕厥

低血糖症晕厥是由血糖过低引起的晕厥，常见于以下情况：注射过量胰岛素、胰岛细胞瘤、晚期肾上腺或垂体功能不全以及肝病等。早期症状包括乏力、面色潮红、出汗和饥饿感，随后可能出现意识模糊、晕厥，甚至惊厥和昏迷。低血糖引起的晕厥通常起病较缓，恢复也较慢，发作时血压和脉搏变化不明显。

（四）癔症性晕厥

癔症性晕厥多见于青年女性，常在有明显精神因素的背景下发作，且通常发生在人群聚集的场合。发作时，患者意识清楚，可能出现屏气或过度换气，四肢乱动，双眼紧闭，面色潮红。发作期间，脉搏、血压和肢体肤色均无明显变化，也没有病理性神经体征。这种晕厥的发作时间长短不一，可能持续数十分钟到数小时。发作后，患者情绪常不稳定，这一特点有助于将其与血管迷走性晕厥相鉴别。如果出现晕倒，过程通常是缓慢的，患者一般不会受伤。此外，患者常有类似的发作史。

（五）脑源性晕厥

脑源性晕厥是指因脑部病变或脑供血异常导致的晕厥，主要包括以下两种类型。

1. 脑血管病晕厥 脑血管病晕厥是由于脑动脉或主要供应脑部血液循环的动脉发生病变、功能紊乱或受压，导致一过性广泛的或局限性的脑供血不足。这种晕厥多见于老年患者，发作时可能伴有偏瘫、偏身感觉障碍等局灶性神经体征。站立、咳嗽等动作可能导致血压短暂下降，从而诱发晕厥。无脉病患者多为年轻女性，常表现为桡动脉搏动消失，运动时可能出现眩晕和晕厥，受累血管部位可闻及杂音。若晕厥由颈动脉或椎动脉病变引起，患者转头或压迫颈部时可能出现颈痛、恶心、呕吐、眩晕、视觉模糊等症状，发作通常仅持续数秒，且容易反复。

2. 延髓性晕厥 延髓性晕厥是由于延髓的心率和血管运动调节中枢受损所致，由于患者常有其他神经系统病变的表现或明确的用药史，诊断通常不难。

五、治疗

1. 现场处理

（1）体位：立即将患者置于平卧位，双足稍抬高，松解衣领及腰带。

（2）呼吸：保持呼吸道通畅，给予吸氧，纠正低氧血症。

（3）心律失常与低血压：心率 < 40 次/分者立

即给予阿托品 1 mg 静脉注射。不伴有心动过缓但血压过低者，可立即静脉推注肾上腺素 0.5～1 mg 对抗，或加入生理盐水或 5% 葡萄糖注射液 250 ml 中静脉滴注。

（4）心源性晕厥：如发生心跳、呼吸骤停，立即心肺复苏。

2. 病因治疗 晕厥病因治疗的目标是预防晕厥反复发作和降低猝死的危险。

（1）血管迷走性晕厥：提高心理适应性，避免心理应激引起的过度通气。适当增加含盐饮食和含盐饮料，防止脱水，加强锻炼，避免或减量应用血管扩张药物。对于心脏抑制型血管迷走性晕厥，发作频次≥5次/年或年龄≥40岁者，应安装起搏器。

（2）情景性晕厥：避免诱发或触发因素是治疗此类晕厥的最好方法。

（3）直立性低血压：大多数患者通过调整伴随疾病治疗药物即可控制症状，例如停用相关药物（如利尿剂、血管扩张剂等）。睡眠时头部抬高＜10°，适当增加食盐量和进水。适当体育活动，增加回心血量可能有助于减少晕厥发作。

（4）颈动脉窦性晕厥：无确切疗效，如无高血压，首选收缩血管药物和增加食盐量。颈动脉窦按摩时记录到心动过缓，且反复发作者应选择起搏器治疗。

（5）心源性晕厥：对心律失常和器质性心脏病进行病因治疗。

第二节 痫性发作

由不同病因引起的，脑部神经元高度同步化异常放电所导致的，发作性、短暂性、通常也是刻板性的脑功能失调称为痫性发作，而以反复痫性发作为主要特征的慢性脑部疾病称为癫痫。

一、病因

临床上，痫性发作的病因多种多样，可由原发性神经系统疾病引起，也可由其他系统性疾病引起，表 2-3 列出了痫性发作的常见病因。

二、症状

痫性发作有 2 个主要特征。①共性：指所有发作的共同特征，即发作性、短暂性、重复性、刻板性。发作性指突然发生，持续一段时间后很快恢复，发作间歇期正常；短暂性指患者发作持续的时间非常短，数秒钟、数分钟，除癫痫持续状态外，很少超过 5 min；重复性指发作可反复发生；刻板性指就某一患者而言，发作的临床表现几乎一致。②个性：指不同发作类型所具有的独特表现。

（一）全面性发作

最初的症状学和脑电图提示发作起源于双侧脑部称为全面性发作，这种类型的发作多在发作初期就有意识丧失。常见的全面性发作类型及特征见表 2-4。

（二）部分性发作

部分性发作包括单纯部分性、复杂部分性、部分性继发全面性发作三类，后者系神经元异常放电从局部扩展到双侧大脑半球时出现的发作。

1. 单纯部分性发作 发作过程中意识始终存在。可有运动性，即身体某一局部发生不自主的强直和（或）阵挛，大多见于一侧眼睑、口角、手或足趾，也可涉及一侧面部或肢体；可有感觉性，表现为一侧面部、肢体或躯干的感觉异常，包括眩晕、虚幻的肢体运动感等，也可表现为味、嗅、听、视幻觉等特殊感觉；亦可为自主神经性，表现为上腹部不适、面色苍白、出汗等；还可有精神症状性发作，如各种类型的遗忘症（似曾相识、似不相识、强迫思维、快速回顾往事）、情感异常（恐

表 2-3 痫性发作的常见病因

分类	病因
原发性神经系统疾病	特发性癫痫、脑外伤、脑卒中或脑血管畸形、脑炎或脑膜炎
其他系统性疾病	低血糖、低血钠、低血钙、高渗状态、尿毒症、肝性脑病、高血压脑病、药物中毒、高热

表 2-4 全面性发作类型及特征

发作类型	核心症状	持续时间	脑电图特征	其他特征或伴随症状
全面性强直阵挛发作	意识丧失→全身骨骼肌强直性收缩（强直期）→同步阵挛性抽搐（阵挛期）	通常 1~3 min	强直期：广泛性高波幅棘波 阵挛期：棘-慢波群交替	常伴呼吸暂停、发绀、舌咬伤；发作后嗜睡或头痛
强直性发作	突发全身或局部肌肉持续性强直收缩，无阵挛阶段	数秒至数十秒	广泛性低波幅快活动或高波幅棘波	易诱发跌倒；多见于 Lennox-Gastaut 综合征
阵挛性发作	仅有全身或局部肌肉节律性阵挛抽搐，无强直期	1 min 至数分钟	阵挛期：慢波与棘波节律性发放	常见于婴儿高热惊厥，罕见于成人
典型失神发作	突发意识丧失，动作停滞，凝视，无跌倒	5~30 s	3 Hz 双侧对称性棘-慢复合波	可伴自动作（如咂嘴）；每日发作数十次，易被过度换气诱发
肌阵挛性发作	短暂、闪电样肌肉收缩（如点头、肩臂抽动），可单次或成簇出现	<1 秒/次	多棘-慢波或泛化性棘-慢波	晨起加重；常见于青少年肌阵挛癫痫、进行性肌阵挛癫痫

惧、忧郁、欣快、愤怒）、错觉（视物变形、变大、变小、声音变强或变弱）、复杂幻觉等。

2. 复杂部分性发作 特征为有意识障碍，发作时患者对外界刺激没有反应或仅有部分反应，发作后不能或部分不能复述发作的细节。发作可有自动症，即看似有目的、但实际无目的的发作性行为异常。患者可表现为反复咂嘴、噘嘴、咀嚼、舔舌、磨牙、吞咽（消化道自动症）或反复搓手、抚面、不断地穿衣、脱衣、解衣扣、摸索衣裳（手足自动症），也可表现为游走、奔跑等；也可仅有意识障碍，需和失神发作进行鉴别。

3. 部分性继发全面性发作 先出现上述部分性发作，随之出现全面性发作。

三、诊断步骤

（一）病史采集

完整的病史对于区分是否为痫性发作、痫性发作的类型、癫痫及癫痫综合征的诊断至关重要。由于患者来诊时绝大多数处于发作间期，从患者或观察者处了解发作情况是诊断的首要重点，包括：首次发作的年龄、发作的详细过程、有几种类型的发作、发作的频率、发作有无诱因、是否应用抗癫痫药（antiepileptic drug, AED）治疗及其效果等。此外，还应询问出生史、生长发育史、热性惊厥史、家族史以及其他疾病史如寄生虫史、头颅外伤史、中枢神经系统感染史等。

（二）体格检查

体格检查包括一般内科检查和神经系统检查，重点为神经系统检查。神经系统检查可能发现中枢神经系统病变的定位体征，判断痫性发作的原因。脑产伤可引起肢体发育不对称，颅内杂音显示可能存在动静脉畸形。颅内占位病变可引起视盘水肿以及局灶性感觉、运动、反射定位体征。脑产伤或代谢缺陷可引起患儿精神发育迟滞，皮肤检查应注意色素改变及其他神经系统变性疾病引起的形态变化。在疑有强直阵挛发作后，应立即检查遗留的异常体征，如局灶性肌无力、反射不对称以及病理反射等，有助于证实其发作为痫性发作，并可能据此寻找癫痫灶。

（三）辅助检查

1. 脑电图（EEG） EEG 是癫痫诊断的关键辅助工具。许多癫痫患者在发作间期的 EEG 中可出现尖波、棘波、尖-慢复合波或棘-慢复合波等癫痫样放电，这些放电模式对癫痫诊断具有特异性。根据癫痫样放电的形态和部位，可以进一步对癫痫进行分类：局限性癫痫样放电提示部分性癫痫，而全面性放电则提示全面性癫痫。为了提高癫痫样放电的检出率，可采用以下方法：重复 EEG 检查；延长记录时间；使用激活方法，如过度换气、闪光刺激、剥夺睡眠等。此外，部分患者在 EEG 中可能出现脑电背景活动变慢或局限性慢波等非特异性异常，这些异常对癫痫的诊断和定性也有一定的提示作用。视频脑电图（video-EEG）能够同步记录患者的发作情况和脑电活动，如果捕捉到发作过程，对癫痫的诊断和分类具有重要价值。不同类型发作的 EEG 表现各有特点：强直性发作，EEG 常表现为连续多棘波；肌阵挛发作，EEG 多表现为多棘-慢复合波；失神发作，EEG 特征为 3 Hz 棘-慢复合波。部分性发作的 EEG 变化较为多样，特异性不强，但其起源部位对癫痫灶的定位诊断具有重要意义。

2. 神经影像学检查 头颅 CT 和 MRI 能够确定脑部结构异常或损害，对癫痫及癫痫综合征的诊断和分类有重要帮助，有时还能明确病因，如颅内肿瘤、灰质异位等。MRI 比 CT 更为敏感，特别是结合特殊成像和扫描技术，如 T2 FLAIR 序列能更好地显示发育异常性病灶；冠状面扫描和海马体积测量，有助于发现颞叶、海马病变。此外，功能影像学检查，如磁共振波谱成像（MRS）、单光子发射计算机断层成像（SPECT）、正电子发射断层成像（PET）和功能磁共振成像（fMRI）可以从代谢角度反映脑局部功能变化，辅助癫痫灶的定位。

（四）诊断流程

通过以下流程，医生能够系统地评估癫痫患者的情况，从而做出准确的诊断，制订相应的治疗方案（图 2-1）。

1. 痫性发作的诊断及分类 首先应当确定患者的发作是否为痫性发作，需与一系列非痫性发作相鉴别。如确定是痫性发作，应明确是哪种类型。痫性发作的临床诊断一般根据癫痫患者发作的病史，特别是可靠目击者所提供的详细的发作过程和表现，结合发作间期脑电图的痫性放电即可确诊。必要时进行 video-EEG 检查以得到确切的发作期表现和脑电图改变资料。某些患者无可靠的目击者提供病史，或夜间睡眠时发作等情况下不能提供全面的描述，或发作稀少、video-EEG 监测也无法记录到发作，临床诊断则会有一些困难。

2. 癫痫与癫痫综合征的诊断 主要是根据发作类型、发作的时间规律及诱发因素、起病年龄、家族史、神经系统损害的定位和定性、脑电图改

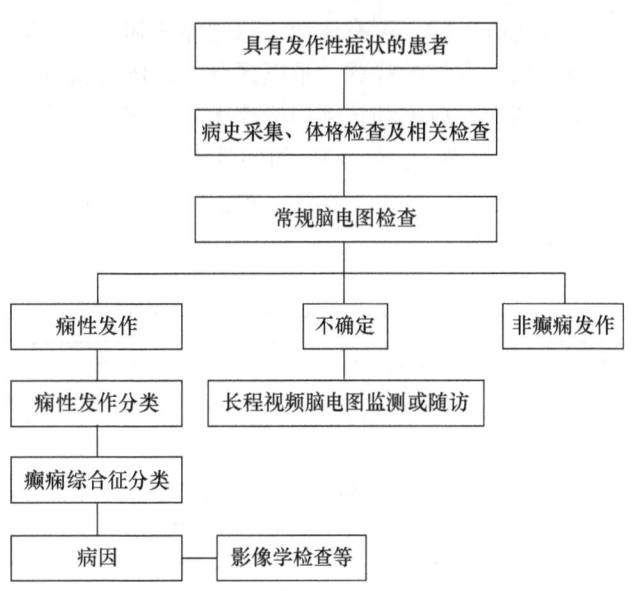

图 2-1 癫痫患者的诊断流程

变、对治疗的反应和转归等进行诊断。

3. 病因诊断 对所有癫痫患者应结合神经系统及全身其他方面的检查结果，尽可能明确癫痫的病因，这有助于指导治疗方案的选择和预后评估。

四、鉴别诊断

（一）晕厥

晕厥为脑血流灌注短暂全面下降，缺血缺氧所致意识瞬时丧失和跌倒。通常有明显的诱因，如久站、剧痛、见血、情绪激动和严寒等，胸腔内压力急剧增高（如咳嗽、哭泣、大笑、用力、憋气、排便和排尿等）也可诱发。发作前常有先兆症状，如恶心、头晕、无力、震颤、腹部沉重感或眼前发黑等。与痫性发作比较，跌倒时较缓慢，表现为面色苍白、出汗，有时脉搏不规则，偶可伴有抽动、尿失禁。少数患者可出现四肢强直阵挛性抽搐，但与痫性发作不同，多发作于意识丧失 10 s 以后，且持续时间短，强度较弱。单纯性晕厥发生于直立位或坐位，卧位时也出现发作多提示痫性发作。晕厥引起的意识丧失极少超过 15 s，以意识迅速恢复并完全清醒为特点，不伴发作后意识模糊，除非脑缺血时间过长。

（二）假性痫性发作

假性痫性发作又称癔症样发作，是一种非痫性的发作性疾病，是由心理障碍而非脑电紊乱引起

的脑部功能异常，可有运动、感觉异常和意识模糊等类似痫性发作的症状，难以区分。发作时脑电图无相应的痫性放电和抗癫痫治疗无效是鉴别的关键（表2-5）。但应注意，10%的假性痫性发作患者可同时存在真正的癫痫，10%～20%的癫痫患者伴有假性痫性发作。

表2-5 痫性发作与假性痫性发作的鉴别

特点	痫性发作	假性痫性发作
发作场合	任何情况下	有精神诱因及有人在场
发作特点	突然刻板发作	发作形式多样，有强烈自我表现，如闭眼、哭叫、手足抽动和过度换气等
眼位	上睑抬起、眼球上窜或向一侧偏转	眼睑紧闭、眼球乱动
面色和黏膜	发绀	苍白或发红
瞳孔	散大，对光反射消失	正常，对光反射存在
对抗被动运动	不能	可以
摔伤、舌咬伤、尿失禁	可有	无
持续时间及终止方式	1～2 min，自行停止	可长达数小时，需安慰及暗示
锥体束征	Babinski征（+）	Babinski征（-）

（三）发作性睡病

发作性睡病可引起意识丧失和猝倒，易误诊为癫痫。根据突然发作的不可抑制的睡眠、睡眠瘫痪、睡眠幻觉及猝倒四联症可鉴别。

五、治疗

（一）治疗目标

（1）尽可能完全控制痫性发作或显著降低发作频率。
（2）避免长期治疗带来的不良反应。
（3）帮助患者恢复正常的社会心理状态和职业功能。

（二）发作期的处理

（1）首次发作：排除颅内感染、出血等异常。
（2）防止外伤：移开危险物品，清理口腔分泌物，避免强行阻止抽搐。
（3）连续发作处理：口服氯硝西泮或肌注苯巴比妥钠，无效时按癫痫持续状态处理。

（三）发作间期的药物治疗

1. 用药时机 第二次发作后通常开始用药。特殊情况（如家族史、脑功能缺陷等）可在第一次发作后开始用药。

2. 常用抗癫痫药
（1）丙戊酸：全面性发作首选，成人600～1500 mg/d，儿童20～50 mg/（kg·d）。
（2）卡马西平：局灶性发作首选，成人10～20 mg/（kg·d），注意皮疹。
（3）苯妥英：全面性强直阵挛发作和局灶性发作有效，成人200 mg/d。
（4）苯巴比妥：急性脑损害合并癫痫，成人60～150 mg/d。
（5）氯硝西泮：辅助用药，成人1 mg/d起。
（6）托吡酯：耐药性局灶性发作，成人75～200 mg/d。
（7）拉莫三嗪：全面性和局灶性发作，成人150～300 mg/d。
（8）加巴喷丁：广谱辅助治疗，成人300 mg/d起。
（9）奥卡西平：局灶性和全面性强直阵挛发作，成人300～600 mg/d起。
（10）左乙拉西坦：治疗耐药性癫痫，成人1000 mg/d起。

3. 单药治疗 多数患者单药治疗有效，耐药性或多种发作类型可考虑联合用药。

4. 个体化用药 考虑年龄、全身情况、耐受性及经济情况。

5. 药物使用方法 根据药物代谢特点调整剂量，避免副作用。

6. 长期治疗 特发性癫痫控制1～2年，非特发性癫痫控制3～5年后可考虑减量或停药。

7. 停药时机 根据癫痫类型、控制时间及试停药反应决定。

（四）癫痫的手术治疗

1. 适应证 耐药性癫痫，病灶定位明确且可切除。

2. 手术方式 病灶切除术、前颞叶切除术、胼胝体切开术、半球切除术。

3. 神经调控 迷走神经刺激、脑深部丘脑核团电刺激。

（五）癫痫的饮食治疗

生酮饮食是指脂肪高比例、碳水化合物低比例的饮食，适用于2种药物治疗无效的儿童癫痫。

六、预后

不同类型癫痫的预后存在显著差异，可能包括自发缓解、治疗后痊愈、长期服药控制，或发展为耐药性癫痫。特发性癫痫的自发缓解率较高，而大部分症状性或隐源性癫痫患者需要通过药物或其他治疗手段控制病情，部分患者甚至需要终生服药。

癫痫的预后受多种因素的影响，包括病因、病情严重程度以及治疗的合理性等。研究表明，如果癫痫在发病前两年内未能缓解，则之后缓解的可能性显著降低。此外，在未经治疗的情况下，癫痫发作的间隔往往会逐渐缩短。这提示早期、合理的治疗对于改善预后和预防耐药性癫痫的形成具有重要意义。

第三章 认知障碍

认知是指人脑接受外界信息,经过加工处理,转换成内在的心理活动,从而获取知识或应用知识的过程。认知大致分为以下8个领域:定向力、注意力、计算力、视空间结构、理解判断、记忆力、语言能力和执行力。认知障碍(cognitive disorder)是指上述几项认知功能中的一项或多项受损,包括失语、失用、失认、记忆障碍、视空间障碍、执行功能损害等。认知障碍程度不同,可从轻度认知障碍到痴呆等。

第一节 失 语

失语(aphasia)是指在神志清楚、意识正常、发音和构音没有障碍的情况下,大脑皮质语言功能区病变导致的言语交流能力障碍,表现为自发谈话、听理解、复述、命名、阅读和书写的六个基本方面能力残缺或丧失,例如患者构音正常但表达障碍、肢体运动功能正常但书写障碍、视力正常但阅读障碍、听力正常但言语理解障碍等。不同的大脑语言功能区受损可有不同的临床表现。因语言功能各方面的结构是密切相连的,故对不同类型失语的定位一般不能绝对化,在临床上出现某一种纯粹的失语患者极为少见,特别在急性期大多数失语患者的语言障碍是混合性的,因此贸然定位多有困难且易误判。

一、病因

1. **一过性失语**(表 3-1)

表 3-1 一过性失语的病因及特点

分类	具体病因	临床特点	持续时间	相关疾病或机制
颈内动脉 TIA	颈内动脉系统短暂性脑缺血发作	(1)突发失语(表达性或感受性) (2)可伴偏瘫、偏身感觉障碍 (3)椎基底动脉 TIA 则引起构音障碍	数分钟至数小时	动脉粥样硬化、微栓塞
局灶性癫痫	癫痫发作累及语言中枢(如 Broca 区、Wernicke 区)	(1)失语为发作期症状 (2)可能伴抽搐或意识障碍	数秒至数分钟	颞叶癫痫、额叶癫痫
偏头痛	偏头痛先兆(语言中枢缺血或皮质扩散性抑制)	(1)失语伴视觉先兆(闪光暗点) (2)头痛随后出现	数分钟至 1 h	家族性偏瘫型偏头痛

TIA,短暂性脑缺血发作

2. 非一过性失语（表3-2）

二、临床类型

（一）外侧裂周围失语综合征

外侧裂周围失语综合征包括Broca失语、Wernicke失语和传导性失语，病灶位于外侧裂周围，共同特点是均有复述障碍。

1. Broca失语 曾被称为表达性失语、运动性失语或传出性运动性失语。

（1）临床表现：临床表现以口语表达障碍最突出而听理解相对保留，谈话为非流利型、电报式语言，讲话费力，找词困难，只能讲一两个简单的词，且用词不当，或仅能发出个别的语音。口语理解相对保留，对单词和简单陈述句的理解正常，句式结构复杂时则出现困难。复述有障碍，但比自发谈话好，复述可改善发音困难，复述语法词有困难。命名有困难，但可接受语音提示，且发音有改善。命名困难并非完全由于发音障碍导致，找词困难也是Broca失语的特点。Broca失语患者有朗读困难，但发音比自发谈话好。阅读时对文字的理解比朗读要好。书写不正常，表现为写字笨拙，笔画潦草，可有构字障碍和镜像书写，书写句子更困难，缺少语法词，或句子的结构有错误。

（2）病变部位：Broca失语患者大多有右侧偏瘫或不全瘫痪，常合并左侧意向运动性失用，感觉障碍极少见。引起持续性Broca失语的病灶部位在语言优势侧额下回后部，包括Broca区，后延至中央回下部，深至侧脑室周围白质。常见于脑梗死、脑出血等可引起Broca区损害的神经系统疾病。

2. Wernicke失语 曾被称为感觉性失语、接受性失语。

（1）临床表现：临床特点为流利型口语和严重听理解障碍。表现为患者听觉正常，但不能听懂别人和自己的讲话。口语表达为流利型，语量正常或增多，有些甚至出现强迫性语言，患者说话滔滔不绝，需要制止才能使其谈话停止，即所谓赘语。发音和语调正常，但言语混乱而割裂，缺乏实质词或有意义的词句，难以理解，答非所问。说得多却不能表达意思，即所谓空话。大量错语，以词义错语和新语为主，以致说出的话完全不能

表3-2 非一过性失语的病因及特点

分类	具体病因	临床特点	持续时间	相关疾病或机制
脑血管病	（1）脑梗死（血栓、栓塞） （2）脑出血 （3）脑血管畸形 （4）多发梗死性痴呆	（1）突发或渐进性失语 （2）脑梗死常见于大脑中动脉供血区 （3）出血可伴头痛、呕吐	持续（需康复治疗）	高血压、心房颤动、动脉粥样硬化
脑占位性病变	脑肿瘤（如胶质瘤、转移瘤）	（1）缓慢进展的失语 （2）可能伴癫痫、颅内压增高	持续（需手术或放疗）	原发或转移性肿瘤
颅脑外伤	穿通伤、挫伤累及语言中枢	（1）外伤后立即出现失语 （2）可能伴意识障碍、脑脊液漏	持续或部分恢复	交通事故、外伤事件
脑部炎症	（1）疱疹性脑炎 （2）脑脓肿	（1）发热、头痛后出现失语 （2）疱疹性脑炎累及颞叶	持续（需抗感染）	HSV-1感染、细菌感染
脑退行性病变	（1）阿尔茨海默病 （2）额颞叶痴呆 （3）克-雅病 （4）亨廷顿病	（1）进行性语言功能衰退 （2）伴认知障碍、行为异常	不可逆（渐进性）	tau蛋白、朊蛋白异常
其他	（1）非酮症高渗性昏迷 （2）低血糖 （3）CO中毒 （4）Landau-Kleffner综合征（LKS）	（1）代谢紊乱致急性失语 （2）Landau-Kleffner综合征：儿童期获得性失语伴癫痫	可逆或持续	代谢失衡、自身免疫机制（如LKS）

HSV，单纯疱疹病毒

被理解。复述障碍与听理解障碍一致，仍以错语和赘语为主，内容相去甚远。命名障碍，主要表现为错语或赘语，与刺激物无关，也不接受提示。朗读和文字理解都有障碍。书写障碍以听写困难最突出，书写技能保持，但有构字障碍，无论抄写还是自发书写，即使写出正确的字，患者也不能认识。

（2）病变部位：由优势侧颞上回后部（Wernicke区）病变引起。常见于脑梗死、脑出血等可引起Wernicke区损害的神经系统疾病。

3. 传导性失语

（1）临床表现：临床表现为流利型口语，找词困难是其突出表现，因此谈话常犹豫、中断。患者语言中有大量错语，但自身可以感知到其错误，欲纠正而显得口吃，听起来似非流利型失语，但表达短语或句子完整。听理解障碍较轻，在执行复杂指令时明显困难。复述障碍较自发谈话和听理解障碍重，二者损害不成比例，是本症的最大特点。传导性失语的命名障碍轻重不同，常以错语命名，以语音错语为主，且不易接受语音提示。朗读障碍也主要以语音错语为主。书写有不同程度障碍，其中抄写比听写好，自发写和听写可出现构字障碍，写句子更困难。

（2）病变部位：多数传导性失语患者病变累及优势侧缘上回、Wernicke区等部位，一般认为本症是由于外侧裂周围弓状束损害导致Wernicke区和Broca区之间的联系中断所致。

（二）经皮质失语综合征

经皮质失语综合征又称为分水岭区失语综合征，病灶位于分水岭区，共同特点是复述相对保留。

1. 经皮质运动性失语 经皮质运动性失语的特点是复述近于正常而自发谈话严重受损。

（1）临床表现：经皮质运动性失语患者谈话呈非流利型，患者能理解他人的言语，以单词或简短的短语、短句表达意思。如要求患者详细描述，患者则感到困难、犹豫。听理解障碍轻，主要对复杂句子理解困难。呈非流利型失语，类似于Broca失语，但程度较Broca失语轻，患者复述功能完整保留，甚至达到正常。命名和阅读均有不同程度障碍。对文字的理解与听理解有相似的问题，即对复杂句子理解有困难。书写不正常，与其他功能相比，书写障碍较重，可能因病灶常累及额中回后部，而该区与执行书写有关。

（2）病变部位：病变多位于优势侧Broca区附近，即额叶分水岭区，但Broca区可不受累；也可位于优势侧额叶侧面，主要由于语言运动区之间的纤维联系受损，导致语言障碍。本症多见于优势侧额叶分水岭区的脑梗死。预后较好，可恢复正常，但如果病灶较大，则常有表达扩展困难。

2. 经皮质感觉性失语 临床上表现为流利型失语，听理解严重障碍，命名障碍，但复述相对较好或正常为其特征，常伴有严重的失读和失写。

（1）临床表现：听理解障碍，对简单词汇和复杂语句的理解均有明显障碍，讲话流利，语言空洞、混乱而割裂，找词困难，经常答非所问，与Wernicke失语不同，口语中常用词可部分保留，但常为词义错误，信息表达比Wernicke失语略好。听理解障碍严重，但比Wernicke失语者轻。复述功能相对完整，近于正常，倾向模仿，但常不能理解复述的含义。有时可将检查者故意说错的话完整复述，这与经皮质运动性失语患者复述时可纠正检查者故意说错的话明显不同。命名有明显障碍，主要是词义错语和新语。

（2）病变部位：病变累及左颞、顶叶或颞顶叶分水岭区，左外侧裂后端角回区。本症多见于优势侧颞顶叶分水岭区的脑梗死。

3. 经皮质混合性失语 又称语言区孤立，为经皮质运动性失语和经皮质感觉性失语并存，突出特点是复述功能相对较好，其他语言功能均严重障碍或完全丧失。

（1）临床表现：经皮质混合性失语的主要临床特点是除复述功能部分保留外，其他语言功能均明显受损。口语倾向于非流利型，但严重者口语仅限于强迫模仿及完成现象。听理解、命名、阅读及书写均有严重障碍，甚至对这些测试除强迫复述检查者指令外，并没有欲完成这些测试的行为表现。患者的复述也不完全正常，复述限于词、短语和短句，无意义词组及句子则复述困难。

（2）病变部位：本症多见于优势侧大脑半球分水岭区的大片病灶，累及额、顶、颞叶。若病变主要累及额顶叶分水岭区则患者预后较好，可恢复到日常交谈。

（三）完全性失语

完全性失语也称混合性失语，是最严重的一种失语类型。临床上以所有语言功能均严重障碍或几乎完全丧失为特点。

（1）临床表现：完全性失语的临床特点主要为所有语言功能均严重受损。患者口语限于刻板言语，刻板单音、单词或短语。常以刻板言语表达及回答一切提问。听理解严重缺陷，命名、复述、阅读和书写均不能。

（2）病变部位：病变为大脑中动脉分布区的大片病灶，预后差。大多数病例的听理解及文字理解可有部分恢复，口语常仍限于刻板言语。

（四）命名性失语

命名性失语又称遗忘性失语，命名不能是其唯一或主要的症状。

（1）临床表现：主要特点为命名不能，表现为患者把词"忘记"，多数是物体的名称，尤其是那些极少使用的东西的名称。如令患者说出指定物体的名称时，仅能叙述该物体的性质和用途。别人告知该物体的名称时，患者能辨别对方讲的对或不对。自发谈话为流利型，缺少实质词，赘话和空话多，但罕见错语和奇特语言。加上手势、适当解释，可不同程度地表达信息。听理解、复述、阅读和书写障碍轻。突出的是命名障碍，可接受选词提示。

（2）病变部位：病变大多在左颞中回后部或颞枕叶结合区，预后好。常见于脑梗死、脑出血等可引起优势侧颞中回后部损害的神经系统疾病。

（五）皮质下失语

皮质下失语是指丘脑、基底核、内囊、皮质下深部白质等部位病损所致的失语。本症常由脑血管病、脑炎引起。

1. **丘脑性失语** 由丘脑及其联系通路受损所致。表现为急性期有不同程度的缄默和不语，以后出现语言交流、阅读理解障碍，言语流利性受损，音量减小，可同时伴有重复语言、模仿语言、错语、命名不能等。复述功能可保留。

2. **内囊、基底核损害所致失语** 内囊、壳核受损时，表现为语言流利性降低，语速慢，理解基本无障碍，常常用词不当。能看懂书面文字，但不能读出，或者读错，复述功能也轻度受损，类似于Broca失语。壳核后部病变时，表现为听觉理解障碍，讲话流利，但语言空洞、混乱而割裂，

找词困难，类似于Wernicke失语。

三、诊断步骤

（一）病史采集

（1）了解患者是右利手还是左利手，有助于在检查失语时，准确判断可能受损的大脑半球区域，从而更有针对性地设计检查项目和解读检查结果。

（2）在失语检查中，需要考虑患者的文化程度，选择与之相适应的检查材料和评估标准，确保检查结果能真实反映患者的语言功能障碍情况，避免因文化程度差异导致误诊或误判。

（3）突然发生的失语，大多由脑血管病引起，如脑梗死、脑出血等。脑血管的急性病变导致局部脑组织缺血、缺氧或出血，迅速影响与语言功能相关的神经区域，引起失语症状。

（4）缓慢进展的失语，常见病因包括脑肿瘤、神经系统退行性疾病等。肿瘤的生长是一个渐进的过程，它对周围脑组织的压迫和破坏逐渐加重，相应的语言功能障碍也会逐渐显现；神经系统退行性疾病，如阿尔茨海默病，其病理改变是神经元的进行性退变和丢失，语言功能受损也随着病情的发展而逐渐加重。

（5）如果失语症状在一段时间内持续加重，提示病变可能处于进展状态，可能是肿瘤的不断生长、神经系统退行性病变的持续发展等原因导致。

（6）若失语症状在发病后一段时间内保持稳定，或随着时间推移有所缓解，可能是脑血管病后的恢复过程，或者是某些可逆性因素导致的失语，如脑部的短暂性缺血发作引起的失语，在缺血改善后症状可缓解。

（二）神经系统检查

在进行失语的诊断时，全面的神经系统检查至关重要，它能够揭示中枢神经系统的异常体征，为失语的定位和定性诊断提供重要线索。

1. **急性期影像选择策略**

（1）CT灌注成像：发病6h内快速识别缺血半暗带，指导溶栓决策。

（2）高分辨率MRI：①弥散加权成像（DWI）序列，用于超急性期梗死灶检测（敏感性98%）。②磁敏感加权成像（SWI）序列，用于微出血灶识

别（淀粉样血管病）。③弥散张量成像（DTI）纤维追踪，使弓状束、额枕下束白质通路可视化。

2. 慢性期功能影像应用

（1）静息态功能磁共振成像（fMRI）：默认模式网络连接度分析（预测卒中后语言恢复潜力）。

（2）经颅磁刺激导航：Broca区精确解剖定位（误差＜3 mm）。

（三）失语检查

失语的检查可以通过评估言语的多个方面来进行，包括流畅性、复述能力、理解能力、命名能力、阅读能力和书写能力。

1. 自发言语 通过患者陈述病史，可以观察其交谈和自发言语是否异常。自发言语可以分为流利性和非流利性。非流利性失语表现为说话费力，词汇量显著减少，语速缓慢，发音不清，语句简短，甚至像电报一样简洁。流利性失语则表现为言语流畅，词汇量正常或增多，但内容空洞，伴有错误的词语或发音，使得交流困难。

2. 复述 重复别人的言语是一个复杂的过程，包括听语的接受、口语的表达、听语接受与口语表达之间的联系。检查时可嘱患者复述单一语音、语句及文字。外侧裂周围区病变，如 Broca 区、Wernicke 区及连接此两区的弓状纤维等联络纤维受损时可出现显著的复述障碍；相反，该区之外的病变，如各种经皮质失语、命名性失语、皮质下失语，特别是经皮质混合性失语可保留良好的言语复述功能。

3. 口语理解 测试患者对语言的理解力，主要采取提问方式，由简到繁，由具体到抽象，评价其是否理解以及理解的程度。一般分为简单、稍复杂及复杂3个口语命令阶段，可利用数种日常用品来测试其对口语的理解。患者可有以下4种口语理解障碍。

（1）感受性障碍：不能理解口语，但可理解书写文字。

（2）知觉性理解障碍：由听语理解中枢完全受损所致，具有感受性失语及经皮质感觉性失语的特点，不能理解复述的口语及书面文字。

（3）词义性理解障碍：指不能理解特殊词或某些词的特殊含义，可见于传导性失语及部分Broca失语。

（4）句法或序列理解缺损：对句子或短句的理解缺损，单词理解可以正常，由优势侧额叶病变所致。一个患者可以一种理解障碍为主，并同时合并其他理解障碍。

4. 命名 命名是语言发育过程中的基础语言功能。在各种类型失语中可有不同表现及不同程度的命名障碍，可选用下列项目让患者命名：如颜色（红、黄、蓝、粉红、紫等）、人体各部位（眼、腿、牙、拇指、关节）、衣服或室内物品（门、窗、天花板、手表、衬衣、鞋）、物件的某部分（衣服的翻领、手表壳、腰带、鞋扣）等。不同病变部位可发生不同类型的失命名症。

（1）字词产生失命名症：为构音始发困难，患者常不能称呼指定物品，但给予提示或给予目标词的第一个词音，则可说出该名称，见于非流利性失语，最常见于Broca失语。

（2）字词挑选失命名症：又称为纯失命名症，患者不能命名所指物品，却能说出其用途，亦可在数个名词中立即认出该物品的名称，系颞枕结合区（37区）或颞中回后部病损的结果。

（3）语义性失命名症：为患者既不能命名，亦不能指出与名称相符的物品，即丧失了词与物品的关系，丧失了词的含义，虽能复述该物品名称，却不知何意，见于经皮质感觉性失语，由优势侧半球角回和（或）邻近的后颞区病变所致。

（4）感觉特异性失命名症：系患者不能通过某种类型的感觉（视觉、听觉、触觉）来命名，但可通过其他类型感觉命名，如不能命名所见物品，但经触摸该物品后可称呼其名称。

（5）范畴特异性失命名症：系患者对某种范畴的事物（如颜色、身体各部分）不能命名而对其他范畴的事物则可以适当命名。

后两类失命名症系病变累及后部语言联络区（即顶-枕叶或枕叶或其传入通路）所致。经皮质运动性失语时命名障碍可不明显。传导性失语者能回忆起命名，但有明显字词错语，称为错语性失命名症，常继发于优势半球顶叶前下部病变。

5. 阅读 测试患者的阅读能力（包括诵读及理解力），可从以下两方面进行：诵读单个或数个词、短句和一段文字。默读一段故事，然后说出其大意，并评价其读音及阅读理解的程度。根据病变部位不同，可有以下阅读障碍或失读症（alexia）。

（1）额叶病变者常引起Broca失语，其阅读障碍常为不完全性，以词与词的句法理解障碍为主要表现。

（2）颞-顶叶（缘上回或角回）病变可导致失读伴失写，患者既不能阅读亦不会书写。

（3）枕叶内侧面及胼胝体压部病变常引起不伴失写的失读症，患者能正确地自发书写及听写，但不能读其听写语句，并常伴有右侧同向偏盲。

6. **书写** 首先让患者进行自发书写，从最简单的字、数字、自己的姓名、物品名称到短句，之后再让患者进行听写。有些失语患者可能无法完成自发书写，但还能保留部分听写能力。失写症是写字能力丧失，分为流利性和非流利性两类，单独发生的情况较为罕见。失写症有以下3种临床解剖类型。

（1）优势侧额叶失写症：最常见于右侧偏瘫者，患者用非利手书写时，字迹大、凌乱且缺乏文法，其本质与非流利性词语输出相似。

（2）优势侧顶颞叶失写症：书写技巧正常，笔迹结构也良好，但会出现用错词替代的情况，写出的内容空洞且不准确，其本质与流利性失语相似。

（3）非优势侧失写症：常见于右半球损害引起的视觉空间性障碍，表现为纯机械性书写障碍。

（四）确诊依据

1. **病因诊断** 根据失语的病史、起病缓急，可推测失语的病因诊断（表3-3）。

2. **定位诊断** 借助于失语的症状及神经影像学检查，可做出失语的定位诊断，具体参考本节"二、临床类型"内容。

四、鉴别诊断

临床上，失语和构音障碍是一组非常相似的症状，但是导致相似症状的定位是截然不同的，而且相关的定位也是完全不同的病因造成的，因此准确区分失语和构音障碍，对于其定位、定性、定因有决定性的作用，在临床实践过程中，对诊疗思路是一个很大的锻炼。失语与构音障碍主要从以下方面来进行鉴别。

1. **语言的内容**
（1）音调：主要看音调的高低是否一致，音调

表3-3 失语的病因诊断

失语综合征	自发言语	理解	复述	损害与萎缩的部位	常见病因
Broca失语	非流利性，失语法性，发音错误	相对完整，除句法复杂的语句	非流利，失语法性，发音错误	左额叶后下皮质及岛叶	卒中累及左MCA上支
Wernicke失语	流利性错语	词、句理解受损	流利性错语	左颞叶后上皮质	卒中累及左MCA下支
完全性失语	无，或1~2个持续口吃	词、句理解受损	明显受损	常为大的区域，累及左额、颞叶和（或）顶叶皮质	卒中累及左MCA全部分布区
传导性失语	流利伴一定发音性错误	相对完整，除句法复杂的语句	受损不成比例	常为左缘上回弓状束	卒中累及左MCA下支的分支
经皮质运动性失语	非流利性，失语法性，发音错误	相对完整，除句法复杂的语句	相对免于损害（较自发言语正确）	左MCA与ACA分水岭区或左额叶内侧皮质区	左ICA卒中或左ACA卒中
经皮质感觉性失语	流利性错语	词、句理解受损	相对免于损害（较自发言语正确）	左MCA与PCA分水岭区或左丘脑	左ICA卒中或累及左PCA到丘脑的卒中
经皮质混合性失语	无，或1~2个持续口吃	词、句理解受损	相对免于损害（较自发言语正确）	左MCA与ACA分水岭区，及左MCA与PCA分水岭区	左ICA卒中或痴呆（如阿尔茨海默病）
视觉性失语	正常，但在视觉刺激下命名错误	正常，但指向视觉刺激时理解错误	正常	左枕叶皮质及胼胝体压部	左PCA卒中

ACA，大脑前动脉；ICA，颈内动脉；MCA，大脑中动脉；PCA，大脑后动脉

异常多为构音障碍。

（2）节律：语音的节律前后是否相同，节律不一致多为构音障碍。

（3）语言的内容：言不达意、说错话者多为失语；可为感觉性失语，也可为运动性失语。

（4）找词困难：找词困难、找错词多为失语。感觉性失语、运动性失语、命名性失语均可出现。

（5）语言内容的逻辑性：说话不符合逻辑多为失语。主要为感觉性失语，也可为运动性失语。

2. **语言的理解** 语言理解困难多为感觉性失语。

3. **语言的复述** 不能复述多为失语。Wernicke失语、Broca失语、传导性失语的语言重复能力差，命名性失语也有轻度的复述功能障碍，经皮质感觉性失语、经皮质运动性失语和经皮质混合性失语复述功能保留。

4. **命名的功能** 各型失语均有不同程度的命名障碍，而构音障碍都能命名。

5. **书写能力** 构音障碍者都可以书写，各型失语者均有不同程度的书写障碍。

五、治疗

失语的治疗主要包括以下几方面。

1. **病因治疗** 针对导致失语的原发病进行治疗，如脑梗死的溶栓治疗、脑肿瘤的手术治疗等。

2. **语言康复训练** 是失语治疗的核心，包括听理解训练、口语表达训练、阅读训练、书写训练等。

3. **心理治疗** 帮助患者调整心态，积极面对疾病，配合治疗。

六、预后

失语的预后取决于病因、病变部位、严重程度、治疗时机、患者年龄、文化程度等因素。部分患者经过积极治疗可以完全恢复语言功能，部分患者可能遗留不同程度的语言障碍。

第二节 失 用

失用（apraxia）是后天习得的运用功能障碍，患者有健全的肌力，无共济失调或震颤，无严重听理解障碍，无意识障碍，由于脑损害不能按指令做有目的或熟练的动作。

失用的定义包括两部分，一部分是描述性或限制性的，另一部分是排除性或补充性的。

描述性定义的特征为：失用症是一种获得性障碍，专指脑损害者不能做已习得的有目的或熟练的技巧性动作。这种障碍虽然可见于日常生活情境中，但更常见于检查时，常表现为不能按要求完成简单或复杂的、有意义或无意义的、在自发性动作中可能完成但检查时不能完成的动作。

排除性定义的标准为：①患者由于肌力减退、感觉缺失、震颤、肌张力障碍、舞蹈样动作、投掷样动作及痛性痉挛等所致的运动障碍，不是失用；②由于严重的认知、记忆、动机障碍所致的运动障碍，不是失用；③患者不能理解及记住指令，不能合作及参加评定所表现出来的不符合要求的运动形式，不是失用。

在满足以上条件后，失用具体是指：①患者对言语性刺激不能产生正确的有效动作；②患者不能正确模仿检查者的动作；③患者对其所看见的物品不能产生正确的应答性动作；④患者在实际使用物品时存在障碍。

根据2025年国际神经病学联盟（WFN）指南，失用发病率占脑卒中患者的15%~20%，是皮质-皮质下网络损伤的重要标志。

一、病因

失用通常由大脑特定区域的损伤引起，常见病因包括以下。

（1）脑血管疾病：脑梗死、脑出血等是最常见的病因，尤其是累及左侧大脑半球时。

（2）神经退行性疾病：阿尔茨海默病、额颞叶痴呆、皮质基底节变性等疾病可导致进行性失用。

（3）脑肿瘤：肿瘤压迫或浸润相关脑区可引起失用。

（4）脑外伤：外伤直接损伤或继发性出血、水肿等可导致失用。

（5）颅内感染：脑炎、脑脓肿等感染性疾病可累及运动皮质或相关白质纤维束。

（6）其他：一氧化碳中毒、缺氧性脑病等也可引起失用。

二、临床类型

（一）观念性失用

观念性失用是指任务的概念化障碍和不能自动地或按要求进行有目的的运动，患者不能理解该项任务的总体概念，不能在脑中保留该任务的意念，不能形成该任务所需的运动型式。

1.临床表现 症状不局限在某侧肢体或个别肢干，一般都是双侧性的；主要表现为不能口述动作过程，能模仿检查者的动作；完成简单动作无错误，不能成功地制订动作计划，程序错乱。程序越复杂，进行越困难；组合动作的部分省略，如冲糖水，应是取糖—入杯—倒水—搅拌，而患者可能直接向糖中倒水；组合动作的部分合并，执行动作不完整，执行动作过于夸张，执行指令时，可做出与要求动作相似的另一个动作；动作有空间和方向错误，如拔插座时手向下按；做事常表现出心不在焉；纠正错误动作时表现不耐心。

2.病变部位 病灶多为双侧或弥散性脑病变。

（二）观念运动性失用

观念运动性失用是指概念与行动之间脱节，运动意念与运动的实质之间联系断开，以致信息不能从运动的大脑区域传输到指挥身体进行运动的区域。

1.临床表现 临床表现为能正确口述动作，但执行困难，患者常感手不听使唤；能在自然情况下完成动作，但不能完成指令性动作，如令患者张口，患者可能用力闭眼，而给他苹果时便会自然张嘴去咬。知道自己执行动作中的错误，但无所适从；启动困难，不知所措；重复动作，难于从一项活动转向另一项活动；将身体的一部分当物品使用，如令其用牙刷刷牙，患者不是做出拿牙刷刷牙的动作，而是用手指代替牙刷；不能模仿动作；空间方位错误，如用正确的身体部位在不正确的空间方位完成动作或上下、左右位置相反；执行动作中的错误，动作变形、动作简化等。

2.病变部位 顶叶皮质下方是各项感受联络通路密集所在，所以优势半球顶叶是主要病理基础。胼胝体病变可出现左侧肢体运用功能障碍。

（三）运动性失用

运动性失用指丧失了运动记忆形式，因而不能按要求进行有目的的运动。

1.临床表现 主要表现为一侧肢体的失用，以上肢为主，甚至只见一部分肌肉群的运动功能障碍。患者动作的困难与动作的简单或繁杂程度无关，动作笨拙，精细运动时更容易暴露，如弹琴、编织等。

2.病变部位 病变多为位于受累肢体对侧大脑中央前回的病变。

（四）结构性失用

结构性失用是指空间分析和对某一活动进行概念化的能力障碍，导致患者不能将各个不同的部件按正常空间关系组合为一体化的结构。实际上，结构性失用不是运用本身的问题，而是视空间的感受和认知障碍。

1.临床表现 患者在临摹、绘制、构造二维和三维图形或模型时有困难，不能将某些结构的物体各个成分连贯成一个整体。

2.病变部位 与右半球顶叶或顶枕联合区病变有关。

（五）穿衣失用

穿衣失用是指丧失了习惯而熟悉的穿衣操作。这是一种及物的运用障碍，可归为观念运动性失用，但由于衣服和其他物品不同，它与身体部位之间存在着复杂的空间关系，所以把它分为独立的一类。

1.临床表现 主要表现为穿衣时上下、正反及前后颠倒，纽扣扣错，将双下肢穿入同一条裤腿等。

2.病变部位 病变位于非优势侧顶叶，与视觉失认有关。

（六）颊面失用

1.临床表现 颊面失用时，患者唇、口和面不能按指令执行复杂的动作，例如吹口哨、咳嗽、缩唇、伸舌、咂嘴、假装吹灭火柴或嗅闻花等。患者没有出现口唇、面部无力，但不能按要求执行上述动作。尽管能自主性舔唇,但不能按指令被动地去这样做。当执行上述动作困难时,并不一定要用失语患者的理解力受损来解释。

2. 病变部位 这些"中线结构"的失用可见于任何一侧半球病变,如左额叶病变产生颊面失用、右侧轻偏瘫和左侧肢体失用;左顶叶病变产生颊面失用和双侧肢体失用;左颞上回病变的失用影响身体双侧,也影响颊面部运动,导致颊面失用;左顶区和左运动前区间的连合纤维受损,会出现双侧失用,如果使面部运动受损,也将导致颊面失用;左额叶运动前区皮质病损,表现为 Broca 失语、右侧偏瘫、左侧肢体失用和颊面失用,右侧失用因偏瘫不得而知;外侧裂周围区更易影响面部联合区,故易出现颊面失用;额叶岛盖和脑室旁前部白质同时受损,产生颊面失用,颊面部和呼吸的观念运动性失用与同时发生在额叶岛盖和脑室旁前部白质的病变有较高的相关性。

(七)交感性失用

交感性失用是指在优势半球病损的情况下,非瘫痪的肢体不能执行复杂的运动性动作。靠近左侧运动前区的连合纤维中断可导致右侧偏瘫、运动性失语,并有左侧失用,但无左上肢瘫痪,这种情况称为左上肢的交感性失用。例如,左大脑半球病损的 Broca 失语患者,不能用左手演示敬礼、握拳等,这是由于连接左侧半球语言区和右侧半球运动区的纤维中断,导致患者能理解指令,也没有左手无力,但却不能用左手执行命令,因为右侧半球运动区根本接收不到相关指令。

(八)步态失用

1. 临床表现 患者表现为下肢运动动作的失用,又称磁性步态。患者行走时,双足如被磁石吸引而粘在地上。双足摇曳,抬举不能,小步徐行,转身也很困难,更不能用脚去做踢球动作或在地上画一个圆圈。

2. 病变部位 此症为额叶内侧面皮质纤维受损的特征性表现,如当双侧半卵圆中心梗死或脑积水时,绕过脑室的额叶内侧面下行纤维被牵拉就易发生此症。

(九)言语失用

1. 临床表现 患者能正确无误地说出自动性或反应性言语,但不能准确地说出意愿的或有目的的言语,而是过多地应用附加词、代用词,且语调拖长、音位倒错、音律慢而平直,发音多误,语言重复、滞留,或呈努力发音口形。

2. 病变部位 为优势半球额下回病损所致。

三、诊断步骤

失用的诊断主要依靠详细的临床评估、神经影像学检查及神经系统检查。其核心在于识别患者存在执行动作或使用物品的困难,而这些困难并非源自肌肉无力、协调不良及感觉丧失。

1. 临床评估

(1) 询问病史:细致了解患者的病史,包括发病时间、症状表现及其发展过程。

(2) 体格检查:通过观察患者完成一系列简单动作(如挥手、梳头等)来评估是否存在动作计划和执行的障碍。也可让患者模仿或执行一些熟悉的日常活动,如刷牙、使用餐具等。

(3) 神经心理测试:通过特定的测试工具,如动作命名任务、物品使用测试等,系统评估患者的动作规划与执行能力。

2. 神经影像学检查

(1) 磁共振成像(MRI):可以显示大脑结构异常,帮助确认可能导致失用的脑损伤部位,如额叶、顶叶或基底节的损伤。

(2) 正电子发射断层成像(PET)和功能磁共振成像(fMRI):可以显示大脑功能活动情况,有助于确定与失用相关的大脑区域功能异常。

3. 神经系统检查 进行全面的神经系统检查,以排除肌无力、协调不良、感觉丧失等原因。

四、鉴别诊断

诊断时需注意与以下情况进行鉴别。

1. 运动障碍 例如肌无力、肌张力障碍等,这些疾病会导致运动功能受损,但患者理解动作并有意愿执行。

2. 感觉障碍 例如深感觉障碍,会导致患者动作笨拙,但患者理解动作并有意愿执行。

3. 认知障碍 例如失语、痴呆等,这些疾病会影响患者的理解和表达能力,但患者运动功能正常。

五、治疗

目前尚无特效药物可以治愈失用,治疗主要以康复训练为主,目的是提高患者的生活自理能力和社会适应能力。

1. 康复训练 针对不同类型的失用,制订个性化的康复训练方案,包括动作模仿训练、使用工具训练、日常生活能力训练等。

2. 药物治疗 针对病因进行治疗,例如控制血压、血糖,改善脑循环等。

3. 心理治疗 帮助患者调整心态,积极面对疾病,配合康复治疗。

六、预后

失用的预后取决于病因、病变部位和程度、患者年龄、康复治疗等因素。一般来说,脑血管疾病引起的失用,经过积极康复治疗,部分患者可以恢复部分功能。神经退行性疾病引起的失用通常呈进行性加重趋势。

第三节 失 认

失认(agnosia)是指患者无视觉、听觉和躯体感觉障碍,在意识正常的情况下,不能辨认以往熟悉的事物。

一、病因

失认通常由大脑特定区域的损伤引起,常见病因包括以下。

(1)脑血管疾病:脑梗死、脑出血等是最常见的病因,尤其是累及颞叶、顶叶或枕叶时。

(2)神经退行性疾病:阿尔茨海默病、路易体痴呆、后部皮质萎缩等疾病可导致进行性失认。

(3)脑肿瘤:如成胶质细胞瘤、星形细胞瘤等,可导致视觉、听觉和触觉失认。

(4)脑外伤:外伤直接损伤或继发性出血、水肿等可导致失认。

(5)颅内感染:如脑脓肿、脑炎等,可导致局灶性神经功能障碍,包括失认症。

(6)其他:如脑立体定位破坏手术、多发性硬化等。

二、临床类型

根据感觉通路的不同,失认可分为以下类型。

(一)视觉失认

视觉失认表现为患者不能依靠视觉来辨识以前毫无困难就可以认出的事物,但通过其他途径则可以认出。这种视觉失认不是由于视力方面的问题导致的,也与患者的智能无关,病变多位于枕叶。视觉失认又进一步细分为几种不同的失认类型,包括物体失认、面容失认、空间失认、颜色失认等。

1. 物体失认 是指对于呈现于视觉通路中的物体的辨识障碍,而物体通过其他感觉通路可被辨识。

(1)临床表现:有时患者可以使用他们不能辨识的物品,但当把该物品呈现给他们时,却说不出物品的用途。如拿出铅笔问患者"这是什么?",患者不认识,但用手触摸后知道这是铅笔。这同命名性失语有明显不同。命名性失语时患者不能唤出物品的名称,但却可以准确地描述它们的用途。

(2)病变部位:物体失认最常因左枕叶及胼胝体压部病变引起。

2. 面容失认

(1)临床表现:患者在看到熟悉的面孔时认不出是谁,严重时不仅连自己的亲属和密友也认不出来,甚至不能区分性别,也不能从镜子里将自己与其他人的面孔区分开来。不过,患者可以通过观察头发的颜色、发型、饰物等辨识人物。此外,患者还可以通过其他感觉通路的信息来帮助判断。例如,当被辨识的人开口说话时,患者便可以认出是谁。

(2)病变部位:面容失认常因右颞顶叶病变引起。

3. 空间失认 是指患者不能对空间方位进行辨别,在以前熟悉的地区患者也会迷路。有时,患者可以认出这是哪家商店、哪座楼房、哪所学校，但却不能从这些细节中辨识出他是在哪条街道上，也不能从一个地方走向指定的地点。患者往往不懂得怎样利用空间环境的信息来定位，不会通过观察四周进行有目的性的探测，无法通过对视觉迹象的重构来完整地辨识所在的场所。

4. **颜色失认** 是指脑损伤所造成的患者对患病前能辨识的颜色失去了认识能力，与色盲没有关系。除了一些在职业上必须辨识颜色的患者外，一般情况下，颜色失认很少由患者自己主动提出，而是通过一定的测定发现的。颜色失认主要有两种临床表现形式，即不能认识颜色和颜色命名障碍。

（二）听觉失认

听觉失认指患者不能辨认环境中听到的声音，但患者没有听力下降或丧失。

1. **临床表现** 完全性听觉失认患者失去领会任何声音意义的能力，患者能听到声音，但不能辨别是物体撞击声、动物鸣叫声或人说话的声音。

2. **听觉失认的检查** 检查时可在患者背后发出各种不同的声响，如敲门、杯子相碰、拍手等，看患者能否判断是什么声音。

3. **病变部位** 大多数完全性听觉失认的病变在双侧颞上回中部及其听觉联络纤维。

（三）触觉失认

1. **临床表现** 触觉失认（tactile agnosia）为实体觉缺失，即不能通过触摸物品认识熟悉的物品，但患者无初级触觉和位置觉障碍。可让患者闭上眼睛，在手中放上常用物品，如钥匙、铅笔、梳子等，看患者能否通过触摸物品大小、形状、性质来判断手中的物品是什么。

2. **病变部位** 触觉失认病变多位于双侧顶叶角回或缘上回，如右手触觉失认常为左顶叶病变引起。

（四）体象障碍

体象障碍包括不同类型的与躯体感知相关的失认症状，即疾病感缺失、偏侧躯体失认、偏侧疼痛失认、自体部位失认、动觉性幻觉等。

1. **疾病感缺失** 是指一些有严重偏侧瘫痪的患者拒绝承认存在障碍的一种特殊认知状态。有时患者对瘫痪侧的否认并不强烈，而更多地表现出一种漠不关心。

2. **偏侧躯体失认** 是指一些患者否认瘫痪侧躯体是自己的一部分。与疾病感缺失相似，患者亦多为右侧半球损伤而表现为左半身瘫痪。典型病例不仅认为瘫痪侧躯体是别人的，而且还为其总缠着自己而烦恼。

3. **偏侧疼痛失认** 是指一些患者对瘫痪侧的疼痛感觉不能认识，当给瘫痪侧躯体疼痛刺激时，患者虽有反应但不能确定刺激的性质，明确否定疼痛感觉，而认为是另外某种不愉快的感觉。

4. **自体部位失认** 是指一些患者不能依照身体部位的名称指出相应的自身部位。这种失认的另一种表现方式是，当被触及身体的某一部位时，说不出该部位的名称。患者的这种障碍不是由于语言障碍所致，他们的自发语言是正常的，对呈现给他们看的物体也可以正确命名。

5. **动觉性幻觉** 是指患者自己觉得身体的一侧肢体发生了变化，变化的内容多种多样，如长短、粗细、轻重以及位置等。若要求患者做屈臂的动作，患者虽然没有做出什么反应，但却认为自己已经按要求完成了动作。有的患者出现多肢的感觉，患者感觉到瘫痪的一侧多了一只手臂或一条腿。

三、诊断步骤

失认的诊断主要依据患者的临床表现和相关检查结果。

（一）神经系统检查

重点评估患者的视觉、听觉、触觉等感觉功能，以及语言、认知功能等，以排除其他可能导致类似症状的疾病。

（二）失认专项检查

1. **视觉失认检查**

（1）物品辨认：向患者展示常见物品，如杯子、牙刷等，让患者说出物品名称及用途。

（2）面容辨认：出示家人、朋友或名人的照片，让患者识别。

（3）颜色辨认：展示不同颜色的卡片，让患者说出颜色名称。

（4）文字识别：让患者阅读简单的单词、句子或短文，评估其阅读理解能力。

2.听觉失认检查

（1）非言语声音识别：播放各种环境声音的录音，如动物叫声、交通工具声等，让患者说出声音的来源。

（2）言语理解测试：与患者交谈，通过提问、指令等方式，评估其对言语的理解能力。

3.触觉失认检查　让患者闭眼，将常见物品放在其手中，让其触摸并说出物品名称。可从简单物品逐步过渡到复杂物品。

4.体象障碍检查

（1）自体部位指认：让患者指出自己或检查者身体的各个部位。

（2）双侧刺激试验：同时刺激患者身体两侧对称部位，观察患者的反应，评估是否存在偏侧忽视。

（三）影像学检查

头颅 CT 或 MRI 可帮助明确脑部病变的部位和性质。

（四）神经心理学评估

评估患者的认知功能，包括注意力、记忆力、执行功能等，有助于全面了解患者的病情。

（五）确诊依据

（1）患者存在不能辨认以往熟悉事物的情况，且排除视觉、听觉和躯体感觉障碍以及意识障碍。

（2）通过详细的病史询问，了解患者是否有可能导致大脑特定区域损伤的病因，如脑血管疾病史、颅脑外伤史等。

（3）结合各项针对性检查，如视觉失认、听觉失认、触觉失认和体象障碍的检查，明确失认的类型和程度。

四、鉴别诊断

1.与感觉障碍所致的辨认困难鉴别　感觉障碍（如视力下降、听力减退、触觉障碍等）也可能导致患者对事物的辨认出现问题。但失认患者的视觉、听觉和躯体感觉检查基本正常，而感觉障碍患者有相应的感觉功能异常体征，如视力测试异常、听力检测阈值升高等。

2.与痴呆鉴别　痴呆患者也可出现认知障碍，包括对事物的辨认能力减退。但痴呆患者除失认外，还伴有全面的智能减退，如记忆力、计算力、定向力等均有不同程度受损，病程多呈进行性发展，而失认患者智能相对保留，主要以特定类型的辨认障碍为主。

五、治疗

1.病因治疗　针对引起大脑特定区域损伤的病因进行治疗。如脑血管疾病患者，根据病情给予溶栓、抗凝、抗血小板聚集、降颅压等治疗；脑肿瘤患者，可考虑手术切除、放疗、化疗等；颅内感染患者，给予相应的抗感染药物治疗。

2.康复训练

（1）视觉失认康复训练：采用反复视觉刺激和提示，帮助患者重新学习识别物品、面容等。例如，通过图片卡片训练患者对常见物品的辨认，同时给予语音提示和解释物品的用途。

（2）听觉失认康复训练：让患者多聆听各种声音，并进行声音与意义的配对训练。例如，播放动物叫声的同时展示相应动物的图片，让患者将声音和动物联系起来。

（3）触觉失认康复训练：指导患者通过触摸不同形状、质地的物品进行训练，加强感觉反馈。例如，准备不同大小、形状的积木，让患者闭眼触摸并描述其特征。

（4）体象障碍康复训练：进行身体部位的定位训练和双侧同时刺激训练，提高患者对自身身体的感知和注意能力。例如，让患者在镜子前进行肢体活动，观察自己身体的动作，同时给予语言指导。

3.心理治疗　失认患者常因不能正确辨认事物而产生焦虑、抑郁等心理问题，需要给予心理支持和疏导。通过与患者沟通，让其了解疾病的性质和康复的可能性，增强其康复的信心。

六、预后

失认的预后与多种因素有关，包括以下因素。

1.病因和损伤程度　如果病因能够得到有效控制，如早期脑梗死患者通过及时溶栓治疗使血管再通，脑功能得到较好恢复，失认症状可能会明显改善。而损伤程度严重，如大面积脑梗死或脑肿瘤切除不彻底，预后通常较差。

2. **康复训练的及时性和有效性** 早期开展系统、规范的康复训练，能够促进大脑功能的重塑和代偿，提高患者的辨认能力。如果康复训练不及时或方法不当，患者的失认症状可能难以得到有效改善。

3. **患者的年龄和身体状况** 年轻、身体素质较好的患者，大脑的可塑性和恢复能力相对较强，预后一般优于年老体弱、合并多种基础疾病的患者。

第四节 记忆障碍

记忆（memory）是指将学习所获得的信息或经验在脑内贮存和提取的过程。记忆作为脑的高级功能，是人类思维活动的基本环节，是智力构成诸多要素中的重要成分。记忆一般分为瞬时记忆、短时记忆和长时记忆三类。瞬时记忆为大脑对事物的瞬时映象，有效作用时间不超过 2 s，所记的信息内容并不构成真正的记忆。瞬时记忆的信息大部分迅速消退，只有得到注意和复习的小部分信息才转入短时记忆中。短时记忆时间也很短，不超过 1 min，如记电话号码。短时记忆中的信息经过反复的学习、系统化，在脑内储存，进入长时记忆，可持续数分钟、数天，甚至终生。

记忆障碍是指个人不能记住或回忆信息、技能的状态，可因颅脑外伤、脑血管疾病、脑老化、慢性全身疾病、环境、精神心理异常等多种因素引起。记忆障碍常损害患者的日常活动，对患者及其家庭造成深远影响。

一、病因

记忆障碍的病因复杂，主要分为以下两类。

1. 原发性脑部疾病

（1）神经退行性疾病：如阿尔茨海默病（β淀粉样蛋白沉积）、路易体痴呆等。

（2）脑血管疾病：脑梗死、脑出血、皮质下动脉硬化性脑病等导致脑组织缺血缺氧。

（3）脑外伤：颅脑损伤后血肿压迫或神经元损伤引发顺行性或逆行性遗忘。

2. 继发性因素

（1）代谢与中毒：长期酗酒、一氧化碳中毒、维生素 B_1 缺乏（如 Wernicke 脑病）。

（2）感染与炎症：脑炎、脑膜炎等累及颞叶或海马区。

（3）精神心理疾病：抑郁症、焦虑症等因注意力分散导致假性记忆减退。

二、临床类型

临床上记忆障碍的类型多是根据长时记忆分类的，包括遗忘、记忆减退、记忆错误和记忆增强等不同表现。

（一）遗忘

遗忘是近记忆障碍，指由于脑损伤而致记忆功能受损或丧失。遗忘是对识记过的材料与情节不能再认与回忆，或者表现为错误的再认或回忆。遗忘必须具有以下特点：①立即回忆功能必须正常或近于正常。凡有立即回忆障碍者，表明患者注意力分散，或为意识错乱状态，不可能记住信息，不能诊断为遗忘。②有严重记忆受损，此为基本特征。③认知功能和人格正常或近于正常。

遗忘根据具体表现可分为顺行性遗忘、逆行性遗忘、进行性遗忘、系统成分性遗忘、选择性遗忘和暂时性遗忘等多种类型，其中前两者最为重要。

1. 顺行性遗忘 指回忆不起在疾病发生以后一段时间内所经历的事件，近期事件记忆差，不能保留新近获得的信息，而远期记忆尚保存。遗忘的时间与疾病同时开始，常见于阿尔茨海默病早期、癫痫、双侧海马梗死、间脑综合征、严重的颅脑外伤等。

2. 逆行性遗忘 指回忆不起疾病发生之前某一阶段的事件，过去的信息呈现与时间梯度相关的丢失。常见于脑震荡后遗症、缺氧、中毒、阿尔茨海默病中晚期、某些特殊部位梗死、癫痫发作后等。

（二）记忆减退

记忆减退指识记、保持、再认和回忆普遍减

退。早期往往是回忆减弱，特别是对日期、年代、专有名词、术语概念等的回忆发生困难，以后表现为近期和远期记忆均减退。临床上常见于阿尔茨海默病、血管性痴呆、代谢性脑病等。

（三）记忆错误

1. 记忆恍惚 包括似曾相识、旧事如新、重演性记忆错误等，与记忆减退过程有关。常见于颞叶癫痫、中毒、神经症、精神分裂症等。

2. 记忆错构 指患者记忆有时间顺序上的错误，如患者将过去生活中所经历的事件归之于另一无关时期，而患者并不自觉，并且坚信自己所说的完全正确。常见于更年期综合征、精神发育迟滞、乙醇中毒性精神病和脑动脉硬化症等。

3. 记忆虚构 是记忆幻觉，也是一种记忆的错误，指患者将过去事实上从未发生的事件或体验回忆为确有其事，患者不能自己纠正错误。常见于科萨科夫综合征（Korsakoff syndrome），可以由脑外伤、乙醇中毒、感染性脑病等引起。

（四）记忆增强

记忆增强指对远事记忆的异常性增强。患者表现出对很久以前发生的、似乎已经遗忘的事件和体验，此时又能重新回忆起来，甚至一些琐碎的毫无意义的事情或细微情节都能详细回忆。多见于躁狂症、妄想或兴奋剂（如咖啡因、烟酸等）服用过量。

三、诊断步骤

（一）病史采集

1. 记忆障碍的起始与演变 详细了解记忆障碍的发生时间、起始症状以及随后的发展过程。例如，是逐渐出现记忆减退还是突然出现记忆障碍，以及记忆问题是否持续恶化。询问患者是否能回忆起近期发生的事情，以及对远期记忆的影响程度。

2. 日常活动与行为表现 了解患者在日常生活中的表现，如是否经常丢失物品、反复提问相同的问题，或者不能跟上电影或电视情节等。这些表现可能提示顺行性遗忘。观察患者是否出现依赖性增加，例如需要家人提醒日常事务，或者在社交场合中出现不适当行为。

3. 语义性问题 在与患者交谈时，注意其是否存在语义性问题，如找词困难、命名障碍等。这些症状可能提示记忆障碍的类型和潜在病因。例如，患者是否出现词汇量减少，对不寻常或不常用词汇的语义丧失，而用"事"来替代。

4. 认知功能评价 在询问病史的过程中，结合认知功能的评价，判断患者的语义性问题是否与记忆障碍相关。例如，患者是否对日常活动中的语义内容理解困难，或者在交谈中出现不适当的行为。

（二）体格检查

在对遗忘患者进行全面体检时，内科检查是关键环节，旨在发现可能导致遗忘的潜在病因，如炎症、感染、中毒、代谢障碍及肿瘤等。这些病因可能较为罕见，但具有可治性，因此需要仔细排查。以下是体格检查的重点内容及意义。

1. 内科检查重点

（1）炎症与感染迹象：仔细检查患者是否存在感染迹象，如发热、局部红肿、疼痛等。感染可能影响大脑功能，进而导致记忆障碍。例如，脑膜炎或脑炎可能导致遗忘，需要通过血液检查、脑脊液分析等手段进行排查。

（2）中毒迹象：询问患者近期是否有接触有毒物质的可能，如重金属中毒、药物中毒等。中毒可能直接影响大脑神经功能，导致记忆障碍。例如，一氧化碳中毒、乙醇中毒等都可能导致遗忘，需要通过血液检测或毒物筛查来确认。

（3）代谢障碍迹象：检查患者的代谢指标，如血糖、甲状腺功能等。代谢障碍可能影响大脑的正常功能，进而导致记忆问题。例如，低血糖可能导致认知功能下降，甲状腺功能减退也可能引起记忆减退。

（4）肿瘤迹象：通过影像学检查（如CT、MRI）排查脑部或身体其他部位的肿瘤。肿瘤可能压迫大脑，导致局部功能受损，进而引发遗忘。例如，脑部肿瘤可能压迫记忆相关的脑区，如海马体，导致记忆障碍。

2. 免疫受损与炎症性疾病

（1）免疫受损迹象：评估患者是否存在免疫受损的证据，如反复感染、慢性疾病等。免疫受损的患者更容易发生机会性感染，如进行性多灶性白质脑病、弓形虫病或原发性中枢神经系统淋巴瘤。例如，艾滋病（AIDS）患者由于免疫系统受损，更容易出现上述机会性感染，这些感染可能影响大脑，导致记忆障碍。

（2）自身免疫性与炎症性疾病：评估是否存在系统性自身免疫性疾病（如系统性红斑狼疮、干燥综合征）或器官特异性自身免疫性疾病（如自身免疫性脑炎）。是否出现神经精神性狼疮或副肿瘤性边缘叶脑炎。

（3）特殊炎症性疾病：结节病可累及下丘脑-垂体轴，导致注意力和记忆调控异常。多发性硬化（multiple sclerosis，MS）脑室旁白质病变导致海马-前额叶环路中断，或皮质萎缩直接损伤记忆网络。

3. 心血管与脑血管疾病

（1）心脏疾病与高血压：评估患者是否存在心脏疾病或高血压的征象。这些疾病可能影响大脑的血液供应，进而导致脑血管病。例如，高血压可能导致脑血管病变，增加卒中的风险，而卒中可能引发遗忘。

（2）短暂性脑缺血发作（transient ischemic attack，TIA）或卒中史：询问患者是否有TIA或卒中史。这些病史可能提示脑血管病的存在，需要进一步检查以确认。例如，脑血管病可能导致局部脑组织缺血或梗死，影响记忆功能。

4. 神经系统检查的重要性 对遗忘患者进行详细的神经系统检查是必不可少的。一些异常的神经征象可能提示罕见或可治性的病因。

（1）神经征象提示：通过神经系统检查，可以发现如肌力减弱、感觉障碍、共济失调等异常神经征象。这些征象可能提示某些罕见疾病，如进行性多灶性白质脑病。某些神经征象可能提示脑部感染或肿瘤的存在，需要进一步的检查以明确诊断。

（2）详细的神经系统检查有助于发现可治性病因，如某些代谢性疾病或感染性疾病。早期发现和治疗这些病因，可以改善患者的记忆障碍。

（三）记忆功能检查

记忆功能检查的核心目标是明确记忆障碍的类型和范围。通过评估患者对新近事件和情节性记忆的掌握情况，可以判断其定向功能（包括对地点和时间的感知）。检查内容通常包括以下几个方面。

1. 记忆功能检查的主要内容

（1）新近记忆与情节性记忆：评估患者对近期发生事件的记忆能力，例如询问患者是否了解最近发生的新闻事件或个人生活中的重要事项。通过情节性记忆问题，了解患者是否能够回忆起具体的事件细节，如事件发生的时间、地点和相关人物等。

（2）定向功能评估：通过提问帮助判断患者的空间定向（"你在哪里？"）和时间定向（"现在是什么时间？"）能力。例如，询问患者当前的日期、所在地点以及最近的活动安排，以评估其对时间和空间的感知能力。

（3）远事记忆检查：询问患者儿时、学校生活以及工作经历中的重要事件，以及对不同年代重大事件的记忆。例如，询问患者对童年记忆、学校毕业时间、重要历史事件等的回忆情况，以评估其远事记忆的完整性。

2. 记忆试验的设计要素（表3-4）

3. 记忆试验的实施

（1）多样化信息类型：大多数记忆试验涉及语言、视觉和触觉信息，以全面评估患者对不同类型信息的记忆能力。例如，通过语言提问、图片识别和触觉匹配等任务，综合评估患者的记忆功能。

（2）综合评估：结合不同类型的记忆试验，评估患者在不同情境下的记忆表现，以更全面地了解其记忆障碍的类型和范围。

通过上述内容，记忆功能检查可以更系统地评估患者的记忆障碍情况，为后续的诊断和治疗提供重要依据。

（四）确诊依据

记忆障碍的诊断需结合病史、临床表现、神经心理学测试和影像学检查等综合判断。诊断时需明确记忆障碍的类型、病因及严重程度。

四、鉴别诊断

（一）年龄相关的记忆减退

良性衰老性遗忘、年龄相关记忆损害（age-associated memory impairment，AAMI）、年龄相关认知下降以及轻度认知障碍（mild cognitive impairment，MCI）均属于年龄相关的记忆问题。在临床上，首要任务是区分良性衰老性遗忘与疾病所致的遗忘综合征。

1. 年龄相关记忆损害（AAMI）的诊断标准 ①男、女至少为50岁。②记忆丧失体现于每日的

表 3-4 记忆试验的设计要素

设计维度	设计要素	具体分类	评估内容	常用测试方法	适用人群或场景
记忆类型	程序性记忆	技能与习惯记忆	患者对日常任务或动作的记忆（如系鞋带、使用工具）	● 实际任务操作（如模仿动作） ● 工具使用测试	阿尔茨海默病、帕金森病患者
	陈述性记忆	事实与事件记忆	患者对具体事实或过去事件的记忆（如历史事件、个人经历）	● 问答测试（如"昨天吃了什么？"） ● 故事复述	痴呆、脑损伤患者
记忆模式	语言性记忆	语言信息记忆	患者对口头或文字信息的记忆（如单词、句子）	● 单词列表回忆（如Rey听觉词语学习测验） ● 句子复述	失语、颞叶损伤患者
	视觉性记忆	视觉信息记忆	患者对图像、面孔或空间信息的记忆（如记忆图片内容）	● 图形再现（如Rey-Osterrieth复杂图形测验） ● 面孔识别测试	右脑损伤、阿尔茨海默病患者
	触觉记忆	触觉信息记忆	患者对触觉刺激的记忆（如物体形状、纹理）	● 触觉辨识任务（如闭眼触摸物体辨识） ● 触觉模式记忆	顶叶损伤、多发性硬化患者
反应类型	回忆	主动提取信息	患者不依赖提示，自主回忆信息（如叙述事件细节）	● 自由回忆测试（如"说出刚才的三个单词"） ● 事件细节描述	评估记忆存储能力
	再认	被动识别信息	患者从选项中识别先前接触过的信息（如选择题）	● 多项选择题（如"哪个单词刚才出现过？"） ● 新旧图片判断	评估记忆检索能力
时间结构	即刻记忆	瞬时记忆	患者对刚接收信息的记忆（如重复数字、单词）	● 数字广度测验（如"复述5-8-2"） ● 即时单词复述	筛查急性脑损伤或意识障碍
	工作记忆	短期信息处理	患者临时存储和操作信息的能力（如心算、指令跟随）	● N-back任务 ● 数字排序（如"倒叙7-3-9"）	注意缺陷多动障碍（ADHD）、精神分裂症患者
	近事记忆	近期事件记忆	患者对几天至几周内事件的记忆（如近期新闻、早餐内容）	● 问卷访谈（如"上周做了什么？"） ● 日志回顾	阿尔茨海默病早期筛查
	远事记忆	长期事件记忆	患者对儿时或多年前事件的记忆（如毕业典礼、家庭往事）	● 自传体记忆访谈 ● 历史事件问答	鉴别功能性记忆障碍与器质性病变

问题，如难记人名、放错物件、难记需买的商品或需完成的多样任务、难记电话号码或邮政编码等。记忆丧失的起病必须是逐渐的，最近数月无突然加重。③记忆试验能力至少为年轻成人近事记忆试验平均标准差一个标准差的水平。④有足够的智力，患者至少为韦氏成人智力表9分（9/23）。⑤非痴呆，简易精神状态检查（MMSE）为24分以上。

2. 轻度认知障碍（MCI）的诊断标准 ①认知症状（常为记忆障碍）常由家人或同事提供信息来确定。②认知受损（常为记忆障碍）与其年龄及教育相符。③主要的认知功能一般正常。④日常生活活动能力大都保存。⑤非痴呆。

MCI除记忆障碍外，其他认知功能亦可受损。在诊断MCI时需附加认知测试，日常生活活动能力仍正常，符合上述标准可考虑MCI诊断。

（二）短暂性全面性遗忘

短暂性全面性遗忘（transient global amnesia，TGA）是一种以突发性、短暂性记忆障碍为特征的临床综合征，主要表现为无法形成新的记忆（顺行性遗忘），但对远期记忆保留相对完整。通常持续数小时至24 h，然后自行缓解，无其他神经系统异常表现。

TGA的诊断标准有：①存在顺行性遗忘，由旁人证实；②无意识模糊或不认识人；③认知受损限于遗忘；④无局灶神经系统征象；⑤无近期头部外伤或癫痫发作史；⑥24 h内症状消失；⑦急性期可能存在轻度自主神经症状（头痛、恶心、头晕）。

（三）短暂性癫痫性遗忘

短暂性癫痫性遗忘（transient epileptic amnesia，TEA）是癫痫发作的一种特殊类型，以短暂性记忆障碍为核心表现，通常由颞叶癫痫异常放电引起。发作期间患者无法形成新的记忆（顺行性遗忘），也可能出现对发作前一段时间记忆的缺失（逆行性遗忘），但其他认知功能（如语言、定向力）通常保留。

TEA的诊断标准有：

（1）反复证明的短暂性癫痫性遗忘的病史。

（2）在典型发作时认知功能障碍而记忆判断完整。

（3）癫痫的诊断证据基于以下一条或多条：①EEG有癫痫样异常表现；②间发有其他癫痫的临床表现（如咂嘴、嗅幻觉）；③抗惊厥药物治疗有明确反应。

（四）头颅创伤所致遗忘

头颅创伤后常导致记忆障碍，其形式取决于损伤的性质，通常头颅创伤后发生的遗忘并无单一形式。记忆障碍的严重程度和表现形式因损伤类型和程度而异，从轻度到重度不等。

（五）药物及中毒所致遗忘

1. 药物滥用与遗忘综合征 服用镇静、催眠药及抗焦虑药物可能导致药物滥用性遗忘综合征，遗忘综合征通常在连续服用这些药物后出现，一般在停药后可逐渐恢复。

2. 毒品与遗忘 毒品同样可引起遗忘。记忆功能与多种神经递质（如乙酰胆碱、γ-氨基丁酸及谷氨酸）密切相关，而药物或毒品破坏这些传递系统时，也会破坏特殊记忆功能。具有此类作用的药物包括苯二氮䓬类药物、抗惊厥药及抗心律失常药。遗忘是所有苯二氮䓬类药物的副作用，其影响程度取决于特定药物的给药途径、剂量及药代动力学。

此外，影响记忆的毒物还包括有机磷、一氧化碳及有机溶剂等。慢性暴露于这些毒物及其他神经毒物亦可影响记忆。根据毒品类别、暴露时间及其他并发病，去除中毒病因后，患者的记忆可能恢复。

3. 毒物诱导持久性遗忘 诊断标准（DSM-Ⅳ）包括：①记忆受损表现为学习新信息的能力受损，或不能回忆以前学习的信息。②记忆障碍引起社交或职业功能明显受损，既往功能水平明显下降。③记忆障碍并不发生在谵妄过程，或痴呆持续超过毒品中毒或戒断的通常时程。④从病史、体格检查或实验室检查发现的证据，说明记忆障碍的病因与毒品滥用的持久效应有关。

4. 韦尼克-科萨科夫综合征 韦尼克-科萨科夫（Wernicke-Korsakoff）综合征（或科萨科夫精神病）最常由慢性滥用乙醇导致，亦可由代谢及营养障碍（如硫胺素缺乏）引起。

（六）阿尔茨海默病及其他神经退行性痴呆

1. 阿尔茨海默病（AD） AD是一种进行性神经变性疾病，以多种认知功能衰退为特征。其起病隐匿，病程逐渐加重，是痴呆中最常见的类型。

（1）核心症状：记忆受损是AD的主要表现。随着疾病进展，广泛的认知缺损会逐渐显现。记忆障碍的症状包括：新信息迅速忘记，回忆及再认能力下降，巩固过程受损。患者在日常生活中会出现记忆困难，如难以回忆会谈内容及新近事件、忘记名字、反复提问等。与受损的陈述性记忆过程相反，运动技能学习能力则保留。

（2）记忆变化过程：初期，记忆缺损最突出表现在回忆新近事件，而远隔事件及有情绪意义的新近事件仍保存。经过一段时间，患者已无法独立提取刚学过的信息，必须依赖外部提示才能再现记忆内容,但随着疾病进展,再现能力也变得越来越差。随着病情进一步发展,运用不同线索再现等方法仅能轻度改善记忆能力,即便在无意识的状态下触发回忆(偶然想起)也变得极为困难。学习新信息的能力显著降低,AD 患者对反作用干扰效应敏感,先前学习的信息会被新学习的信息歪曲。例如,在学习任务中,学习第二个词表可能会干扰第一个词表的回忆。终末期 AD 患者无法保存新信息超过数分钟,并且常无法认识熟知的家人。

2. 血管性痴呆 血管性痴呆(vascular dementia, VaD)是由脑血管病引起认知受损的痴呆类型,是继 AD 之后最常见的痴呆原因。其起病通常较急,认知功能呈阶梯状衰退或波动。

(1)临床特点:患者通常有卒中史,伴有局灶性的功能缺损及神经心理缺损。此外,患者常有糖尿病、高血压等血管病危险因素。

(2)分类:VaD 主要有两种类型,即多发梗死性痴呆和皮质下白质病变。

(3)记忆障碍特点:VaD 的记忆缺损与 AD 相似,但记忆缺损因脑血管病的性质、定位及范围不同而有所差异。

3. 额颞叶痴呆 额颞叶痴呆(frontotemporal dementia, FTD)有三类:进行性非流利性失语、语义性痴呆及行为变异型额颞叶痴呆(behavioral variant FTD, bvFTD)。这些疾病均起病隐匿,病程缓慢且逐渐进展。

(1)人格及行为改变常在记忆缺损起病前出现,表现为失抑制、激动、淡漠、缺乏自知、情绪不稳及偏执狂等。

(2)bvFTD 的执行能力受损与记忆能力不成比例,然而,执行能力的损害会进一步削弱新信息的获取、运用与再现。与 AD 不同,bvFTD 早期记忆受损相对不明显,执行能力常较记忆能力受损更为明显。

(3)在言语受损亚组中,记忆受损可能是原发言语功能缺损的继发效应。

4. 路易体痴呆 路易体痴呆(dementia with lewy body, DLB)以视幻觉、帕金森综合征及认知波动伴警觉或注意力变异为其特征。在脑干、边缘结构及新皮质中可发现病理性路易体。

(1)突出或持久的记忆损害不一定见于疾病早期,但通常会呈现进展性病程。

(2)AD 患者的情节性记忆较差,而 DLB 患者在运用能力、视空间能力及注意力方面存在缺陷。

5. 其他神经变性疾病伴记忆及学习能力受损 其他神经变性疾病(如帕金森病、亨廷顿病、多发性硬化、进行性核上性麻痹、皮质基底节变性)虽然记忆及学习能力受损不一定是原发或最突出的症状,但这些疾病也会引起记忆障碍。

(1)这些患者的长时记忆巩固环节基本完好,对新信息的初始录入也保持正常。所观察到的"记忆差"往往源于注意力涣散、认知加工迟缓等非记忆因素的叠加,或受药物副作用(如镇静、抗胆碱能效应)影响而进一步放大。

(2)基底节相关疾病引起的程序性记忆受损较重,与内侧颞叶及间脑性遗忘相反(程序性记忆正常)。

(七)功能性遗忘

功能性遗忘是一种由心理因素或精神障碍引发的非器质性记忆障碍,主要表现为选择性或情境性记忆缺失,患者无明确脑部病变证据,智力及才能知识(词语记忆)常可正常。

五、治疗

记忆障碍的治疗需根据病因、严重程度及个体差异制订个性化方案,结合药物干预、认知康复、生活方式调整等多种手段进行治疗。

第五节 视空间障碍

视空间认知功能是指认识物与物之间方位关系、物与观察者之间空间关系及景物方位的能力。无法通过视觉认识和理解物体在空间内各种特性的认知障碍称为视觉性空间知觉障碍,简称为视空间障碍,表现为患者停车时找不到停车位、回家时因方向判断错误而迷路、铺桌布时因不能对桌布及桌角的位置正确判断而无法使桌布与桌子对齐、不能准确地将锅放在炉灶上而将锅摔到地上等。患者不能准确地临摹立体图，严重时连简单的平面图也无法画出。生活中，患者可有穿衣困难、不能判断衣服的上下和左右、衣服及裤子穿反等。这种障碍常见于神经系统疾病，尤其是涉及顶叶、枕叶或额叶的病变。视空间障碍不仅影响患者的日常生活能力，还可能导致定向障碍、跌倒风险增加等问题。

一、病因

视空间障碍的病因多种多样，主要包括以下几方面。

（1）脑部病变：顶叶、颞叶等区域的损伤，可能导致空间感知和认知功能受损。例如，顶叶损伤常导致物体定位障碍，颞叶损伤可能影响对物体空间关系的判断。

（2）神经系统疾病：如阿尔茨海默病、帕金森病等，这些疾病会影响大脑的神经网络，导致视空间障碍。

（3）外伤或手术：脑部外伤或手术可能导致局部神经功能受损，进而影响视空间能力。

（4）其他因素：包括脑血管病、代谢性疾病等，这些因素可能通过影响大脑的血供或代谢，间接导致视空间障碍。

二、症状

（一）视觉定向力障碍

视觉定向力障碍是指不能通过视觉对物体在空间的位置进行定位或者对若干物体间的空间关系进行定位的一种定位能力障碍。

1. 视觉定位障碍

（1）症状：视觉定位障碍表现为对明显可见的物体不能凭视觉来判断定位，不能认识物体的方位。检查时令患者把中心视线固定在正前方，用物体在周边给予刺激，让其抓住或用示指触及此物。

（2）病变部位：视觉定位障碍时，病变在非优势半球的顶叶与枕叶移行部，此部位的病变切断了枕叶视觉区的信息与支配上肢的中央前回运动区之间的联系。

2. 视觉空间定位障碍

（1）症状：视觉空间定位障碍表现为分不清存在于空间的若干物体间相对位置的关系。在两个物体中，不能判断哪个物体距离自己更近，即远近判断障碍；两条直线中，不能判断哪条线长，即长短判断障碍；对形态相同的两个物体，不能区分哪个大，即大小判断障碍。

（2）病变部位：病变在两侧顶叶，特别是角回、缘上回。

（二）视觉立体障碍

（1）症状：视觉立体障碍不是两个物体间的空间知觉障碍，而是对具有三个面的立体物体丧失立体感，将其看成平面物体。如把一个盒子让患者看，无论从哪个角度都被看成一张厚纸，当患者拿起来看才知道是一个盒子。

（2）病变部位：病灶推测在两侧角回，以右半球为主。

（三）半侧空间的知觉障碍

半侧空间的知觉障碍包括消除现象和偏侧空间疏忽两部分。

1. 消除现象　消除现象表现为单独对一侧视野给予刺激时，能产生知觉，当在两侧视野同时给予两个刺激时，只产生一侧知觉，而另一侧则感觉不到。

2. 偏侧空间疏忽　偏侧空间疏忽表现为在没有感觉和运动障碍的情况下，因为察觉不到大脑病灶对侧给予的刺激，不能产生相应的反应。

3. 病变部位　一般认为病灶主要在顶叶、枕颞叶交界处，也有研究认为除以顶叶为中心的后部病变外，也可见到额叶病变及包括丘脑在内的基底节病变。

（四）地方判断力障碍

路途或外景方位记忆属于视觉性认知范畴。路途或外景方位记忆障碍是一种方位定向力障碍，也称作地方判断力障碍。患者不能回到自己病房或找不到卫生间，严重者甚至不能回到自己的家、不认识经常走的路等。地方判断力障碍的病变在右半球后部，患者如果不能判断方位，即出现相关障碍。穿衣困难也属于方位定向力障碍的症状，患者分不清衣物的上下、左右、内外，如将袖子当裤腿、将内衣穿在外衣的外面、鸡心领穿在后背等。

三、诊断步骤及鉴别诊断

（一）辅助检查

1. 神经影像学检查
（1）头颅 MRI 或 CT：评估顶叶、枕叶、海马等结构萎缩或病灶。
（2）功能成像（PET 或 fMRI）：检测后扣带回、顶枕叶代谢或血流异常。
2. 神经心理评估
（1）画钟试验：要求患者画出完整的钟表，评估空间布局能力。
（2）线条方向判断测试：辨别线条角度或方向差异。
（3）Rey-Osterrieth 复杂图形测验：描摹复杂图形，检测视觉空间整合能力。
3. 实验室检查　排除代谢异常（如甲状腺功能减退）、感染或维生素缺乏。
4. 眼科检查　排除原发性视觉障碍（如视力下降、视野缺损）。

（二）确诊依据

1. 病史采集　明确症状起病形式（急性或慢性）、伴随症状及进展。
2. 神经心理测评　视空间相关测试得分显著低于同龄及教育水平匹配人群。
3. 影像学证据　支持特定脑区结构性或功能性病变。

（三）鉴别诊断

1. 视力障碍　通过眼科检查排除青光眼、白内障等。
2. 谵妄　急性起病伴意识波动，通常可逆。

四、治疗

1. 病因治疗
（1）针对脑血管病、脑肿瘤、感染等原发病变进行治疗。
（2）对于神经退行性疾病，使用胆碱酯酶抑制剂（如多奈哌齐）或 N-甲基-D-天冬氨酸（NMDA）受体拮抗剂（如美金刚）可能有一定帮助。
2. 康复训练
（1）视觉空间训练：通过特定任务（如拼图、绘图）改善空间感知能力。
（2）定向训练：帮助患者熟悉环境，减少迷路风险。
（3）日常生活技能训练：如穿衣、进食等。
3. 药物治疗
（1）针对伴随症状（如焦虑、抑郁）使用抗抑郁药或抗焦虑药。
（2）对于帕金森病相关的视空间障碍，调整多巴胺能药物可能有效。
4. 辅助工具
（1）使用标记、地图或导航设备帮助患者定向。
（2）提供视觉提示（如颜色标记）以改善空间感知。

第六节　执行功能障碍

执行功能是指确立目标、制订和修正计划、实施计划，从而进行有目的活动的能力，是一种综合运用知识和信息的能力。

执行功能障碍与额叶-皮质下环路受损有关。执行功能障碍时，患者不能作出计划，不能进行创新性的工作，不能根据规则进行自我调整，不能对多件事物进行统筹安排。检查时，患者不能按照要求完成较复杂的任务。执行功能障碍常见于血管性痴呆、阿尔茨海默病、帕金森病痴呆、进行性核上性麻痹、路易体痴呆和额颞叶痴呆等。

一、病因

执行功能障碍与额叶-皮质下环路受损有关。执行功能不仅依赖分布于前额叶皮质的神经网络，还与顶叶皮质、基底节、丘脑及小脑的参与有关。这些区域的激活参与工作记忆、认知抑制、定势转移、流畅性和计划等高级认知活动。因此，这些区域的皮质、白质或神经递质系统受损将导致执行功能障碍。执行功能也易受有毒代谢物质损害导致的弥漫性双侧半球功能障碍的影响。执行功能障碍常见于血管性痴呆、阿尔茨海默病、帕金森病痴呆、进行性核上性麻痹、路易体痴呆和额颞叶痴呆等。

二、症状

（一）执行功能障碍的分类

执行功能障碍分为三类：开始障碍、终止障碍和自动调节障碍。

1. 开始障碍 开始障碍表现为失去开始能力、没有兴趣和动力，还表现出冷淡、漠不关心、不坚持和体力下降。

2. 终止障碍 终止障碍包括运动和构思过程的持续言语、强迫、情感易变、勃然大怒、焦虑、抑郁、沉思默想和错觉等。

3. 自动调节障碍 自动调节障碍表现为以自我为中心、易冲动、失礼行为、无价值的判断、不爱社交、没有自知力和悔恨。

（二）执行功能障碍的内容

1. 工作记忆障碍 工作记忆是一种对信息进行暂时加工和储存的容量有限的记忆系统，在许多复杂的认知活动中起重要作用，在每天的日常活动中随处可见，例如拨电话前记下电话号码、日常对话中对长句子的语义分析等。工作记忆障碍患者谈话时会出现心不在焉、无法聚焦词义的症状。

2. 认知抑制障碍 抑制是执行功能的一个重要成分，对做出正确行为的决策以适应任务变化的要求有重要作用。认知抑制通常包括刺激辨别、反应选择、冲突觉察、对反应激活状态的抑制四个主要成分。认知抑制障碍患者表现出主动忽略不相关信息存在困难，甚至无法避免惩罚刺激。他们可能出现容易分心、易受不相干刺激的影响。较轻的患者则表现出利用行为（使用不相关的物体），模仿语言（不由自主重复所听到的）或者模仿行为（自发地模仿动作）。

3. 定势转移障碍 定势转移是指在注意和反应准备过程中从一个刺激-反应的定势规则转向另一个规则的灵活转换能力。定势转移本质上也依赖于工作记忆（为了保留当下目标）和认知抑制（为了忽略先前相关目标或为了集中注意力），表明执行功能不同促成部分间的相互依存关系。定势转移障碍患者可出现执行多任务困难和思维僵化。

4. 流畅性障碍 流畅性是指在一定时间内能最大程度产生不重复的口语或视觉信息的能力。流畅性任务常见有三种类型：分类、字母和图形设计。分类流畅性又名语义流畅性，要求受试者尽可能多地说出某一类的词语（如动物或杂货）。字母流畅性又称语音流畅性，要求受试者尽可能多地说出以某个特定字母开头的词语，包括人名、地名等。图形设计流畅性，要求受试者尽可能多地画出不同要求的图形（如使用4条线连接这些点）。临床上，流畅性障碍可能与"舌尖上"词汇检索障碍（无真性命名障碍）有关，缺乏动机或惯性，或缺乏组织能力。

三、诊断步骤

执行功能障碍的诊断需要综合临床评估、神经心理测试、影像学检查和实验室检查的结果。医生会根据患者的症状表现和检查结果，结合病因分析，确定是否存在执行功能障碍。

对于执行功能障碍患者，日常应用的简单评定方法如下所述。

（一）情报的积累

可以让患者回答某些问题后进行评定，例如，一年有几个月、伦敦是哪国的首都等。

（二）计算

通过数字计算的准确性作出评定。

1. 心算 进行简单的加、减、乘、除（个位数）或较为复杂的计算（两位数的加、减等）。

2. 笔算 患者通过笔算进行两位数、三位数的加、减、乘、除等计算。

（三）格言解释

此方法适用于具有一定文化知识的患者，通过测试对某些格言解释的准确性进行评定，例如解释覆水难收、过河拆桥等。

（四）类似性

让患者判定物品、问题是否存在类似现象，例如，茄子—西红柿、汽车—飞机等。

（五）系列概念的完成（推理）

让患者通过推理完成系列概念，例如，A B C D F（填入E）。

（六）韦氏成人智力测验

1. **测试工具** 韦氏成人智力量表修订版（WAIS-RC），适用于16岁以上成人。

2. **测试内容** 包括言语量表（verbal scale，VS）和操作量表（performance scale，PS）两部分，共11个分测验。

3. **评分方法步骤** 根据各分测验所得粗分，从记录单上的粗分和等值量表可分别查得其量表分。查相应年龄组"总量表分的等值智商（IQ）"表可得到受试者的言语智商（verbal IQ，VIQ）、操作智商（performance IQ，PIQ）及总智商（full IQ，FIQ）。总智商说明受试者总的智力水平。

四、鉴别诊断

执行功能障碍需与以下疾病进行鉴别。

1. **阿尔茨海默病（AD）** AD患者以记忆障碍为主，而执行功能障碍通常出现在疾病晚期。

2. **抑郁症** 抑郁症患者可能表现出类似执行功能障碍的症状，但通常伴随情绪低落、兴趣丧失等核心症状。

3. **注意缺陷多动障碍（ADHD）** ADHD患者主要表现为注意力不集中和多动，而执行功能障碍通常伴随其他认知损害。

五、治疗

1. **药物治疗** 针对病因和症状，使用相应药物进行治疗。如脑血管病后继发的执行功能障碍，可服用改善脑循环和代谢的药物；伴有抑郁、焦虑情绪的患者，可能需使用抗抑郁或抗焦虑药物。

2. **认知行为疗法** 认知行为疗法（cognitive behavior therapy，CBT）帮助患者认识自己的认知缺陷，学习补偿策略。例如，教会患者使用日程表、清单等工具辅助规划和组织，通过训练改善注意力、抑制冲动。

3. **康复训练** 进行有针对性的康复训练，如执行功能专项训练、日常生活技能训练等，以提高患者的执行能力和生活自理水平。

第七节 痴 呆

痴呆（dementia）是由于脑功能障碍而产生的获得性、持续性智能损害综合征，可由脑退行性变（如阿尔茨海默病、额颞叶变性等）引起，也可由其他原因（如脑血管病、外伤、中毒等）导致。与轻度认知障碍相比，痴呆患者必须有2项或2项以上认知域受损，包括记忆、时间和空间定向力以及语言、学习和理解判断，可以伴有精神行为或人格的变化，其智能损害的程度足以影响患者的社会或职业功能。

一、痴呆的分类

痴呆是一种综合征，按其不同病因可分为变性病痴呆和非变性病痴呆（表3-5）。

二、症状

在临床上除由脑器质性病变造成的神经系统症状和体征外，痴呆突出地表现为高级神经功能活动障碍，如记忆、语言、视空间认识功能、运用功能、定向力功能，以及其他精神症状，如注意力不集中、情感淡漠、主动性减少、抑郁、不安、欣快、妄想、幻觉攻击行为等。

三、诊断步骤

（一）病史采集

对于以记忆减退及其他认知功能障碍为主诉的患者，病史采集需格外细致，应重点向患者的看护人员及亲属了解患者的具体情况。询问内容主要包

表 3-5 痴呆的分类

变性病痴呆
　　阿尔茨海默病
　　额颞叶痴呆
　　路易体痴呆
　　帕金森病合并痴呆
　　关岛型帕金森病
　　肌萎缩侧索硬化合并痴呆
　　皮质基底节变性
　　苍白球黑质色素变性（Hallervorden-Spatz 病）
　　亨廷顿病
　　进行性核上性麻痹

非变性病痴呆
　　血管性痴呆
　　脑缺血性痴呆
　　脑出血性痴呆
　　皮质下动脉硬化性脑病（Binswanger 病）
　　合并皮质下梗死和白质脑病的常染色体显性遗传脑动脉病（CADASIL）
　　淀粉样血管病
　　炎性动脉病（如结节性多动脉炎、红斑狼疮等）
　　正常颅压脑积水
　　脑外伤性痴呆
　　抑郁和其他精神疾病所致的痴呆综合征
　　感染性疾病所致痴呆
　　神经梅毒、神经钩端螺旋体病、莱姆病等
　　艾滋病-痴呆综合征
　　病毒性脑炎
　　朊蛋白病
　　真菌和细菌性脑膜炎及脑炎后
　　进行性多灶性白质脑病
　　脑肿瘤或占位病变所致痴呆
　　慢性硬膜下血肿
　　代谢性或中毒性脑病
　　类脂质沉积病
　　心肺衰竭
　　慢性肝性脑病
　　慢性尿毒症性脑病
　　贫血
　　慢性电解质紊乱
　　维生素 B_{12}、叶酸缺乏
　　药物、乙醇或毒品中毒
　　CO 中毒
　　重金属中毒

括以下几方面。

（1）记忆损害表现：是否存在记忆受损的迹象，例如频繁重复相同的问题、忘记物品放在哪里，或者需要列出清单才能记住要做的事情等。

（2）日常生活活动能力：评估患者的日常生活活动能力是否受到影响，包括穿衣、饮食、刷牙、洗澡、如厕等基本生活技能，以及出门旅行、购物、打电话和进行家务劳动的能力是否出现明显减退。

（3）排除其他因素：在采集病史过程中，需注意收集相关信息，以排除意识障碍、谵妄、抑郁、药物和毒物等对认知功能的暂时性影响。这些因素可能导致认知功能下降，但并非痴呆的典型表现。

（二）神经心理测评

痴呆的神经心理测评是通过多种量表和工具，全面评估患者的认知功能和精神行为状态，有助于早期诊断和干预，延缓病情进展。

1. 认知功能评估

（1）简易精神状态检查（MMSE）：MMSE 是国内外广泛应用的认知筛查量表，内容涵盖定向力、记忆力、注意力、计算力、语言能力和视空间能力等。其灵敏度和特异度在记忆门诊或社区医院中对筛查痴呆有较好价值，但对识别轻度认知障碍（MCI）的效果有限。

（2）蒙特利尔认知评估（Montreal cognitive assessment，MoCA）量表：MoCA 量表覆盖注意力、执行功能、记忆、语言、视空间结构技能、抽象思维、计算力和定向力等认知域，主要用于筛查 MCI 患者。在中国，MoCA 量表北京版是常用版本，不同教育程度人群的分界值不同，如文盲 ≤13 分、小学 ≤19 分、初中及以上 ≤24 分。

（3）知情者评估的简易问卷：包括痴呆评定 8 项问卷（AD8）、认知功能减退知情者问卷（IQCODE）和快速痴呆评分系统（QDRS）等。AD8 是 8 项知情者半结构性晤谈量表，常用于社区调查或门诊，以 ≤2 分为分界值，区分正常衰老与 MCI 的灵敏度为 80%，特异度为 79%。

（4）临床痴呆评定（clinical dementia rating，CDR）量表：CDR 量表是一种用于评估痴呆严重程度的工具，包括记忆、定向力、判断和解决问题、工作及社交能力、家庭生活和爱好、独立生活能力等 6 个认知及功能域。通过询问知情者和患者本人，对每个项目进行评分，最后综合评分，做出五级判断：CDR＝0 分为正常，CDR＝0.5 分为可疑痴呆，CDR＝1分为轻度痴呆，CDR＝2分为中度痴呆，CDR＝3分为重度痴呆。

2. 精神行为评估

（1）神经精神问卷（neuropsychiatric inventory，NPI）：NPI及其衍生的问卷（NPI-Q）是最常用的神经精神症状评估工具，能够较全面地评估痴呆患者的常见精神行为症状，如情绪失调、冲动控制障碍等。

（2）轻度行为损害清单（mild behavioral impairment checklist，MBI-C）：MBI-C对动机下降、情绪失调、冲动控制障碍、社交不适当、异常知觉体验和思维内容的五个领域症状进行量化，用于识别以行为损害为主要早期表现的痴呆风险人群。

（三）实验室检查

1. 常规实验室检查

（1）血液检测：①血常规，筛查贫血、感染等可能影响认知功能的全身性疾病；②生化指标，包括肝肾功能、电解质、血糖、血脂等，排除代谢异常或内分泌疾病（如甲状腺功能减退）；③维生素B_{12}和叶酸，如果缺乏可能导致可逆性痴呆样症状，需常规检测。

（2）感染与免疫相关检测：①梅毒血清学试验，排除神经梅毒导致的麻痹性痴呆；②HIV抗体检测，针对高危人群排查艾滋病相关认知障碍。

2. 脑脊液生物标志物检测

（1）β淀粉样蛋白（Aβ42）：阿尔茨海默病（AD）患者脑脊液（cerebrospinal fluid，CSF）中Aβ42水平显著降低，反映脑内淀粉样斑块沉积。

（2）Tau蛋白：①总Tau蛋白，在AD患者中水平升高，提示神经元损伤；②磷酸化Tau蛋白（p-Tau），特异性反映AD相关的神经原纤维缠结病理改变。

（3）其他标志物：神经丝轻链蛋白（neurofilament light，NFL）用于评估神经退行性病变程度。

3. 基因检测

（1）早发型家族性AD相关基因：*APP*、*PSEN1*、*PSEN2*基因突变与早发型阿尔茨海默病高度相关，携带者发病风险显著增加。

（2）风险基因筛查：ApoE ε4等位基因是晚发型AD的重要遗传风险因素，携带者患病风险提高3～15倍。

4. 其他辅助检测

（1）甲状腺功能检测：排除甲状腺功能异常导致的认知减退。

（2）重金属筛查：排除铅、汞中毒等可能引发的痴呆样症状。

（3）尿液毒理学检测：排查药物或毒物滥用引起的认知障碍。

（四）确诊依据

目前国际上常用的痴呆诊断标准主要有两套：世界卫生组织的ICD-10诊断标准和美国精神病学会的DSM-Ⅳ-R诊断标准（表3-6和表3-7）。这两套标准都以认知功能损害为核心，同时考虑症状的持续时间、严重程度以及对日常生活的影响等因素，但随着研究的深入，对于记忆减退作为痴呆诊断必要条件的观点也存在一定的争议。

表3-6 痴呆的ICD-10诊断标准

1. 痴呆的证据及其严重程度
  (1) 学习新事物困难，严重者对既往经历的事件回忆障碍，可以是词语或非词语性内容损害。患者的主诉和对患者的客观检查均表明存在上述障碍。按下列标准分为轻、中和重度损害。
    a. 轻度：记忆障碍涉及日常生活，但仍能够独立生活，主要影响近期记忆，远期记忆可以受或不受影响。
    b. 中度：较严重的记忆障碍，影响患者独立生活能力，可伴有括约肌功能障碍。
    c. 重度：严重的记忆障碍，完全需要他人照顾日常生活，有明显的括约肌功能障碍。
  (2) 通过病史和神经心理检查证实患者存在智能减退，思维和判断能力受到影响。
    a. 轻度：智能障碍影响患者的日常生活，但患者仍能独立生活，完成复杂任务有明显障碍。
    b. 中度：智能障碍影响患者独立生活能力，需要他人照顾，对任何事物缺乏兴趣。
    c. 重度：完全依赖他人照顾。
2. 上述功能障碍不只发生在意识障碍或谵妄时期。
3. 可伴有情感、社会行为和主动性障碍。
4. 临床表现方面，记忆和（或）智能障碍至少持续6个月。出现皮质损害的体征时更支持诊断，如失语、失认、失用。颅脑影像检查（包括CT、MRI、SPECT和PET等）发现相应改变。

表 3-7　痴呆的 DSM-IV-R 诊断标准

1. 认知功能障碍表现为以下两方面
   (1) 记忆障碍（包括近期和远期记忆障碍）
       a. 近期记忆障碍：表现为基础记忆障碍，数字广度测试表明至少存在 3 位数字记忆障碍，间隔 5 min 后不能复述 3 个词或 3 件物体名称。
       b. 远期记忆障碍：表现为不能回忆个人经历或一些常识。
   (2) 认知功能损害至少还具备下列 1 项
       a. 失语：除经典的各种失语表现外，还包括找词困难（表现为缺乏名词和动词的空洞语言）、类比性命名困难（表现为 1 min 内能够说出的动物名称数常少于 10 个，且常有重复）。
       b. 失用：包括观念运动性失用及运动性失用。
       c. 失认：包括视觉和触觉失认。
       d. 抽象思维或判断能力减退：包括计划、组织、程序和思维能力损害。
2. 上述（1）、（2）两类认知功能损害明显影响了职业和社会活动能力，与个人以往能力比较明显减退。
3. 上述症状不只是发生在谵妄病程中。
4. 上述认知功能损害不能用其他精神疾病或情感障碍（如抑郁症、精神分裂症等）解释。

四、鉴别诊断

不同类型的痴呆，临床表现各不相同。除认知功能损害外，也常有精神行为的异常，且在多种痴呆综合征中各有侧重，了解这些疾病的神经精神症状可帮助鉴别诊断（表 3-8）。

（一）阿尔茨海默病

阿尔茨海默病（AD）是发生于老年和老年前期、以进行性认知功能障碍和行为损害为特征的中枢神经系统退行性病变。临床上表现为记忆障碍、失语、失用、失认、视空间能力损害、抽象思维和计算力损害、人格和行为改变等。AD 是老年期最常见的痴呆类型，占老年期痴呆的 50%～70%。

1. 临床特点　AD 通常隐匿起病，持续进行性发展，主要表现为认知功能减退和非认知性神经精神症状。按照最新分期，AD 包括两个阶段：痴呆前阶段和痴呆阶段。

（1）痴呆前阶段：主要表现为记忆力轻度受损，学习和保存新知识的能力下降，其他认知域，如注意力、执行能力、语言能力和视空间能力也可出现轻度受损，但不影响基本日常生活能力，达不到痴

表 3-8　各种神经精神症状及对应的痴呆综合征

神经精神症状	痴呆综合征
抑郁	阿尔茨海默病 帕金森病 血管性痴呆 皮质基底节变性 路易体痴呆
幻觉	路易体痴呆 帕金森病，经多巴胺能药物治疗后 血管性痴呆，视觉中枢梗死
谵妄	路易体痴呆 阿尔茨海默病晚期 帕金森病，经多巴胺能药物治疗后
情感淡漠	进行性核上性麻痹 额颞叶痴呆 路易体痴呆 阿尔茨海默病 血管性痴呆
失抑制	额颞叶痴呆
激越和（或）攻击	阿尔茨海默病 路易体痴呆 额颞叶痴呆
REM 期睡眠行为障碍	路易体痴呆 帕金森病

REM，快速眼动

呆的程度。

（2）痴呆阶段：患者认知功能损害导致日常生活能力下降，根据认知功能损害的程度大致可以分为轻、中、重三度。

1）轻度：主要表现是记忆障碍。首先出现的是近事记忆减退，常将日常所做的事和常用的一些物品遗忘。随着病情的发展，可出现远期记忆减退，即对发生已久的事情和人物的遗忘。部分患者出现视空间障碍，外出后找不到回家的路，不能精确地临摹立体图。面对生疏和复杂的事物容易出现疲乏、焦虑和消极情绪，还会表现出人格方面的障碍，如不爱清洁、不修边幅、暴躁、易怒、自私多疑。

2）中度：除记忆障碍继续加重外，工作、学习新知识和社会接触的能力减退，特别是原已掌握的知识和技巧出现明显的衰退。出现逻辑思维、综合分析能力减退，言语重复、计算力下降、明显的视空间障碍（如在家中找不到自己的房间），还可出现失语、失用、失认等，有些患者还可出现癫痫、强直-少动综合征。此时患者常有较明显的行

为和精神异常，性格内向的患者变得易激惹、兴奋欣快、言语增多，而原来性格外向的患者则可变得沉默寡言，对任何事情提不起兴趣，出现明显的人格改变，甚至做出一些丧失羞耻感（如随地大小便等）的行为。

3）重度：此期患者除上述各项症状逐渐加重外，还有情感淡漠、哭笑无常、言语能力丧失，以致不能完成日常简单的生活事项（如穿衣、进食）。终日无语而卧床，与外界（包括亲友）逐渐丧失接触能力。四肢出现强直或屈曲瘫痪，括约肌功能障碍。此外，此期患者常可并发全身系统疾病的症状，如肺部及尿路感染、压疮以及全身衰竭症状等，最终因并发症而死亡。

2. 病理改变　AD的大体病理表现为脑的体积缩小和重量减轻，脑沟加深、变宽，脑回萎缩，颞叶特别是海马区萎缩。侧脑室和第三脑室扩张，继发性脑积水。组织病理学的典型改变为β淀粉样蛋白在神经细胞外沉积形成的神经炎性斑和过度磷酸化tau蛋白在神经细胞内聚集形成的神经原纤维缠结，神经元缺失和胶质细胞增生。

3. AD痴呆阶段的临床诊断标准

（1）很可能的AD痴呆

1）核心临床标准：①符合痴呆诊断标准；②起病隐袭，症状在数月至数年中逐渐出现；③有明确的认知损害病史；④表现为遗忘综合征（学习和近期记忆下降，伴1个或1个以上其他认知域损害）或者非遗忘综合征（语言、视空间或执行功能三者之一损害，伴1个或1个以上其他认知域损害）。

2）排除标准：①伴有与认知障碍发生或恶化相关的卒中史，或存在多发或广泛脑梗死，或存在严重的白质病变；②有路易体痴呆的核心症状；③有额颞叶痴呆的显著特征；④有原发性进行性失语的显著特征；⑤有其他引起进行性记忆和认知功能损害的神经系统疾病或非神经系统疾病，或者药物过量或滥用证据。

3）支持标准：①在以知情人提供和正规神经心理测评得到的信息为基础的评估中，发现进行性认知下降的证据；②找到致病基因（APP、PS1或PS2）突变的证据。

（2）可能的AD痴呆：有以下任一情况时，即可诊断。

1）非典型过程：符合很可能的AD痴呆核心临床标准中的第1条和第4条，但认知障碍突然发生，或病史不详，或认知进行性下降的客观证据不足。

2）满足很可能的AD痴呆的所有核心临床标准，但具有以下证据：①伴有与认知障碍发生或恶化相关的卒中史，或存在多发或广泛脑梗死，或存在严重的白质病变；②有其他疾病引起的痴呆特征，或痴呆症状可用其他疾病和原因解释。

4. AD源性轻度认知障碍（MCI）的临床诊断标准

（1）符合MCI的临床表现：①患者主诉，或者知情者、医师发现的认知功能改变；②一个或多个认知域受损的客观证据，尤其是记忆受损；③日常生活能力基本正常；④未达痴呆标准。

（2）发病机制符合AD的病理生理过程：①排除血管性、创伤性、医源性引起的认知障碍；②有纵向随访发现认知功能持续下降的证据；③有与AD遗传因素相关的病史。

（二）额颞叶痴呆

额颞叶痴呆（FTD）是一组与额颞叶变性有关的非阿尔茨海默病痴呆综合征，其临床表现和病理学特征均具有明显的异质性。

FTD的形态学特征是额叶和颞叶前端萎缩。但疾病早期，这些改变并不明显，随着疾病的进展，MRI、SPECT等检查才可见典型的局限性脑萎缩和代谢低下。在词语的即刻、延迟、线索记忆和再认以及视觉空间短时记忆、内隐记忆、注意持续性测验中，FTD患者的表现比AD患者要好，而Wisconsin卡片分类测验、Stroop测验、连线测验B等执行功能表现比AD患者差。FTD记忆缺损的模式属于"额叶型"遗忘，非认知行为，临床表现包括自知力缺乏、人际交往失范、反社会行为、淡漠、意志缺失等，是鉴别FTD与AD的重要依据（表3-9）。

（三）路易体痴呆

路易体痴呆（DLB）是一种神经系统变性疾病，临床主要表现为波动性认知障碍、帕金森综合征和以视幻觉为突出表现的精神症状。DLB发病年龄在50~85岁。

DLB患者与AD相比，回忆及再认功能均相对保留，而言语流畅性、视觉感知及操作任务的完成等方面损害更为严重。在认知水平相当的情况下，

表 3-9　额颞叶痴呆（FTD）与阿尔茨海默病（AD）的鉴别要点

鉴别要点	FTD	AD
自知力丧失	常见，早期即出现	常见，疾病晚期出现
进食改变	食欲旺盛，酷爱碳水化合物类物质	厌食、体重减轻更多见
刻板行为	常见	罕见
言语减少	常见	疾病晚期出现
失抑制	常见	可有，但程度较轻
欣快	常见	罕见
情感淡漠	常见，严重	常见，不严重
自我忽视（自我照料能力差）	常见	较少，疾病晚期出现
记忆损害	疾病晚期才出现	早期出现，严重
执行功能障碍	早期出现，进行性加重	大部分患者晚期才出现
视空间能力	相对保留	早期受累
计算能力	相对保留	早期受累

DLB 患者较 AD 患者功能损害更为严重，运动及神经精神障碍程度更重。同时，该类痴呆患者的生活自理能力更差。

（四）血管性痴呆

血管性痴呆（VaD）包括缺血性或出血性脑血管病，或者是心脏和循环障碍引起的低血流灌注所致的各种临床痴呆，是痴呆的常见类型之一。AD 与 VaD 在临床表现上有不少类似之处，但病因、病理大相径庭，治疗和预后也不相同（表 3-10）。VaD 常常相对突然起病（以天到周计），呈波动性进展，这在反复发生的皮质或皮质下损害（多发梗死性痴呆）的患者中常见。然而，需要注意的是，皮质下小血管性痴呆起病相对隐匿，发展进程较缓慢。神经心理学检查如 Stroop 色词测验、言语流畅性测验、MMSE、数字符号转换测验、结构模仿、迷宫测验等有助于二者的鉴别。Hachinski 缺血评分量表 ≥7 分提示 VaD，≤4 分提示 AD，5 分或 6 分提示为混合性痴呆。这一评分标准简明易行，应用广泛，但缺点是未包含影像学指标。

（五）帕金森病痴呆

帕金森病痴呆（Parkinson disease with dementia，PDD）指帕金森病患者的认知损害达到痴呆的程度。相对于其他认知域的损害，PDD 患者的执行功能受损尤其严重。PDD 患者的短时记忆、长时记忆能力均有下降，但严重度比 AD 轻。视空间功能缺陷也是常见的表现，其程度较 AD 重。

表 3-10　阿尔茨海默病（AD）与血管性痴呆（VaD）的鉴别要点

鉴别要点	AD	VaD
性别	女性多见	男性多见
病程	进展性，持续进行性发展	波动性进展
自觉症状	少	常见，头痛、眩晕、肢体麻木等
认知功能	全面性痴呆，人格损害	斑片状损害，人格相对保留
伴随症状	精神行为异常	局灶性神经系统症状与体征
神经心理学检查	突出的早期情景记忆损害	情景记忆损害常不明显，执行功能受损常见
CT 和 MRI	脑萎缩	脑梗死灶或出血灶
PET 和 SPECT	颞、顶叶对称性血流低下	局限性、非对称性血流低下

PDD 与 DLB 在临床和病理表现上均有许多重叠，反复的视幻觉发作在两种疾病中均较常见。但帕金森病患者的痴呆表现通常在运动症状 10 年甚至更长时间以后方才出现。然而，除了症状出现顺序、起病年龄的不同以及对左旋多巴制剂反应的些许差别外，PDD 与 DLB 患者在认知功能损害、神经心理学表现、睡眠障碍、自主神经功能损害、帕金森病症状、神经阻断剂高敏性以及对胆碱酯酶抑制剂的疗效等诸多方面均十分相似。

五、治疗

（一）对因治疗（针对可逆性痴呆）

1. 代谢与内分泌异常
（1）甲状腺功能减退：通过甲状腺激素替代治疗可显著改善认知。
（2）维生素 B_{12} 缺乏：肌注或口服补充维生素 B_{12}，症状可部分逆转。

2. 感染性疾病
（1）神经梅毒：青霉素治疗可阻止病情进展。
（2）艾滋病相关脑病：抗逆转录病毒治疗可延缓认知衰退。

3. 结构性脑损伤
（1）慢性硬膜下血肿：手术清除血肿后认知功能可能恢复。
（2）正常颅压脑积水：脑脊液分流术可改善步态障碍和痴呆症状。

（二）对症治疗（针对不可逆性痴呆）

1. 药物治疗
（1）胆碱酯酶抑制剂（多奈哌齐、卡巴拉汀）：适用于轻中度阿尔茨海默病，改善记忆和日常功能。
（2）NMDA 受体拮抗剂（美金刚）：用于中重度痴呆，延缓功能衰退，常与胆碱酯酶抑制剂联用。
（3）抗精神病药物（奥氮平、喹硫平）：短期控制激越、幻觉等精神症状，需警惕锥体外系反应。

2. 非药物干预
（1）认知训练：定向力训练、记忆卡片练习等，延缓功能衰退。
（2）音乐或艺术疗法：通过旋律刺激，激活残留记忆区。
（3）环境改造：①安全性，如移除锐器、安装防滑垫（减少跌倒风险）；②适应性，如使用大字标签、固定物品位置，提升生活自主性。

第四章 构音障碍

构音障碍（dysarthria）是和发音相关的中枢神经、周围神经或肌肉疾病导致的一类言语障碍的总称。患者具有语言交流所必备的语言形成及接受能力，仅表现为口语的声音形成困难，主要为发音困难、发音不清，或者音调及语速的异常，严重者完全不能发音。

一、病因

对构音障碍的诊断，主要是鉴别构音障碍的类型，明确其病因（表4-1）。

二、诊断步骤

（一）病史采集及辅助检查

1. 会话 通过询问患者姓名、年龄、职业、发病情况等，观察是否能够说话，音量、音调变化是否清楚，是否存在气息音、粗糙音、鼻音化、震颤等。

2. 单词检查 准备50个单词，按顺序要求患者读单词，记录患者单词检查情况。

3. 音节复述检查 观察患者发音时的异常构音运动，发现患者的构音特点及规律。

4. 文章检查 在限定连续的言语活动中观察患者的构音情况。

5. 构音运动检查 依据普通话的特点，选择代表性的15个音的构音类似运动，检查者示范，患者模仿，观察其是否可以发出。

6. 结果分析 将前面单词、音节、文章、构音运动检查发现的异常分别记录并加以分析，以明确构音障碍的类型。

（二）弛缓性构音障碍的诊断

当脑神经Ⅸ（舌咽神经）、Ⅹ（迷走神经）所支配的咽肌和软腭肌无力或瘫痪时，患者在发音时会遇到困难。例如，在发出声母"g、k、h"时，如说"高（gāo）、亢（kàng）、好（hǎo）"时会特别困难。说话时鼻音很重，呼气发音时因鼻腔漏

表4-1 构音障碍的分类与病因

类型	定位	听觉体征	特征性疾病
弛缓性	下运动神经元	漏气、鼻音、辅音不正确	卒中、重症肌无力
痉挛性	两侧上运动神经元	尽全力、古怪的、粗糙声，慢速率，辅音不正确	两侧卒中、肿瘤、原发性侧索硬化
	单侧上运动神经元	辅音不正确，慢速率，粗糙声性质	卒中、肿瘤
运动失调性	小脑	发音含糊，音调忽高忽低，不规则发音突破，节拍样或吟诗样言语	卒中、变性疾病
	锥体外系（运动过少性）	说话缓慢，音调低平，语句单调	帕金森综合征
	锥体外系（运动过多性）	言语忽高忽低、时快时慢、长短不一，语句重复，可突然中断或开始	肌张力不全、亨廷顿病
痉挛性及弛缓性	上、下运动神经元	高鼻音，尽全力、古怪的、粗糙声，慢速率，辅音不正确	肌萎缩侧索硬化、多发性硬化

气，导致语句短促、字音含糊不清。此外，患者还可能伴有吞咽困难、进食呛咳，甚至饮食从鼻孔流出的情况。这是因为软腭不能完全上升，咽反射变得迟钝或消失。

如伴有脑神经Ⅶ（面神经）损害时，会导致唇部肌肉瘫痪或无力，从而影响唇音"b、p、m"[如"包（bāo）、抛（pāo）、猫（māo）"]和唇齿音"f"[如"飞（fēi）"]的发音。在露齿、鼓颊或吹口哨时，可以发现唇面肌的瘫痪。如合并有脑神经Ⅻ（舌下神经）所支配的舌肌瘫痪，患者在发出舌音"s、z"[如"四（sì）、十（shí）、紫（zǐ）"]时声音会变得含糊不清。伸舌时，舌头会偏向病侧，且可见舌肌萎缩及肌束颤动。

弛缓性构音障碍多见于延髓麻痹。由于病因复杂多样，为了便于概括，通常按起病的缓急来描述病因。

1. 急性弛缓性构音障碍 急性弛缓性构音障碍通常由以下几种情况引起。

（1）脑血管疾病：如椎基底动脉病变，可能导致延髓背外侧综合征，表现为突然眩晕、恶心、呕吐、眼球震颤、吞咽及构音障碍（由病变侧脑神经Ⅸ和Ⅹ麻痹引起）、Horner征、小脑性共济失调、同侧面部及对侧半身痛觉和温度觉障碍。脑脊液检查通常正常，头颅CT可能无异常，而MRI可以证实延髓外侧梗死并排除出血。

（2）炎症性疾病：如延髓型急性灰质炎、吉兰-巴雷综合征（Guillain-Barré syndrome，GBS）、脑干脑炎等。GBS患者起病时多有上呼吸道感染症状，常见于青壮年，呈散发性，常伴有其他脑神经支配肌肉及四肢对称性瘫痪。脑脊液检查可见蛋白-细胞分离现象，支持GBS的诊断。

（3）中毒性疾病：如有机磷中毒、肉毒毒素中毒、有机汞中毒、蜂毒等。这些情况可通过询问病史、症状与体征以及进行实验室检查来进行鉴别诊断。

2. 亚急性弛缓性构音障碍 亚急性弛缓性构音障碍多见于重症肌无力引起的延髓麻痹，发病多见于青少年。构音障碍呈波动性，疲劳时加重，休息后好转，且有早晨轻、午后重的现象。注射新斯的明或依酚氯铵后，症状可暂时明显好转。患者还伴有吞咽、咀嚼困难，以及眼肌、四肢肌、躯干肌无力。约80%的病例有胸腺肥大或其他异常（如肿瘤），胸部X线体层摄片常可发现胸腺肿大。目前认为该病是由于人体横纹肌的乙酰胆碱能受体（AChR）产生自身免疫反应所致，80%以上的患者血清中可查到抗AChR抗体。结合临床特点及药物试验（依酚氯铵及溴吡斯的明阳性），可以确诊。对四肢肌肉的支配神经进行超阈值连续电刺激，低频（2～3 Hz）和高频（10 Hz以上）刺激均能使动作电位幅度迅速降低10%以上，支持该病的诊断。

3. 慢性进行性弛缓性构音障碍 慢性进行性弛缓性构音障碍可见于以下疾病。

（1）肌萎缩侧索硬化（amyotrophic lateral sclerosis，ALS）：上、下运动神经元同时发生变性。如果病损以皮质延髓束为主，构音障碍常为痉挛性；如果病损以延髓部核下性脑神经为主，则构音障碍为弛缓性。起病年龄常在40～50岁，男性多见。病理变化主要是运动神经元的变性，病因尚不明确。起病缓慢，逐渐加重，表现为面肌、咀嚼肌、舌咽肌及四肢躯干肌萎缩和无力。由于锥体束同时受损，腱反射常亢进，病理反射阳性。下运动神经元瘫痪，肌肉呈进行性萎缩，有肌束颤动，无感觉障碍。

（2）延髓空洞症：多见于年轻人，因损害延髓和上颈髓的三叉神经脊束核，出现支配区域的痛觉、温度觉障碍而触觉保留为特点的面部分离性感觉障碍。

（3）延髓肿瘤：有后组脑神经受损与对侧肢体的交叉性偏瘫，可有颅内压增高症状。

（4）眼咽型肌营养不良：表现为眼睑下垂、吞咽困难，眼肌、咽肌呈缓慢进行性萎缩，面部及四肢肌肉亦可轻度受累。

（三）痉挛性构音障碍的诊断

痉挛性构音障碍是由于支配发音肌的双侧皮质延髓束（上运动神经元）受损，导致口、舌、唇肌的肌张力增高和肌力减弱而引起，也称为假性延髓麻痹。患者说话时会出现以下特征：①说话延缓、涩滞费力，声音轻且低沉，鼻音较重。②无肌萎缩现象。③常伴有强哭强笑、下颌反射亢进、掌颏反射阳性。④可能出现吞咽困难、两侧肢体痉挛性瘫痪等症状。

痉挛性构音障碍常见于双侧内囊血管病变。例如，如果患者发生2次以上的脑出血或脑梗死，先后累及左侧和右侧内囊，通常会导致双侧肢体不同程度的瘫痪。此外，痉挛性构音障碍也可能发生在脑炎、缺氧后脑病、慢性乙醇中毒等疾病中。通过询问病史，通常可以做出诊断。如果是由运动神经元疾病引起的痉挛性构音障碍，患者还会伴有双侧肢体进行性上、下运动神经元受损的症状与体征。

（四）运动失调性构音障碍的诊断

运动失调性构音障碍通常由小脑或锥体外系病变引起。

1. 小脑病变 小脑病变会干扰发音肌的协调动作，导致发音含糊，音调忽高忽低。患者因无法控制口语的间隔停顿，字音常突然发出，形成暴发性言语，也可能出现节拍样或吟诗样言语。此外，患者通常伴有以下小脑症状与体征：①眼球震颤；②站立偏斜；③步态不稳；④四肢共济失调；⑤辨距不良；⑥轮替动作失常；⑦意向性震颤；⑧肌张力减低。

2. 锥体外系病变 锥体外系病变引起的构音障碍主要是由于发音肌的肌张力改变和不自主运动所致，以下是两种常见的类型。

（1）运动过少性构音障碍：常见于帕金森综合征。患者说话缓慢，音调低平，语句单调，常有颤音及第一字音重复。此外，患者还伴有假面具表情、肢体联合运动减少、肌强直及震颤等帕金森综合征的典型症状。

（2）运动过多性构音障碍：常见于舞蹈症。患者言语忽高忽低、时快时慢、长短不一，语句重复，可突然中断或开始。此外，患者还伴有面部挤眉弄眼、努嘴吐舌、躯干及四肢舞蹈样动作及肌张力减低等舞蹈症的典型症状。

其他锥体外系病变，如手足徐动症、扭动性痉挛等，也可能因肌张力变化和不自主运动，导致运动过多、过少或混杂性构音障碍。

（五）痉挛性及弛缓性构音障碍的诊断

痉挛性及弛缓性构音障碍是一种混合性构音障碍，综合了不同类型的表现。最常见的构音障碍是痉挛-弛缓性构音障碍综合征，常见于肌萎缩侧索硬化（ALS）。ALS患者表现出痉挛性构音障碍的粗糙、尽全力、古怪的特征，同时伴有漏气及高度鼻音的弛缓性构音障碍。多发性硬化（MS）也可能表现为痉挛-弛缓-失调性或失调性混合性构音障碍，不规则发音突破与其他类型（如痉挛性及弛缓性构音障碍）混合出现。Wilson病也可能包括弛缓性、痉挛性及失调性表现。

三、治疗

常用的构音障碍康复治疗方法包括传统训练法、Van Riper 传统方法、语境应用法和核心词汇法等。

（一）传统训练法

这一方法强调通过让患者模仿治疗师的发音，或治疗师直接教导患者发音的位置，也可通过对一个已经掌握的、类似的发音进行修改来发出目标音。当患者在某些环境下可以发出这个音的时候，可以作为诱导。随后，按照音素、无意义的音节、词语、短语、句子、对话，依次进行训练。

（二）Van Riper 传统方法

这一方法包括四个阶段：①听觉训练，即对目标音的认知、目标音在一系列音素中的指认、密集的语音听觉训练、正确发音和错误发音的辨别，以及患者听自己的发音并找出错误发音；②语音表达训练；③稳定阶段；④类化阶段。

（三）语境应用法

这一方法旨在建立单个音以外的发音技能。需要找到正确发音的语境进行练习（例如，慢速、不同重音、拖长、分解法等）。再变换语境，采用不同的韵母环境、无意义音节、词语和词语对、复述句子、描述练习等进行发音技能的练习。

（四）核心词汇法

这一方法可用于建立单个音以外的发音技能。这一方法基于患者的语音库和其已有的发音、听辨、触觉以及肌肉控制的能力，强调模仿和反复练习，主要适用于严重患者。言语治疗师需要和患者及其家长一同选出适合患者的50个常用词语，每周教授10个词语，周内多次训练，在每周训练结束前进行评估，将已经稳定发音的词语剔除出去。

（五）特殊群体

对于大年龄儿童和成年的构音障碍患者，除了采用听觉作为主要的反馈手段之外，还可帮助患者发展其他反馈手段，包括触觉、视觉、声谱图、腭电图、超声等，促进正确发音方式的建立。

第五章 头晕与眩晕

人的平衡是一个复杂的生理机制，由前庭结构、视觉及本体感觉传入中枢神经系统（central nervous system，CNS），并经小脑、锥体外系、边缘系统及大脑皮质的整合与调节，形成头、躯体在空间中的位置感知，感知恰当的静态与动态平衡，以及眼球运动的控制。感觉传入异常、中枢神经系统整合机制异常或效应器官功能改变，均可引起头晕或眩晕、眼球运动障碍、躯体平衡障碍或不稳感。

头晕（dizziness）通常是指难以描述的躯体定向及位置的复杂感觉异常。头晕有4种亚型：眩晕、晕厥前头昏、平衡障碍及其他类型头晕。

眩晕（vertigo）是一种运动性或位置性错觉，造成人与周围环境的空间关系在大脑皮质中反应失真，产生旋转、倾倒及起伏等感觉。

晕厥前头昏常是一种即将晕厥的感觉，为发作性，常系弥漫性一过性大脑缺血的结果。

平衡障碍是指一种姿势不稳，常指腿及躯干不稳。一般认为孤立的平衡障碍系神经肌肉问题。

其他类型头晕系指含糊的漂浮感，或患者可能难以描述的感觉。最常由心理障碍引起，常伴随其他躯体症状，如头痛及腹痛。

老年人常会描述多种头晕亚型的感觉，这可能包括眩晕（旋转感或运动错觉）、平衡障碍（站立不稳或行走困难）、晕厥前头昏（眼前发黑、全身无力）以及其他类型头晕。由于老年人的平衡系统功能随着年龄增长逐渐退化，多种病因可能叠加，导致头晕或眩晕。

一、病因

临床医生必须了解头晕或眩晕的常见病因，而不能仅对本专业的疾病有所了解。知道哪些疾病是最常见的眩晕病因、哪些疾病是非眩晕性头晕的最主要病因，才能在繁忙的临床工作中保持清晰的诊断思路和方向，迅速识别和诊断疾病，避免因不能区分常见病和少见病而导致误诊、诊断延误及过度检查。

头晕作为非特异性症状，其病因众多，绝非只限于神经科或耳科疾病。大量流行病学研究提示，大多数慢性、持续性头晕的病因主要与精神障碍（如抑郁、焦虑、惊恐、强迫或躯体化障碍）有关，而短暂或发作性头晕则与系统疾病（如贫血、感染和发热、低血容量、直立性低血压、糖尿病、药物不良反应等）有关。

眩晕占所有头晕的40%~50%，其病因可分为前庭周围性和前庭中枢性，前者患病人数更多，是后者的4~5倍。在前庭周围性眩晕的病因中，良性阵发性位置性眩晕（benign paroxysmal positional vertigo，BPPV）（占1/2）、前庭神经元炎（占1/4）、梅尼埃病是最主要的病因，可能占前庭周围性眩晕的90%。前庭中枢性眩晕的病因很多，但均少见，包括外伤、肿瘤以及血管性、脱髓鞘性和神经变性疾病，要注意除偏头痛外，前庭中枢性眩晕或头晕几乎都伴随其他的神经系统症状和体征，罕见仅以眩晕或头晕为唯一表现。

前庭周围性病因和精神障碍性病因是最主要的头晕病因，前者是眩晕的首要病因，后者是非眩晕性头晕的首要病因。

二、眩晕的分类

眩晕根据病变的性质可分为真性眩晕与假性眩晕。存在对自身或外界环境空间位置的错觉称为真性眩晕，而仅有一般的晕动感并无对自身或外界环境空间位置的错觉称为假性眩晕。根据病变的解剖部位，眩晕又可分为系统性眩晕和非系统性眩晕，前者由前庭神经系统病变引起，后者由前庭系统以外的病变引起。

（一）系统性眩晕

系统性眩晕是眩晕的主要病因，按照病变部位和临床表现的不同又可分为周围性眩晕与中枢性眩晕。前者指前庭感受器及前庭神经颅外段（未出内耳道）病变引起的眩晕，眩晕感严重，持续时间短，常见于梅尼埃病、良性阵发性位置性眩晕、前庭神经元炎、迷路卒中等疾病；后者指前庭神经颅内段、前庭神经核、核上纤维、内侧纵束、小脑和大脑皮质病变引起的眩晕，眩晕感可较轻，但持续时间长，常见于椎基底动脉供血不足、脑干梗死、小脑梗死或出血等疾病。

（二）非系统性眩晕

非系统性眩晕临床表现为头晕眼花、站立不稳，通常无外界环境或自身的旋转感或摇摆感，很少伴有恶心、呕吐，为假性眩晕。常由眼部疾病（眼外肌麻痹、屈光不正、先天性视力障碍）、心血管系统疾病（高血压、低血压、心律失常、心力衰竭）、内分泌代谢疾病（低血糖、糖尿病、尿毒症）、中毒、感染和贫血等疾病引起。

三、诊断步骤

（一）病史采集

详细而完整的病史是诊断头晕与眩晕疾病的基石。虽然很多患者不能准确描述其自身头晕或眩晕的性质和发作特点，有时甚至前后描述不一致，但头晕与眩晕疾病的诊断却秉持"病史为王"，强调主要依靠患者详细的发作病史来进行初步诊断和鉴别诊断。因此，临床医生首先要提高捕捉可靠、关键的病史信息的能力，问诊时注意适当引导患者，在并不十分准确的病史中善于提炼对诊断有帮助的关键点。

一个完整而又详细的病史，应该包括以下六方面的内容。

1. 晕的性质 患者"晕"的描述是有运动错觉的真性眩晕？还是没有运动错觉的头晕？是行走时的不平衡？还是有黑矇，快要失去意识的晕厥前表现？按照前面所述的头晕四大分类，初步进行区分。临床大部分眩晕、平衡障碍和晕厥前头昏的患者描述是很明确的，而描述不清的常常是头晕。

2. 诱发因素 患者诱发因素的描述常很准确，可为眩晕或头晕诊断提供可靠线索。不同诱发因素对应的疾病如下。

（1）体位改变诱发（如躺下、坐起、抬头、翻身）：需考虑BPPV，应追问发作频率和缓解时间，并结合体格检查鉴别BPPV与中枢性位置性眩晕。

（2）行走时出现不稳或晃动感：提示可能有深感觉障碍、小脑共济失调、锥体或锥体外系疾病，双侧前庭病变也可能导致类似症状。

（3）特殊场合诱发或加重（如电梯、广场、超市、商场，或上楼正常而下楼时发作）：提示视空间不适，常合并精神性疾病。

（4）月经期前后或睡眠不规则后发作：即使无偏头痛病史，也须考虑前庭性偏头痛（vestibular migraine，VM）。

（5）有前驱病毒感染史：首先考虑前庭神经炎（vestibular neuritis，VN），但仅约30%的VN患者有此病史。

（6）咳嗽、用力憋气或听到响声后发作：需考虑内耳可能存在第3窗，如上半规管裂。

3. 既往史 服药史尤其是最近新增加的药物，也可导致患者头晕不适，特别是老年人群中药物不良反应引起的头晕值得重视。临床容易导致头晕不适的药物有抗癫痫药物（如卡马西平）、镇静药（如氯硝西泮）、抗高血压药物（如普萘洛尔）、利尿剂（如呋塞米）等。由于眩晕患者容易伴发焦虑、抑郁症状，而焦虑和抑郁患者中头晕症状也很常见，因此建议对每个患者均应询问相关的病史和症状，必要时进行相关量表评定。既往有中耳炎的患者，后期易并发迷路炎、迷路瘘管以及胆脂瘤等而出现眩晕症状。老年患者出现梗死或突发性耳聋伴眩晕时，注意有无基础血管病（如高血压、糖尿病等）。越来越多的证据表明偏头痛与眩晕关系相当密切，但患者很容易遗忘以前的偏头痛发作，此时常需反复追问，也可根据偏头痛的共病如晕动病、直立性低血压和家族史等加以明确。

4. 眩晕症状持续时间 眩晕症状持续时间对判断眩晕疾病很重要，问诊时应尽量明确患者眩晕症状持续了多久，是数秒、数分钟、数小时，还是数天甚至更长时间？持续时间短的发作，患者常易夸大发作时间；而持续时间长的发作，患者描述相对准确。

（1）不同持续时间对应的疾病：①数秒，主要为良性阵发性位置性眩晕（BPPV）、中枢性位置性眩晕，少见疾病包括外淋巴瘘、上半规管裂和前庭阵发症。②数分钟，常见于后循环短暂性脑缺血发作和前庭阵发症。③数十分钟至数小时，主要为梅尼埃病。④数天至数周，无听力下降时考虑前庭神经炎和后循环缺血，有听力下降时考虑迷路炎、突发性耳聋伴眩晕和后循环缺血。⑤数月或数年，多为头晕而非眩晕，主要为持续性姿势感知性头晕，双侧前庭疾病少见。需注意非前庭疾病患者也可能以持续性眩晕就诊。

（2）前庭性偏头痛（VM）的特点：前庭性偏头痛是常见眩晕疾病，其症状持续时间多变，可持续数秒、数分钟、数小时或数天。其中，持续数秒占10%，其余三种情况各占30%。因此，每种持续时间均需考虑VM的可能性。

5. 眩晕反复或单次发作 既往是否有过类似的眩晕发作，患者基本能够准确描述。如果有过类似发作，临床主要考虑以下四种疾病，即良性阵发性位置性眩晕、前庭性偏头痛、梅尼埃病和前庭阵发症；如果既往没有类似发作，此次是第一次发作，而且临床眩晕症状呈持续性，此时主要是在前庭神经炎、后循环缺血和突发性耳聋伴眩晕之间做出鉴别诊断。

6. 眩晕伴随症状 患者会突出强调恶心、呕吐等胃肠道症状，出现胃肠道症状更多提示是前庭疾病，而对判断具体是哪个前庭疾病基本无帮助。询问伴随症状时主要关注有无耳蜗和神经系统局灶症状：如果在眩晕发作时，同时出现明显的耳蜗症状如耳鸣、耳聋，临床主要考虑为梅尼埃病或突发性耳聋伴眩晕；而如果出现共济失调、肌力下降、一侧肢体麻木、复视、言语含糊或者吞咽困难等，则提示中枢疾病。

（二）体格检查

以下着重对一些平素不甚重视而在眩晕患者中非常重要的体格检查进行阐述。

1. 眼部检查 眼的检查在眩晕查体中尤其重要，因为眼睛是前庭的窗户，也是诸多神经系统病变的窗口。眩晕患者眼部检查主要注意动态视敏度、眼位、眼动、眼球震颤的检查。

（1）动态视敏度检查：动态视敏度（dynamic visual acuity，DVA）是受检者与视觉目标之间存在相对运动时受检者的视力。简单的DVA检查可以通过视力表完成：受检者按照节拍器以2 Hz频率摆头的同时认读前方一定距离的视力表，将摆头时的视力与头部静止时的视力进行比较，即可反映受检者的前庭功能状况。如果摆头状态下视力比静止时下降2行以上，则可能存在前庭眼反射（vestibulo-ocular reflex，VOR）功能减退。临床上前庭眼反射检查结果的可靠性远大于前庭脊髓反射，二者结果矛盾时以前庭眼反射为准。

（2）眼位检查

1）检查方法：让受检者眼球跟随检查者手指按"米"字形移动，检查9个方向上双侧眼球活动是否共轭，判断是否存在眼球活动受限或视物重影。通过遮盖、遮盖-去遮盖、交替遮盖试验，观察是否存在显性或隐性斜视，以及眼偏斜现象。

2）眼偏斜反应（ocular tilt reaction，OTR）：OTR是耳石重力传导通路张力不平衡的表现，是眩晕诊断的重要体征之一。OTR包括三大经典体征：①静态眼旋转，即两眼不在同一水平面上，通常需通过眼底拍片检查确定。②眼偏斜，即两眼球在垂直方向上的偏斜。③头倾斜，即头部歪斜，通常偏向眼低位一侧。

经典眼偏斜三联征多见于脑干病变，皮质病变可能仅表现为头倾斜，小脑病变可能仅表现为眼偏斜。

（3）眼动检查：眼动检查主要观察受检者有无平滑跟踪及扫视异常。

1）平滑跟踪：受检者头不动，眼球平稳跟踪眼前缓慢移动的视靶（如手指、电筒），可分别于水平及垂直方向进行测试。观察其跟踪过程中有无扫视性眼球运动。

2）扫视：受检者头不动，眼球在快速切换的2个靶标之间来回运动，可分别于水平方向及垂直方向进行测试。注意观察扫视的潜伏期、速度、准确度及共轭性等。

（4）眼球震颤检查：眼球震颤（简称眼震）是眼球不自主的、有节律的往返运动。临床常见的为跳动性眼震，前庭、视动、终末性眼震均为该类型。眼球先缓慢向某一方向移动（慢相，系前庭系统病损的一种自发性眼球运动），随后出现眼球迅速返回原位的跳动（快相，是大脑皮质调节的一种继发性反射性眼球运动）。因快相较易识别，故临床将快相定为眼球震颤的方向，但实际上慢相的方向才是真正的前庭病损侧。如观察到眼球震颤，应注意其震颤类型、方向（快相）、幅度大小、速度及持续时间。

眼球震颤的检查主要包括自发性眼震、凝视诱发性眼震及位置试验下眼震的观察。需要注意的是，外周性眼震受固视抑制的影响，有可能在床边肉眼检查中不可见（假阴性），因此，通过 Frenzel 镜或眼震视图仪去除固视抑制，对进一步评估是否存在眼震非常重要。

1）自发性眼震：嘱受检者直视正前方，注意观察眼震的快相方向和强度。大部分眩晕患者，除非双眼非共轭，双侧眼球震颤方向应是一致的，所以检查时要集中精力观察一侧眼球，或间断遮盖另一侧眼球以打断固视，从而观察受检者有无自发性眼震。前庭周围疾病的自发性眼震一般为水平略扭转，眼震快相指向前庭功能相对增强侧，而非水平扭转的自发性眼震一般都为中枢来源。但也有学者认为在有光线刺激时其实不是自发性眼震，而遮盖是打断双眼的融合功能，而不是打断固视。

2）凝视诱发性眼震（gaze evoked nystagmus, GEN）：检查者位于受检者前面，嘱其注视检查者的示指或小光源（电筒），并向左、右、上、下及斜向移动视线。示指或小光源应距受检者面部 40~60 cm，移动速度不宜太快，移动偏离正前方应≤30°，以免诱发终末性眼震，在每个方向上停留观察 20~30 s。观察每一方向上眼震是否出现及眼震快相方向，不管向哪一方向注视，眼震的方向均一致，称为"定向性"眼震，多见于前庭周围性病变；如眼震的快相方向随凝视方向发生改变，则称为"变向性"眼震，多提示前庭中枢性病变。

3）位置试验：位置试验是采用迅速改变头位和体位（Dix-Hallpike 法及滚转试验）来诱发眼震和眩晕的一种检查方法，可协助诊断良性 BPPV。需要注意的是，位置试验下出现诱发性眼震时，应与中枢性阵发性位置性眩晕（central paroxysmal positional vertigo, CPPV）相鉴别。BPPV 诱发出的眼震符合半规管平面，眼震具有潜伏期、短暂性、互换性和疲劳性，CPPV 患者改变体位时眼震方向是不符合半规管与眼外肌偶联特征的，常为纯垂直性眼震或纯旋转性眼震，通常与眩晕症状不同步，疲劳性差，多见于第四脑室背外侧、小脑背侧蚓部及小脑小结和舌叶等结构受损时。

Dix-Hallpike 法用于检测后半规管或前半规管 BPPV。受检者取坐位，水平方向向一侧转头 45° 和快速躺下使头悬垂与水平面成 30°，并维持至少 30 s。观察受检者眩晕和眼震情况，待症状消失后扶受检者缓慢恢复坐位，再观察受检者的眩晕和眼震情况。然后依同法检查对侧。滚转试验（roll maneuver）是确定水平半规管 BPPV 的最常用方法。受检者取平卧位，头部及身体向左侧做 90° 桶状滚动，然后回到平卧位，头部及身体向右侧做 90° 桶状滚动，再回到平卧位。

2. 头动检查 头动检查主要包括床旁甩头试验和摇头眼震。需要注意的是，头动检查也是通过观察眼的活动来实现的。

（1）甩头试验（head thrust test, HTT）：又称头脉冲试验（head impulse test, HIT），是眩晕患者床旁查体非常重要的方法，可用于识别患者有无前庭眼反射（VOR）受损。嘱受检者稳定注视眼前的一个靶点（可以是操作者的鼻尖），操作者以 15°~20° 的幅度将受检者头部快速转向一侧，每次转动的方向须无规律、不可预知。观察受检者眼球有无产生纠正性扫视活动，若有则提示转头侧 VOR 受损。该检查需在床边多加练习，避免因操作者的因素产生假阳性可能。当然，部分患者受存在的隐性扫视影响亦可能存在假阴性，故有条件的机构应行甩头试验检查以进一步评估。对于急性前庭综合征合并自发性眼震的患者，若床旁甩头试验有阳性发现，则提示前庭周围病变可能性大，病变位于甩头侧；若床旁甩头试验阴性，未见眼球有纠正性扫视活动，则需高度警惕中枢性病变的可能。甩头试验、凝视诱发性眼震、眼偏斜三者构成头脉冲-眼震-扭转偏斜检查（head impulse, nystagmus, test of skew, HINTS）的床旁检查法，能够快速区分急性前庭综合征的中枢与外周性病变，即满足甩头试验阴性、有凝视诱发变向眼震、垂直性眼偏斜其中之一者，需注意排除中枢性病变的可能，但需注意受临床操作者经验的影响、不同受累前庭结构的差异、眩晕人群整体特征的影响等。不应机械化去看待 HINTS 床旁检查法的敏感性及特异性，临床中一定要结合患者的病史、体征、相关眼动检查及眼震类型进行综合分析。

（2）摇头眼震（head shaking nystagmus, HSN）：受检者闭眼头前倾 30°，主动或被动地以 2 Hz（每秒 2 次）的频率摇头 15 s（共 30 次），摇头停止后即刻观察受检者睁眼有无眼震，注意眼震的方向、性质。如果在摇头后出现与摇头方向不一致的垂直性眼震,则称为摇头后错位眼震,高度提示中枢性病变。需要注意的是,若在不能去除患者固视抑制影响的情况下行该检查可能会呈现假阴性结果。

3. 听觉检查 临床中最好应用 256 Hz/512 Hz 音叉,通过振动产生的声音进行 Weber 试验和 Rinne 试验检查,可初步筛查有无传导性或感音神经性耳聋。传导性耳聋时,Rinne 试验骨导>气导,Weber 试验患侧较响;感音神经性耳聋时,虽然 Rinne 试验气导>骨导,但时间均缩短,Weber 试验健侧较响。听力检查是眩晕患者中重要的一项检查,听力对诊断梅尼埃病至关重要,同时纯音电测听可以明确有无中耳传导疾病,而正常的中耳传导是一些前庭功能检查的基础条件,因此对每个患者均应进行音叉听力检查。必要时应进一步完善鼓室压图、声反射、听性脑干反应、耳蜗电图等评价以获得更详细的听觉相关症状线索。

4. 姿势或平衡检查

(1) Romberg 试验:要求受检者双足并拢站立,睁开双眼,然后闭上眼睛去除视觉的校正作用。患者闭目、直立和双脚靠拢至少 15 s,Romberg 试验可疑者可进一步行强化试验,即 Tandem Romberg 试验。该试验要求患者一足在前、另一足在后,使两足跟-趾连成一条直线,再嘱其闭目,阳性者常向前庭病变侧倾倒。

(2) Fukuda 原地踏步试验:要求受检者闭目原地踏步 50 次或 100 次,踏步时要求大腿抬平,观察踏步结束后偏离的角度。踏步 50 次偏转角<30°、踏步 100 次偏转角<45°为正常,踏步 50 次偏转角>30°、踏步 100 次偏转角>45°或偏离起始时原点距离>1 m 为异常。大多数单侧前庭功能损伤的患者,踏步时通常会逐渐转向损伤侧。

(三) 辅助检查

如果患者的眩晕病因不能从病史和体格检查中推断出来,那么辅助检查一般也不能提供更多的诊断线索。即使是前庭功能检查,更多是用来评价该眩晕患者前庭功能损害或保留的程度,而不是作为诊断依据,同时应注意每个检查的局限性。当患者存在前庭功能明确损害时,常出现多个前庭功能检查结果异常,不同检查之间可以相互印证。因此,在只出现某一项前庭功能检查结果异常时,特别是只出现变温或前庭诱发肌源性电位结果异常时,解读结果尤其应慎重。

及时、准确识别中枢恶性眩晕疾病是临床医疗安全的保证,临床医师要时刻警惕在以下情况时及时申请头颅 MRI 检查:①眩晕起病特别急,在几秒内即出现眩晕症状,并呈持续性;②急性眩晕,床旁检查甩头试验正常;③急性眩晕并出现头痛,尤其是位于单侧后枕部的新发头痛;④急性眩晕,体格检查发现任何中枢局灶性损害体征;⑤急性眩晕并出现明显耳聋症状者,其临床表现不符合梅尼埃病表现,考虑突发性耳聋伴眩晕需要排除小脑前下动脉卒中;⑥单侧听力进行性下降,临床需要排除听神经瘤;⑦眩晕与平衡不匹配,平衡障碍明显(如无法独自站立、行走者)。

(四) 常见眩晕的诊断标准

1. 良性阵发性位置性眩晕 位置试验可在 70% 以上的患者中发现与症状同步发生的眼球震颤,眼震的方向是受累半规管相对应眼外肌作用的结果,其中,后半规管耳石症的眼球震颤为旋转朝向患侧并轻微上跳,水平半规管耳石症表现为水平向地性眼震,水平半规管嵴帽结石症则表现为水平离地性眼震。前半规管耳石症以及非典型表现的良性阵发性位置性眩晕(BPPV),需要与发生于第四脑室附近的前庭中枢性病变以及前庭性偏头痛等相鉴别。

2. 前庭神经炎 急性期可见自发性水平略带旋转性眼震朝向健侧,甩头试验患侧可见纠正性的眼球扫视,闭目难立征或加强试验向患侧倾倒,部分患者可出现朝向患侧的眼偏斜反应。冷热水试验显示患侧半规管麻痹或功能显著减退,视频甩头试验增益明显降低并可见扫视波,前庭肌源性诱发电位显示患侧无反应或波幅显著降低。急性发作的前庭神经炎(VN)常需与孤立性中枢性眩晕相鉴别。

3. 梅尼埃病 确诊标准包括:①自发性眩晕发作至少 2 次,持续 20 min 至 12 h;②至少 1 次纯音电测听发现低到中频为感音神经性耳聋;③患侧的耳聋、耳鸣或耳胀满感呈波动性;④排除其他疾病引起的眩晕。纯音听阈是诊断梅尼埃病不可或缺的工具,耳蜗电图有助于诊断。部分梅尼埃病患者合并偏头痛,而部分前庭性偏头痛患者出现耳蜗症状,应注意鉴别。

4. 双侧前庭病变 双侧冷热水试验平均慢相角速度<6°/s,甩头试验双侧阳性,增益<0.6,

转椅试验增益＜0.1。

5．前庭阵发症 确诊标准包括：①至少10次眩晕发作；②眩晕发作每次的持续时间不超过1 min；③发作形式相对刻板；④卡马西平或奥卡西平试验性治疗有效；⑤难以归咎为其他疾病。表现不典型的前庭阵发症需与良性阵发性位置性眩晕、直立性低血压和惊恐发作等相鉴别。

6．前庭性偏头痛 确诊标准包括以下。

（1）至少发作5次中至重度的眩晕或头晕，每次持续5 min至72 h。

（2）现病史或既往史中存在符合国际头痛疾病分类标准的偏头痛。

（3）至少50%的眩晕或头晕发作合并下列症状中的1项：①头痛，至少符合以下2项，即位于头部一侧，或呈搏动性，或疼痛达到中至重度，或活动后头痛加重；②畏光且畏声；③视觉先兆；④临床表现不能用其他疾病解释。少数患者，自发性眩晕的持续时间短暂或表现为位置性眩晕，应与良性阵发性位置性眩晕或前庭阵发症等鉴别；当合并耳蜗症状时，应与梅尼埃病鉴别。

四、鉴别诊断

首先，应确定头晕或眩晕类型（表5-1）。

其次，在临床上还需要区分眩晕是周围性眩晕还是中枢性眩晕（表5-2）。

表5-1 头晕或眩晕类型的鉴别

头晕或眩晕类型	机制	侧重的检查项目	感觉类型	时间特点
眩晕	紧张性前庭信号不平衡	听觉及前庭功能	自身或环境运动感（典型：旋转感）	发作性眩晕，数秒到数日
晕厥前头昏	大脑血流低灌注	心血管功能、脑血流动力学、血黏度（血细胞比容、纤维蛋白原）	头昏、晕厥感	持续数秒到数小时
心理生理性头晕、眼源性头晕、倾斜环境	感觉的中枢整合功能受损	精神功能检查	难以描述，包括游动或沉浮感，头昏模糊感，分离的感觉	经常出现，数日或数周，有时数年
平衡障碍	前庭、脊髓、本体感觉或小脑功能障碍	前庭、周围神经及小脑功能	不稳感（主要为下肢），站立、行走时突出，坐、躺下缓解	经常存在，强度可波动

表5-2 周围性眩晕与中枢性眩晕的鉴别

临床特征	周围性眩晕	中枢性眩晕
病变部位	前庭感受器及前庭神经颅外段（未出内耳道）	前庭神经颅内段、前庭神经核、核上纤维、内侧纵束、小脑、大脑皮质
常见疾病	迷路炎、中耳炎、前庭神经元炎、梅尼埃病、乳突炎、咽鼓管阻塞、外耳道耵聍等	椎基底动脉供血不足、颈椎病、小脑肿瘤、脑干（脑桥和延髓）病变、听神经瘤、第四脑室肿瘤、颞叶肿瘤、颞叶癫痫等
眩晕程度及持续时间	发作性，症状重，持续时间短	症状轻，持续时间长
眼球震颤	幅度小，多水平或水平加旋转，眼震快相向健侧或慢相向患侧	幅度大，形式多变，眼震方向不一致
平衡障碍	倾倒方向与眼震慢相一致，与头位有关	倾倒方向不定，与头位无一定关系
前庭功能试验	无反应或反应减弱	反应正常
听觉损伤	伴耳鸣、听力减退	不明显
自主神经症状	恶心、呕吐、出汗、面色苍白等	少有或不明显
脑功能损害	无	脑神经损害、瘫痪和抽搐等

五、治疗

鉴于头晕和眩晕的病因多样,临床医生应尽可能在完成病因诊断后,按照相应疾病的治疗指南予以规范治疗。

对部分头晕和眩晕疾病,可以开展有效的病因治疗。对于最常见的后半规管 BPPV,应及时予以 Epley 耳石颗粒复位治疗。一次治疗无效者,可予以再次复位治疗。对于水平半规管 BPPV,可以进行翻滚治疗。皮质激素可治疗前庭神经元炎。对发作频繁的偏头痛相关眩晕,应严格按照偏头痛的预防治疗指南,可选择氟桂利嗪、丙戊酸、托吡酯、普萘洛尔或阿米替林。在偏头痛相关眩晕发作期,使用曲普坦类药物治疗有效。

对梅尼埃病应参照耳鼻喉科的治疗指南予以规范治疗。对各种血管性疾病、肿瘤、炎症、脱髓鞘疾病导致的前庭中枢性疾病,均应参照相应的治疗规范予以治疗。

需要注意的是,用于控制眩晕症状的抗组胺药、镇静药、神经安定药等药物均不宜使用超过1周。应对有前庭功能损害的患者尽早开展前庭功能康复训练。倍他司汀能有效改善各类眩晕综合征的症状,促进前庭功能恢复。

第六章 头痛

头痛指外眦、外耳道与枕外隆突连线以上部位的疼痛，为临床常见症状，是门诊患者就诊的常见原因之一。头痛的原因涉及多个临床学科，虽然大多数头痛患者并无明显的器质性病变，但仍有部分头痛可能是某些器质性疾病的临床表现。

一、头痛分类

各国对头痛的分类和诊断曾使用不同的标准。国际头痛协会（IHS）于1988年制订了头痛的分类和诊断标准，成为头痛分类和诊断的国际规范。2004年，IHS推出了《国际头痛疾病分类第2版》（ICHD-2），2013年 IHS 推出《国际头痛疾病分类第3版试用版》[ICHD-3（beta version）]，2018年 IHS 发布了《国际头痛疾病分类第3版》（ICHD-3），并在2023年进行了部分更新，具体见表6-1。

表 6-1 ICHD-3 编码诊断

1. 偏头痛	1.1 无先兆偏头痛
	1.2 有先兆偏头痛
	1.3 慢性偏头痛
	1.4 偏头痛并发症
	1.5 很可能的偏头痛
	1.6 可能与偏头痛相关的周期综合征
2. 紧张型头痛	2.1 偶发性紧张型头痛
	2.2 频发性紧张型头痛
	2.3 慢性紧张型头痛
	2.4 很可能的紧张型头痛
3. 三叉神经自主神经性头痛	3.1 丛集性头痛
	3.2 阵发性偏侧头痛
	3.3 短暂单侧神经痛样头痛发作
	3.4 持续偏侧头痛
	3.5 很可能的三叉神经自主神经性头痛
4. 其他原发性头痛	4.1 原发性咳嗽性头痛
	4.2 原发性劳力性头痛
	4.3 原发性性活动相关性头痛
	4.4 原发性霹雳样头痛
	4.5 冷刺激性头痛
	4.6 外部压力性头痛
	4.7 原发性针刺样头痛
	4.8 圆形头痛
	4.9 睡眠性头痛
	4.10 新发每日持续性头痛

（续表）

5. 缘于头颈部创伤的头痛	5.1	缘于头部创伤的急性头痛
	5.2	缘于头部创伤的持续性头痛
	5.3	缘于挥鞭伤的急性头痛
	5.4	缘于挥鞭伤的持续性头痛
	5.5	缘于开颅术的急性头痛
	5.6	缘于开颅术的持续性头痛
6. 缘于头颈部血管性疾病的头痛	6.1	缘于脑缺血事件的头痛
	6.2	缘于非创伤性颅内出血的头痛
	6.3	缘于未破裂颅内血管畸形的头痛
	6.4	缘于动脉炎的头痛
	6.5	缘于颈段颈动脉或椎动脉疾病的头痛
	6.6	缘于脑静脉系统疾病的头痛
	6.7	缘于其他急性颅内血管病的头痛
	6.8	缘于慢性颅内血管病的头痛和（或）偏头痛样先兆
	6.9	缘于垂体卒中的头痛
7. 缘于颅内非血管性疾病的头痛	7.1	缘于脑脊液压力增高的头痛
	7.2	缘于脑脊液压力减低的头痛
	7.3	缘于颅内非感染性炎性疾病的头痛
	7.4	缘于颅内肿瘤病变的头痛
	7.5	缘于鞘内注射的头痛
	7.6	缘于癫痫发作的头痛
	7.7	缘于Ⅰ型Chiari畸形的头痛
	7.8	缘于其他颅内非血管性疾病的头痛
8. 缘于某种物质或物质戒断性头痛	8.1	缘于某种物质使用或接触的头痛
	8.2	药物过量性头痛
	8.3	物质戒断性头痛
9. 缘于感染的头痛	9.1	缘于颅内感染的头痛
	9.2	缘于全身性感染的头痛
10. 缘于内环境紊乱的头痛	10.1	缘于低氧血症和（或）高碳酸血症的头痛
	10.2	缘于透析的头痛
	10.3	缘于高血压的头痛
	10.4	缘于甲状腺功能减低的头痛
	10.5	缘于禁食的头痛
	10.6	心脏源性头痛
	10.7	缘于其他内环境紊乱的头痛
11. 缘于头颅、颈、眼、耳、鼻、鼻窦、牙齿、口腔或其他头面部或颈部结构疾病的头痛或面痛	11.1	缘于颅骨疾病的头痛
	11.2	缘于颈部疾病的头痛
	11.3	缘于眼部疾病的头痛
	11.4	缘于耳部疾病的头痛
	11.5	缘于鼻或鼻窦疾病的头痛
	11.6	缘于牙齿疾病的头痛
	11.7	缘于颞下颌关节紊乱的头痛
	11.8	缘于茎突舌骨韧带炎的头面痛
	11.9	缘于其他头颅、颈、眼、耳、鼻、鼻窦、牙、口腔或其他头面部、颈部结构异常的头面痛
12. 缘于精神障碍的头痛	12.1	缘于躯体化障碍的头痛
	12.2	缘于精神病性障碍的头痛

(续表)

13. 痛性脑神经病变和其他面痛	13.1 缘于三叉神经损伤或病变的疼痛
	13.2 缘于舌咽神经损伤或病变的疼痛
	13.3 缘于中间神经损伤或病变的疼痛
	13.4 枕神经痛
	13.5 颈-舌综合征
	13.6 痛性视神经炎
	13.7 缘于缺血性眼动神经麻痹的头痛
	13.8 Tolosa-Hunt综合征
	13.9 三叉神经交感-眼交感神经综合征（Raeder综合征）
	13.10 复发性痛性眼肌麻痹神经病
	13.11 灼口综合征（BMS）
	13.12 持续性特发性面痛（PIFP）
	13.13 中枢性神经病理性疼痛
14. 其他类型头痛	14.1 未分类的头痛
	14.2 无特征性头痛

二、病因

头痛的产生是由于颅内外及颈部的疼痛敏感结构受刺激所致，这些结构包括头皮、头颈部肌肉、鼻窦黏膜、牙齿、硬脑膜及血管，其痛觉由脑神经Ⅴ、Ⅶ、Ⅸ、Ⅹ传导。临床上，多种疾病均可引起不同类型的头部疼痛。

（一）颅内占位病变

颅内占位性病变（如肿瘤）可通过牵拉、移位或压迫脑底部的血管和硬脑膜结构引发头痛。当颅内压升高时，血管和硬脑膜受到牵拉，通常导致双侧枕部或前额部的疼痛。这种头痛的严重程度呈波动性，常在晨起时最明显，且可能因咳嗽、打喷嚏或用力排便而加重。

（二）颅内外动脉扩张

头痛可能由血管扩张引起，例如癫痫发作后服用硝酸甘油等血管扩张药物、饮酒。这些因素可导致血管扩张，进而引发头痛。此外，发热性感染（如颅内或颅外急性感染）可引起血管扩张，导致全头痛或以前额、枕部为主的疼痛。压迫一侧颈动脉或颞浅动脉通常可减轻疼痛。显著的血压升高（如嗜铬细胞瘤、恶性高血压或性生活后）也可能导致双侧搏动性头痛，但轻中度高血压一般不引起头痛。

（三）鼻窦感染或阻塞

鼻窦（如上颌窦、额窦）的炎症可通过窦内压力变化或刺激窦壁引发头痛，并伴有相应体表区域的触痛。筛窦和蝶窦的疼痛通常位于鼻根后深部或头顶部。鼻窦炎引起的头痛发作与缓解取决于窦内引流是否通畅，与窦口位置有关。例如，额窦炎和筛窦炎常在晨起时最严重，直立后逐渐减轻；而上颌窦炎和蝶窦炎则相反。

（四）眼源性头痛

眼源性头痛通常位于眼眶、前额或太阳穴，呈持续性。远视或散光患者长时间阅读后可能因眼部疲劳而引发头痛，这种头痛常因眼外肌、额颞部或枕部肌肉的持续收缩而加重。通过矫正屈光不正可缓解头痛。此外，球后视神经炎、虹膜睫状体炎或急性青光眼引起的疼痛可放射至额部。

（五）与颈椎骨关节、韧带、肌肉疾病相关的头痛

此类头痛常放射至同侧枕部和颈项部，有时也涉及太阳穴或前额。常见于老年颈椎退行性病变、颈部挥鞭伤或头颈部突然屈伸、扭转导致损伤的患者。颈后部肌筋膜炎也可引起后枕部疼痛。

（六）脑膜刺激引起的头痛

颅内炎症性渗出物或出血性疾病的血液可刺激

脑膜，引发剧烈的持续性全头痛，常伴颈项强直，尤其在屈颈时更明显。虽然颅内压升高被认为是头痛的原因之一，但脑膜血管扩张和炎症反应才是主要原因。这些反应使大血管和脑膜疼痛感受器受到血清素、激肽等化学物质的刺激，从而引发头痛和颈项强直。例如，表皮样囊肿破裂引起的化学性脑膜炎，尽管脑脊液压力正常，但头痛仍可能非常严重。

三、症状

头痛的主要症状为全头或局部的胀痛或钝痛、搏动性疼痛、头重感、戴帽感或勒紧感等，同时可伴有恶心、呕吐、眩晕和视力障碍等。

（一）偏头痛

偏头痛（migraine）是一组反复发作的头痛疾病，呈一侧或双侧疼痛，常伴有恶心和呕吐，少数典型病例发作前有视觉、感觉和运动障碍等先兆，可有家族史。

1. 无先兆偏头痛 无先兆偏头痛是最常见的偏头痛类型，约占偏头痛患者的80%，曾被称为普通型偏头痛或单纯性半侧颅痛。这种头痛主要表现为单侧搏动性疼痛，常伴有恶心、呕吐、出汗、畏光等症状，女性患者更为常见。头痛的诱发因素包括强烈的情绪刺激、进食某些食物（如乳酪、巧克力）、饮酒、月经来潮以及使用血管活性药物等。如果重度头痛症状持续≥72 h且不缓解，则称为偏头痛持续状态。

2. 有先兆偏头痛 有先兆偏头痛约占偏头痛患者的10%，曾被称为典型偏头痛。这类偏头痛多有家族史，其显著特点是头痛发作前会出现先兆症状。先兆症状是一种复杂的神经系统表现，可能在头痛发作前出现，也可能与头痛同时发生，甚至持续到头痛阶段。视觉先兆是最常见的类型，超过90%的有先兆偏头痛患者会出现视觉先兆，且先兆症状至少在部分发作中存在。典型的视觉先兆表现为视野中心出现齿轮状图像，逐渐向左或右扩散，边缘呈角状凸起，最终可能遗留完全或部分暗点。另外，患者可能出现感觉异常，常表现为身体一侧、面部或舌的局部针刺样感觉障碍，这种感觉障碍可能逐渐扩大或缩小，甚至伴随麻木，但麻木也可能单独出现。较为少见的先兆症状是言语障碍，通常表现为失语。大多数先兆症状最长持续1 h，但运动症状可能持续更久。

3. 家族性偏瘫型偏头痛 这是一种较为少见的偏头痛类型，具有家族史，常为常染色体显性遗传。患者多在儿童或青少年时期发病，成年后偏瘫发作可能停止，转而出现其他类型的偏头痛。其特征是头痛发作时伴有肢体无力，且至少在一级或二级亲属中存在类似的偏头痛先兆症状。头痛发作的同时或之后，患者可能出现同侧或对侧肢体不同程度的瘫痪，以上肢更为明显，瘫痪症状可能在头痛消退后仍持续一段时间。对偏瘫对侧大脑半球进行脑电图检查时，可发现慢波。

4. 脑干先兆偏头痛 这种偏头痛较为少见，多见于有偏头痛家族史的女性，起病年龄多在35岁以下，且常与月经周期相关。其先兆症状明确起源于脑干，但不伴有肢体无力。

5. 可能与偏头痛相关的周期综合征 这些综合征包括反复发作的胃肠功能障碍（如周期性呕吐综合征、腹型偏头痛）、良性阵发性眩晕以及良性阵发性斜颈。此外，还可能伴随一些额外的情况，如发作性晕动症、发作性睡眠障碍（包括梦游、梦呓、夜惊和夜间磨牙）。

6. 慢性偏头痛 慢性偏头痛是指每月头痛发作≥15天，持续3个月以上，且符合偏头痛特征的头痛至少每月8天。慢性偏头痛是偏头痛的常见并发症，大多由无先兆偏头痛发展而来，此外，仅2%～3%的无先兆偏头痛患者会进展为慢性偏头痛。

（二）紧张型头痛

紧张型头痛（tension-type headache，TTH）也称为肌收缩性头痛，是一种最常见的原发性头痛类型。它多见于青年和中年人群，儿童也可能患病，且女性患者略多于男性。这种头痛的起病通常较为隐匿，症状可能逐渐加重。

紧张型头痛的疼痛性质多为钝痛、胀痛、压迫感、麻木感或束带样紧箍感，通常无搏动性。头痛部位不固定，常累及头顶、颞部、额部及枕部，有时上述部位可同时出现疼痛。头痛程度一般为轻度或中度，通常不会严重影响患者的日常生活。部分患者可能经历长期持续性头痛，症状甚至可追溯至10～20年前。

除了头痛，许多患者还伴随头晕、失眠、焦虑或抑郁等症状。少数患者可能出现轻度烦躁或情绪低落，但通常不伴有畏光或畏声症状。在体格检查中，神经系统检查多无阳性体征。颅周肌肉，如颈枕部肌肉、头顶部及肩上部肌肉常有压痛，按揉这些部位时，患者可能会感到轻松舒适。此外，脑部CT或MRI检查通常无异常发现，且患者一般不伴有高血压或明显的耳鼻咽喉疾病。

（三）丛集性头痛

丛集性头痛（cluster headache，CH）是一种原发性头痛，属于三叉神经自主神经性头痛。其平均发病年龄较偏头痛晚，通常在25岁左右，部分患者有家族史。该病以男性多见，发病率是女性的4~5倍。

丛集性头痛发作突然，无先兆症状，通常在每日同一时间发生，尤其多在夜间发作，常会将患者从睡眠中痛醒。头痛部位多为单侧，集中在眼眶周围、眶上、眼球后和（或）颞部，疼痛性质为尖锐、爆炸样、非搏动性剧痛，持续时间从15 min到3 h不等。发作频率因人而异，可从每日8次到隔日1次。

在头痛发作期间，患者常伴有同侧颜面部自主神经功能异常，表现为结膜充血、流泪、流涕等副交感神经亢进症状，或瞳孔缩小、眼睑下垂等交感神经麻痹症状。相比之下，恶心和呕吐较少见。部分患者的交感神经麻痹症状（如瞳孔缩小、眼睑下垂）可能持续存在，并在发作期加重。

丛集性头痛的发作几乎均为单侧，但约15%的患者在下一次发作时疼痛可能转移至对侧。头痛发作期通常持续数周至数月（常为6~12周），在此期间头痛呈丛集性发作，这也是其名称的由来。丛集发作期多在春季和（或）秋季出现，发作期之后可能有数月甚至数年的间歇期。在丛集期内，饮酒或使用血管扩张药可能诱发头痛发作，而在间歇期内则不会引起头痛发作。

四、诊断步骤

（一）病史采集

详细的病史能为头痛的诊断提供第一手资料。在病史采集中应重点询问以下几个需要特别注意的内容。

1. 头痛的起病方式 头痛的起病速度和病程特点对诊断具有重要提示作用。

（1）突发剧烈头痛：突然发生的剧烈头痛是蛛网膜下腔出血的典型表现，常在数秒到数分钟内达到高峰。这种头痛通常被患者描述为"一生中最严重的头痛"。

（2）急性起病伴全身症状：急性起病的头痛若伴有颈项强直和发热，多提示脑膜炎。此外，伴眼痛的头痛需警惕急性青光眼的可能。一些病毒感染或其他发热性疾病也可能导致急性头痛，但病程相对较短。

（3）亚急性起病：亚急性起病且头痛呈进行性加重的老年患者，需详细询问外伤史，以排除亚急性硬膜下血肿或脑震荡后综合征。此外，头痛伴有神经系统定位体征和明显的体重减轻时，应警惕原发性或转移性脑肿瘤。

（4）慢性头痛：慢性头痛通常由良性病变引起，如偏头痛、丛集性头痛、紧张型头痛，以及由颈椎病或鼻窦炎引起的头痛。这些头痛多为持续性或反复发作，病程较长，但一般不伴有严重的神经系统体征。

2. 头痛的发作频率 头痛的发作频率是诊断头痛类型的重要线索。

（1）偏头痛：偏头痛可以是发作性的，也可以是慢性的。慢性偏头痛是指每月头痛发作≥15天，持续3个月以上，常见于既往有发作性偏头痛病史的患者。无论是有或无药物过度使用，发作性偏头痛都可能发展为慢性偏头痛。

（2）丛集性头痛：发作性丛集性头痛的典型表现为在数周或数月内每日发作，之后可能有较长时间的无发作期。相比之下，慢性丛集性头痛可能在数年内持续每日发作。

（3）慢性紧张型头痛：如果头痛缺乏规律的周期性，且不具有偏头痛或自主神经特征，可能为慢性紧张型头痛。

3. 头痛的发作时间 头痛的发作时间及其特点对于诊断头痛类型具有重要提示作用。

（1）偏头痛：偏头痛可在一天中的任何时间发作，但更常见于上午。如果近期出现的头痛影响睡眠，或在醒后加重，需警惕颅内压增高的可能。

（2）丛集性头痛：患者常在夜间被痛醒，头痛发作通常在每日固定时间出现。

（3）紧张型头痛：典型的紧张型头痛在每日的大多数时间均存在，且常在下午加重。

（4）睡眠性头痛：这种头痛多见于老年人，常在夜间定时发作，患者被痛醒。其头痛部位多为弥散性，通常不伴有自主神经症状。

（5）阻塞性睡眠呼吸暂停和药物过度使用性头痛：这两种头痛常在醒后发作。

4. 头痛的持续时间 头痛的持续时间是诊断头痛类型的重要特征之一。

（1）偏头痛：未经治疗的偏头痛通常在发作后1~2 h达到高峰，持续时间为4~72 h。

（2）丛集性头痛：典型的丛集性头痛在发作后立即或数分钟内达到高峰，持续时间为15~180 min（通常为45~120 min）。

（3）原发性针刺样头痛（凿冰样疼痛）：持续时间通常为数秒。

（4）紧张型头痛：常在数小时内逐渐起病，持续时间可从数小时到数天，甚至数年，并可能伴有头颅周围肌肉的压痛。

（5）新发每日持续性头痛（new daily persistent headache, NDPH）：如果患者既往无头痛史，突然出现每日持续性头痛且不缓解，可能是偏头痛或紧张型头痛的表现。

（6）持续偏侧头痛：表现为慢性持续性单侧中度头痛，伴发作性加重，并可能伴有自主神经症状。

（7）枕神经痛或三叉神经痛：表现为短暂的触电样疼痛，常由分布区内的刺激触发。

（8）神经痛样头痛：表现为一侧三叉神经第1支分布区的发作性神经痛，持续数秒，每日发作3~200次，并伴有自主神经症状。

5. 头痛的部位 头痛的部位是诊断头痛类型的重要线索之一。

（1）偏头痛：通常为单侧头痛，但也可能为双侧，或从单侧发展为双侧。疼痛部位可能随发作而变化。

（2）紧张型头痛：通常为全头痛，疼痛可能起始于颈部肌肉，并主要集中在枕部或前额。这种头痛通常为弥散性，不局限于某一特定区域。

（3）丛集性头痛：发作时为单侧头痛，典型疼痛部位为眼球后或周围。部分患者在不同发作期可能出现左右转换，少数患者在同一发作期内也会出现左右转换。

（4）三叉神经痛：疼痛局限于三叉神经分布区，常在面部或口腔内存在一个或多个触发点，这些触发点可触发疼痛发作。

6. 头痛的性质及程度 头痛的性质和程度是诊断头痛类型的重要特征。

（1）偏头痛：通常表现为中到重度的搏动性疼痛，疼痛性质为跳动感或脉动感。

（2）紧张型头痛：通常为轻到中度的持续性疼痛，常被描述为胀痛、紧箍样或压迫样疼痛，类似于头部被紧紧包裹的感觉。

（3）丛集性头痛：疼痛程度极为严重，通常为持续性剧痛，常被描述为"爆炸样"或"钻痛"。

（4）短暂单侧神经痛样头痛发作伴结膜充血和流泪（short-lasting unilateral neuralgiform headache attack with conjunctival injection and tearing, SUNCT）：常伴有结膜充血和流泪，疼痛为中度锐痛或刺痛，多位于眼球或颞部，部分患者可能为搏动性疼痛。

（5）脑膜刺激引起的头痛：通常非常剧烈，可能伴有颈部强直或其他神经系统症状。

（6）三叉神经痛和舌咽神经痛：疼痛为剧烈、短暂、尖锐的触电样或针刺样疼痛，发作迅速，可在1 min内发生多次。发作间期可能有持续性轻度疼痛。

7. 头痛的诱因 慢性反复发作的头痛通常存在明确的诱发因素，这些因素有助于诊断头痛类型。

（1）偏头痛：常见的诱发因素包括闪光刺激、月经周期、天气变化、停用咖啡因、饮酒（尤其是啤酒或白酒）、睡眠过多或过少、精神紧张及紧张后的放松，以及某些特定食物或添加剂。这些因素可能通过不同的机制引发偏头痛发作。

（2）丛集性头痛：饮酒可在数分钟内诱发丛集性头痛发作。

（3）颅内病变相关头痛：如果头痛在弯腰、起立或咳嗽时加重，需警惕颅内病变，尤其是颅后窝病变，如脑肿瘤或脑积水。

（4）劳力性头痛和性活动相关性头痛：这些头痛可能是原发性头痛（不伴器质性疾病）或偏头痛的表现，也可能是蛛网膜下腔出血或动脉夹层的早期表现。首次发作时必须排除这些严重病因。

（5）体位性头痛：通常是脑脊液漏的特征性表现，常见于腰椎穿刺、脑外伤或颅脑手术后。如果没有上述诱因，需考虑自发性脑脊液漏。

（6）三叉神经痛：常由面部或口腔内的刺激（如触摸、刷牙、洗脸）触发，表现为撕裂样或电击样疼痛，通常局限于面部三叉神经分布区。

（7）舌咽神经痛：常由咀嚼、吞咽或说话触发，疼痛可能放射至耳内或耳周，有时在这些区域存在皮肤触发区。

8. 头痛的前驱症状和先兆 部分患者在偏头痛发作前会出现前驱症状，包括情绪改变（如抑郁、欣快或易激惹）和躯体症状（如便秘、腹泻、异常饥饿、水肿或尿频）。这些症状可能在头痛发作前数小时甚至数天出现。

先兆是指与偏头痛发作相关的局灶性脑部症状，通常持续 20~30 min，但也可能长达 1 h。先兆症状多发生在头痛发作之前，但有时也会在头痛发作期间持续或与头痛同时出现。视觉症状是最常见的先兆表现，可能为视野缺损（阴性症状）或闪光、暗点（阳性症状），也可能两者同时存在。其他大脑半球症状，如躯体感觉障碍（麻木或刺痛）或语言障碍，可以单独出现，也可以与视觉症状合并出现。先兆症状通常逐渐发生，并在数分钟内逐渐加重。如果存在多种先兆（如视觉症状合并躯体感觉症状），这些症状通常是先后出现，而不是同时发生。

如果先兆症状起源于脑干或双侧大脑半球，且同时出现，例如眩晕、构音障碍、共济失调、听觉症状、复视、双眼视觉症状、双侧瘫痪或意识水平降低，可能为基底型偏头痛。在这种情况下，患者可能仅有先兆而无头痛发作。

如果先兆症状包括肌无力，可能是偏瘫型偏头痛，这种类型可以是家族性的或散发的。

9. 头痛的伴随症状

（1）头痛伴有近期体重明显减轻者，提示肿瘤、巨细胞动脉炎或抑郁症的可能性大；伴有发热、寒战者可能与中枢神经系统感染或全身性感染有关。

（2）头部肌肉压痛常见于紧张型头痛、病毒感染的全身症状或巨细胞动脉炎。

（3）头痛伴有剧烈恶心、呕吐常为颅内压增高的症状，多见于肿瘤或脑膜炎。突发头痛伴恶心、呕吐而后头痛减轻常是偏头痛的特点。

（4）某些眼源性头痛（如青光眼）、偏头痛、颅内占位病变累及视神经、视束或脑组织内视觉传导通路时常常伴有视觉障碍。

（5）头痛伴畏光见于偏头痛、急性脑膜炎或蛛网膜下腔出血。

（6）头痛伴有同侧流涕、流泪常为典型丛集性头痛的症状。

（7）头痛伴有明显的眩晕多见于颅后窝病变，如小脑肿瘤、脑桥小脑角肿瘤、小脑脓肿等。

（8）头痛早期伴有精神症状，如欣快或淡漠可能为额叶肿瘤或神经梅毒；头痛时伴有面色苍白、多汗、心悸、呕吐、腹泻等自主神经症状，见于偏头痛、不典型的梅尼埃病等。

10. 头痛的加重及减轻因素 头痛的加重或减轻因素有助于判断头痛的类型和潜在病因。

（1）加重因素：①如果咳嗽、弯腰或用力活动导致头痛加重，需警惕颅内病变，如脑肿瘤、脑积水或颅内压增高等。②丛集性头痛发作时患者常感到极度不适，倾向于躁动不安、来回走动。③偏头痛患者日常体力活动、光、声音或气味刺激常会加重头痛。④如果头痛在站立时出现或加重，提示可能是颅内低压，常见于脑脊液漏。

（2）减轻因素：①偏头痛患者休息时（尤其是睡觉），以及避免光、声刺激常能减轻头痛。②紧张型头痛患者按摩、冰敷或热敷常能缓解症状。③丛集性头痛患者压迫眼球或同侧颞动脉、局部热敷或冷敷可能有助于缓解疼痛。④低颅压头痛患者平躺常可缓解头痛，因为平卧位可减少颅内压的进一步下降。

11. 头痛家族史 头痛的家族史对于诊断和理解头痛的遗传倾向具有重要意义。

（1）偏头痛：偏头痛是一种具有遗传倾向的疾病，约 2/3 的偏头痛患者有家族史，提示遗传因素在偏头痛的发生中起重要作用。

（2）紧张型头痛：紧张型头痛也可能具有家族聚集性，尽管其遗传性不如偏头痛明显，但家族史仍可能提供一定的诊断线索。

（3）丛集性头痛：丛集性头痛通常不被认为是遗传性疾病，家族史中较少出现类似病例。

（4）偏瘫型偏头痛：这是一种罕见的有先兆偏头痛的变异型，表现为持续数分钟至 24 h 的偏瘫。这种类型为常染色体显性遗传，家族史中可能有类似的发作性偏瘫或偏头痛表现。

12. 其他情况

（1）既往就诊及治疗情况：详细询问患者既往的就诊经历和治疗反应，包括头痛发作时的治疗措施和预防性用药情况。了解用药的剂量、疗程以及效果，有助于评估是否存在药物滥用或过度使用的情况，以及预防性用药是否合理。同时，需注意患者是否使用过含有咖啡因的药物或饮品，因为停用这些物质可能会诱发或加重头痛。

（2）头痛相关的功能障碍：评估头痛对患者日常生活和工作的影响程度，这有助于判断治疗效果并指导后续治疗方案。偏头痛残疾评估量表（MIDAS）是一种有效的临床工具，可用于量化头痛对患者功能的影响。

（3）其他内科或神经科问题：全面了解患者的既往病史和当前健康状况，包括内科和神经科疾病、既往外伤或手术史、药物过敏史、当前用药情况以及饮食习惯等，这些信息对于全面评估头痛的可能病因和制订个性化治疗方案至关重要。

（二）体格检查

头痛只是一个症状，其病因包括颅内、颅外神经系统病变，也包括全身其他系统的病变，因此详细的全身系统体格检查和神经系统专科检查都是必要的。

1. 生命体征 头痛可能伴随发热，这种情况可能提示脑膜炎、脑炎或脑脓肿等疾病，但这些疾病也可能不伴有发热。此外，任何伴有发热的系统性感染也可能导致头痛。发作性头痛若伴有心动过速和出汗，通常是嗜铬细胞瘤的特征。一般情况下，高血压很少引起头痛，但如果血压急性升高（如由嗜铬细胞瘤引起）或血压过高（如高血压脑病早期），则可能诱发头痛。蛛网膜下腔出血时，头痛可能伴随显著的血压升高。此外，各种原因导致的呼吸功能障碍引起的高碳酸血症也可能因颅内压升高而引发头痛。

2. 一般体格检查

（1）皮肤和软组织检查：面部或头皮的局部感染可能是脑脓肿或静脉窦血栓的感染源。皮肤出现瘀点或瘀斑可能提示流行性脑脊髓膜炎或心内膜炎。神经纤维瘤病患者常表现为皮肤神经纤维瘤和咖啡牛奶斑（café-au-lait spot），这类患者可能伴有颅内良性或恶性肿瘤，从而引发头痛。皮肤血管瘤有时会伴随中枢神经系统动静脉畸形，可能导致慢性头痛。头面部的疱疹病毒感染可引起疱疹性疼痛。脑囊虫病患者有时可在皮下发现囊虫结节。

（2）头部检查：头皮触痛需警惕脑外伤的可能。舌咬伤可能是癫痫发作后头痛的一个线索。同侧结膜充血、流泪、流涕或Horner综合征可能提示丛集性头痛。颞下颌关节疾病通常伴有局部触痛。

（3）颈部检查：颈部肌肉痉挛可能与紧张型头痛、偏头痛、颈椎损伤、颈椎关节炎或脑膜炎有关。颈部血管杂音可能与脑血管病相关。细菌性心内膜炎和肺脓肿患者可能并发脑脓肿，检查时需注意是否存在心脏杂音、发绀等情况。

3. 神经系统检查 突发头痛伴意识障碍多见于蛛网膜下腔出血，急性起病的头痛伴意识障碍也可见于脑膜炎。颅内肿瘤，尤其是额叶肿瘤，可能导致痴呆。头痛伴脑神经异常可能提示脑肿瘤或其他占位性病变，且有助于定位病灶。视盘水肿是颅内压增高的特征性表现，常见于颅内占位病变、颈内动脉-海绵窦瘘或高血压性脑病。眼底视网膜前（玻璃体膜下）出现片状出血是蛛网膜下腔出血的特征。头痛伴进行性动眼神经麻痹，特别是出现瞳孔扩大时，可能是后交通动脉瘤扩张所致，也可能是颅内压增高并产生脑疝的早期症状。眼外肌麻痹可见于Tolosa-Hunt综合征。眼球突出可能提示眶内占位病变或颈内动脉-海绵窦瘘。脑膜刺激征在脑膜炎和蛛网膜下腔出血中常见，但在疾病早期可能不明显。

（三）辅助检查

1. 影像学检查

（1）CT和MRI对多种颅内病变（如肿瘤、血肿、梗死、脑积水、脑膜炎等）具有诊断价值。MRI在显示颅底、颅颈结合部、垂体、颈髓、神经根、脑膜、白质病变以及低颅压相关表现（如硬脑膜强化、脑下陷、静脉扩张、硬膜下积液等）方面优于CT。CT则在检测颅骨、眼球、鼻窦、面骨及颈椎骨异常方面更具优势。

（2）磁共振血管成像（MRA）和CT血管成像（CTA）是无创性检查颅内外血管病变（如闭塞、夹层、动脉瘤、动静脉畸形等）的方法，而磁共振静脉成像（MRV）是诊断颅内静脉窦血栓的最佳选择。

（3）对于急性或外伤后头痛患者，CT是了解蛛网膜下腔和颅内出血的首选检查方法；亚急性和慢性头痛患者则推荐进行MRI检查。

（4）头痛患者通常无须常规进行X线平片检查，仅在急性头外伤或体格检查发现不常见骨骼异常时选用。鼻窦平片可用于显示鼻窦感染、出血或肿瘤，但其诊断价值不如CT。颈椎平片适用于枕颈痛患者，可了解颈椎间盘变性、椎关节病等情况，颈椎过伸过屈位及齿状突平片有助于排除韧带损伤和撕裂，同时需注意颈椎先天性异常可能伴随其他异常（如Chiari畸形）。

（5）颞下颌关节和牙齿的X线平片、CT或MRI

检查可用于排除相应部位病变引起的疼痛。

2. 脑脊液检查　可用于测量颅内压,并诊断或排除脑膜炎、脑炎、蛛网膜下腔出血、脑膜癌及淋巴瘤等疾病。对于伴有脑脊液淋巴细胞增多的短暂头痛及神经功能缺损(transient headache and neurological deficits with cerebrospinal fluid lymphocytosis,HaNDL)综合征患者,该检查具有确诊价值。

3. 电生理检查　脑电图主要用于有痫性发作、晕厥或发作性意识障碍的头痛患者,有助于相关诊断;多导睡眠图可用于睡后头痛患者,以发现是否存在睡眠呼吸暂停。

4. 其他检查

(1)对于怀疑脑血管异常引起的头痛患者,可选择脑血管造影检查。

(2)CT脊髓造影和放射性同位素检查可用于确定是否存在脑脊液漏。

(3)巨细胞动脉炎患者常出现红细胞沉降率增高,C反应蛋白及血小板计数也可能升高。

(4)少数胰岛素瘤患者可能出现发作性头痛伴行为异常或意识障碍,其血清胰岛素水平升高,血糖降低。

(5)甲状腺功能减退患者可能出现慢性头痛,需检测促甲状腺激素及甲状腺素水平。

(6)青光眼性头痛患者需测量眼压。

(四)偏头痛的确诊依据

偏头痛的诊断主要是依据家族史、典型的临床特征以及通过辅助检查如CT、MRI、MRA等排除其他疾病,并重视继发性头痛的各种征兆。应结合偏头痛发作类型、家族史、临床表现和神经系统检查进行综合判断。ICHD-3偏头痛分型如表6-2所示。

各型偏头痛的诊断标准如下详述。

1. 无先兆偏头痛诊断标准

(1)符合下列第(2)~(4)项,发作至少5次。

(2)头痛发作(未经治疗或治疗无效)持续4~72 h。

(3)至少有下列4项中的2项头痛特征:①单侧性;②搏动性;③中或重度头痛;④日常活动(如步行或上楼梯)会加重头痛,或头痛时会主动避免此类活动。

(4)头痛过程中至少伴有下列1项:①恶心和(或)呕吐;②畏光和畏声。

(5)不能用ICHD-3中的其他诊断更好地解释。

2. 有先兆偏头痛诊断标准

(1)符合下列第(2)~(4)项,发作至少2次。

(2)至少有1个可完全恢复的先兆症状:①视觉;②感觉;③语音和(或)语言;④运动;⑤脑干;⑥视网膜。

(3)至少符合下列4项中的2项:①至少有1个先兆症状持续超过5 min,和(或)2个或更多的先兆症状连续发生;②每个独立先兆症状持续5~60 min;③至少有1个先兆症状是单侧的;④与先兆伴发或者在先兆出现60 min内出现头痛。

(4)不能用ICHD-3中的其他诊断更好地解释,排除短暂性脑缺血发作。

表6-2　ICHD-3偏头痛分型

1.1　无先兆偏头痛	1.3　慢性偏头痛
1.2　有先兆偏头痛	1.4　偏头痛并发症
1.2.1　典型有先兆偏头痛	1.4.1　偏头痛持续状态
1.2.1.1　典型先兆伴头痛	1.4.2　不伴脑梗死的持续先兆
1.2.1.2　典型先兆不伴头痛	1.4.3　偏头痛性脑梗死
1.2.2　脑干先兆偏头痛	1.4.4　偏头痛先兆诱发的痫样发作
1.2.3　偏瘫型偏头痛	1.5　很可能的偏头痛
1.2.3.1　家族性偏瘫型偏头痛	1.5.1　很可能的无先兆偏头痛
1.2.3.1.1　家族性偏瘫型偏头痛,1型	1.5.2　很可能的有先兆偏头痛
1.2.3.1.2　家族性偏瘫型偏头痛,2型	1.6　可能与偏头痛相关的周期综合征
1.2.3.1.3　家族性偏瘫型偏头痛,3型	1.6.1　反复胃肠功能障碍
1.2.3.1.4　家族性偏瘫型偏头痛,其他基因位点	1.6.1.1　周期性呕吐综合征
1.2.3.2　散发性偏瘫型偏头痛	1.6.1.2　腹型偏头痛
1.2.4　视网膜型偏头痛	1.6.2　良性阵发性眩晕
	1.6.3　良性阵发性斜颈

3. 慢性偏头痛诊断标准

（1）符合偏头痛特征的头痛，且每月发作≥15天，持续3个月以上。

（2）符合无先兆偏头痛诊断标准（2）～（4）或有先兆偏头痛诊断标准（2）和（3）的头痛至少发生5次。

（3）头痛符合以下任何1项，且每月发作＞8天，持续＞3个月：①无先兆偏头痛的（3）和（4）；②有先兆偏头痛的（2）和（3）；③可通过服用曲普坦类或者麦角类药物缓解。

（4）不能用ICHD-3中的其他诊断更好地解释。

（五）紧张型头痛的确诊依据

紧张型头痛根据病史及临床表现，并排除颅颈部疾病如颈椎病、占位性病变、外伤、炎症等疾病后，通常可以确诊。

1. 偶发性紧张型头痛

（1）符合下述第（2）～（4）项的发作至少10次，平均每月发作时间＜1天（每年发作时间＜12天）。

（2）每次头痛发作持续30 min至7天。

（3）头痛具有至少2项以下特征：①双侧性；②压迫感或紧束感（无搏动性）；③轻或中度疼痛；④常规体力活动（如步行或上楼）不会加重头痛。

（4）以下2项均符合：①无恶心或呕吐；②不会同时兼有畏光和畏声。

（5）不符合ICHD-3其他诊断。

2. 频发性紧张型头痛

（1）符合下述第（2）～（4）项的发作至少10次，平均每月发作时间1～14天，持续至少3个月（12天≤每年发作时间＜180天）。

（2）每次头痛发作持续30 min至7天。

（3）头痛具有至少2项以下特征：①双侧性；②压迫感或紧束感（无搏动性）；③轻或中度疼痛；④常规体力活动（如步行或上楼）不会加重头痛。

（4）以下2项均符合：①无恶心或呕吐；②不会同时兼有畏光和畏声。

（5）不符合ICHD-3其他诊断。

3. 慢性紧张型头痛

（1）符合下述第（2）～（4）项的发作，平均每月发作时间≥15天，持续超过3个月（每年发作时间≥180天）。

（2）每次头痛发作持续数小时至数天，或长期持续无缓解。

（3）头痛具有至少2项以下特征：①双侧性；②压迫感或紧束感（无搏动性）；③轻或中度疼痛；④常规体力活动（如步行或上楼）不会加重头痛。

（4）以下2项均符合：①畏光、畏声和轻度恶心三者中最多只有1项；②既无中度或重度恶心，也无呕吐。

（5）不符合ICHD-3其他诊断。

4. 很可能的紧张型头痛

紧张型头痛样头痛，仅1项不满足上述紧张型头痛及其亚型的标准，且不符合其他头痛疾病的诊断标准。

（1）很可能的偶发性紧张型头痛：①偶发性紧张型头痛诊断标准中（2）～（4）项特征仅一项不满足；②发作不符合无先兆偏头痛诊断标准；③不能归因于其他疾病。

（2）很可能的频发性紧张型头痛：①频发性紧张型头痛诊断标准中（2）～（4）项特征仅一项不满足；②发作不符合无先兆偏头痛诊断标准；③不能归因于其他疾病。

（3）很可能的慢性紧张型头痛：①头痛平均每月发作≥15天，持续3个月以上，每年发作≥180天，且符合慢性紧张型头痛诊断标准的（2）、（3）项；②无畏光、畏声及轻度恶心症状，或仅有其一；③不能归因于ICHD-3其他诊断，但药物过量者符合药物过量性头痛任一亚型的诊断标准。

（六）丛集性头痛的确诊依据

1. 丛集性头痛

（1）符合下述第（2）（3）（4）项定义的发作5次以上。

（2）发生于单侧眼眶、眶上和（或）颞部的重度或极重度的疼痛，若不治疗则疼痛持续15～180 min。

（3）头痛发作时至少符合下列2项中的1项

1）至少伴随以下症状或体征（和头痛同侧）中的1项：①结膜充血和（或）流泪；②鼻充血和（或）流涕；③眼睑水肿；④前额和面部出汗；⑤瞳孔缩小和（或）上睑下垂。

2）烦躁不安或躁动。

（4）发作频率隔日1次至8次／日。

（5）不能用ICHD-3中的其他诊断更好地解释。

2. 发作性丛集性头痛

（1）发作符合丛集性头痛诊断标准，且在一段时间（丛集期）内发作。

（2）至少2个丛集期持续7天至1年（未治疗），且头痛缓解期≥3个月。

3. 慢性丛集性头痛

（1）发作符合丛集性头痛诊断标准以及下述第（2）项。

（2）至少1年内无缓解期或缓解期小于3个月。

4. 很可能的丛集性头痛

（1）符合丛集性头痛第（1）至（4）项中的3项，且不符合其中1项。

（2）不符合ICHD-3中其他头痛疾病诊断标准。

（3）不能用ICHD-3中的其他诊断更好地解释。

（七）继发性头痛的诊断要点

1. 归因于头颈部创伤的头痛 有明确的外伤史，头痛发生于外伤后或开颅术后。可表现为急性或慢性头痛。

2. 归因于头颈部血管性疾病的头痛 脑卒中（缺血性卒中、短暂性脑缺血发作、非外伤性颅内出血、脑静脉血栓形成）、血管畸形、动脉炎或动脉夹层等均可出现头痛。脑卒中患者起病突然，常伴有神经系统定位体征，头CT或MRI影像检查对诊断有重要价值，但其他血管疾患需要行血管造影才能明确诊断。

3. 归因于颅内非血管性疾病的头痛 可见于脑脊液压力增高或降低、颅内肿瘤、鞘内注射、痫性发作、Chiari畸形等原因。脑脊液压力增高者其头痛常伴有呕吐及视盘水肿，脑脊液压力降低者其头痛于平卧后可明显缓解或消失，腰椎穿刺可明确脑脊液压力。颅内肿瘤患者的头痛为逐渐加重，头CT或MRI影像检查能帮助诊断。

4. 归因于某种物质或物质戒断性头痛 应用或暴露于某种物质（NO供体、磷酸二酯酶抑制剂、CO、乙醇、食品成分或添加剂、大麻、组胺等）或物质戒断（咖啡因、阿片类药物、雌激素等）引起的头痛与该物质的应用或戒断有明确的时间关系。药物（止痛药、麦角胺、曲普坦类药物、阿片类药物等）过度使用也可引起头痛，其主要特征为：头痛每月超过15日，药物使用超过3个月（每月超过10日），停用药物后2个月内头痛缓解或恢复为原有发作形式。

5. 归因于感染的头痛 颅内感染（脑炎、脑膜炎、脑脓肿、硬膜下积脓）的头痛常伴有发热、脑膜刺激征，脑脊液或头颅影像检查有相应的表现。系统性感染（细菌、病毒）引起的头痛伴有发热等全身表现，感染控制后头痛消失。

6. 归因于内环境紊乱的头痛 缺氧和（或）高碳酸血症、高动脉压、甲状腺功能减退、透析后、禁食等都可引起头痛，通过病史或相应的辅助检查可明确。

7. 归因于头颅、颈、眼、耳、鼻、鼻窦、牙齿、口腔或其他头面部或颈部结构疾病的头痛或面痛 此类头痛有相应部位或结构疾患的表现、体征及辅助检查证据。以下为两种特殊类型的头痛。

（1）颈源性头痛：单侧自颈扩散到枕颞额的非搏动性头痛，持续时间不一，颈部活动或局部压迫可诱发；伴颈部活动受限，并可伴有恶心、呕吐、头晕、畏光、畏声、视物模糊及吞咽困难；对颈部结构或神经的封闭治疗有效。

（2）鼻腔内接触点头痛：为鼻腔内两个相对的黏膜表面接触所致。表现为眼眶周围及内眦或颞颧区的间歇性疼痛，程度可达中重度，鼻腔镜或CT或MRI影像检查可发现接触点，塞入浸有接触麻醉剂及减充血剂的棉球后5 min内可改善疼痛，解除接触后7日内疼痛明显改善。需排除急性鼻窦炎。该头痛表现类似无先兆偏头痛，并可与偏头痛共存，成为偏头痛的诱发及加重因素。

8. 归因于精神障碍的头痛 诊断首先应确定存在躯体化障碍或精神障碍，并排除其他原因所致的头痛。

五、鉴别诊断

临床上，多种疾病均可引起不同类型的头痛，根据发生的速度、疼痛部位、发生及持续的时间、疼痛程度、疼痛的性质及伴随症状等可对头痛加以鉴别诊断。

（一）偏头痛的鉴别诊断

偏头痛在临床诊疗中应与紧张型头痛和丛集性头痛相鉴别，详见表6-3。

（二）紧张型头痛的鉴别诊断

1. 与继发性头痛的鉴别 当患者出现预警征象时需进一步完善辅助检查，排除继发性头痛，同时需要注意与药物过度使用性头痛、缘于精神障碍

表 6-3 偏头痛与紧张型头痛和丛集性头痛的鉴别

鉴别要点	偏头痛	紧张型头痛	丛集性头痛
头痛位置	多单侧[a],通常是额颞部,有时是枕部或弥漫性	多双侧,颅周、双颞部或枕部	严格单侧,眶周和(或)颞部[b]
头痛性质	多为搏动性	压迫性或紧箍样	性质多样的剧痛
头痛程度	中重度	轻中度	重度或极重度
持续时间	4~72 h	30 min 至 7 天	15~180 min
伴随症状	多有恶心和(或)呕吐,畏光和畏声	无恶心和(或)呕吐,畏光或畏声可有一种	三叉神经自主神经症状[c]
日常活动的影响	加重头痛	多无影响	发作期烦躁不安

[a] 偏头痛可以是单侧痛(约占60%),也可以是双侧痛(约占40%)。
[b] 丛集性头痛可表现为颞部的剧痛,注意与继发性头痛鉴别。
[c] 三叉神经自主神经症状包括流泪、结膜充血、眼睑水肿、流汗、流涕、上睑下垂、瞳孔缩小等。

的头痛的鉴别和共病。

应避免过度诊断以下疾病:

(1)颈源性头痛。颈部检查可见异常(运动异常或肌肉压痛),如果头痛发生在颈部创伤后并持续3个月以上,则应使用"颈部挥鞭伤致持续性头痛"诊断。需注意紧张型头痛患者也可存在颈部不适及肌肉压痛。

(2)高血压引起的头痛。180/110 mmHg以下的慢性动脉高压一般不会引起头痛。

(3)因屈光不正引起的头痛。成人罕见,但有证据表明儿童有此症状。

(4)归因于鼻窦炎的头痛。

(5)枕神经痛。

2. 与原发性头痛的鉴别 偶发性及频发性紧张型头痛首先应与偏头痛相鉴别,鉴别点包括偏头痛可能存在先兆症状,日常体力活动会加重头痛,多伴随恶心、呕吐等症状。

此外,慢性紧张型头痛还应与新发每日持续性头痛(NDPH)和慢性偏头痛进行鉴别。NDPH的特点是存在明确的并能准确记忆的头痛起始时间,头痛在24 h内变为持续不缓解。慢性偏头痛虽然也可以表现为紧张型头痛样的头痛,但每个月至少有8天以上的头痛符合偏头痛特征。

(三)丛集性头痛的鉴别诊断

1. 与继发性头痛的鉴别 部分继发性头痛可以高度"模仿"丛集性头痛的症状,主要包括脑血管病(颈内动脉夹层、颅内动脉瘤、脑静脉血栓形成)、肿瘤(垂体瘤、催乳素瘤、脑膜瘤)及炎症(鼻窦炎、巨细胞动脉炎)。因此,对于主要表现为丛集性头痛样症状的患者,若存在非典型临床特征或规范治疗效果不佳时应排除继发性病因。

2. 与其他原发性头痛的鉴别 若患者病史典型,部分患者在首次就诊时即可确诊;但若患者病程短、发作次数少,则难以与其他原发性头痛相鉴别。偏头痛患者通常也表现为单侧头痛,主要呈搏动性头痛,伴恶心、呕吐,声、光刺激或日常活动均可加重头痛程度,处于安静环境、休息时可缓解。临床上部分丛集性头痛患者会共病偏头痛。

丛集性头痛属于三叉神经自主神经性头痛,其他三叉神经自主神经性头痛还包括阵发性偏侧头痛、短暂单侧神经痛样头痛发作及持续偏侧头痛。三叉神经系统和自主神经系统的同时激活是所有三叉神经自主神经性头痛的共同特征,表现为严格的单侧头痛伴有同侧颜面部自主神经症状和(或)烦躁不安。上述综合征在发作的持续时间和频率上各不相同(表6-4)。

六、治疗

(一)偏头痛的治疗

偏头痛的治疗目的是减轻或终止头痛发作,缓解伴发症状,预防头痛复发。治疗包括药物治疗和非药物治疗两个方面。

1. 非药物治疗

(1)心理支持:向患者宣讲偏头痛基础知识,消除患者的恐惧心理,增强患者治疗信心;与患者

表 6-4 丛集性头痛与其他三叉神经自主神经性头痛的鉴别

鉴别要点	丛集性头痛	阵发性偏侧头痛	SUNCT/SUNA	持续偏侧头痛
发作频率	隔日 1 次至 8 次 / 日	>5 次 / 日	至少 1 次 / 日	持续性
持续时间	15~180 min	2~30 min	1~600 s	常持续数月
吲哚美辛反应性	部分可缓解	完全缓解	不缓解	完全缓解

SUNCT，短暂单侧神经痛样头痛发作伴结膜充血和流泪；SUNA，短暂单侧神经痛样头痛发作伴头面部自主神经症状。

共同制订可行的治疗目标，避免患者产生过高的期望值，虽然偏头痛难以完全"治愈"，但通过科学的治疗计划，可以有效控制头痛发作频率；指导患者记录头痛日记，客观记录发作次数、用药情况、治疗反应以及头痛可能的诱发因素（如睡眠不足、压力、饮用红酒、饥饿、月经等），通过分析日记内容，帮助患者识别并避免诱发偏头痛的因素。

（2）行为干预：通过行为干预方式帮助患者建立健康的生活方式，以减少头痛发作的频率，这对于无法服药的患者（如儿童、孕妇）尤为重要。行为方式的调整措施包括：①规律的睡眠（按时就寝，避免睡眠过少或过多）；②饮食规律（避免少餐）；③保持规律的锻炼；④避免饮酒（尤其是红酒），减少咖啡的饮用；⑤对于易感患者，避免食用可能诱发头痛的食物，如味精、含酪胺的食物、巧克力等；⑥防止止痛药物的过度使用；⑦采用生物反馈治疗、压力管理或其他心理干预措施。

（3）物理治疗：包括针灸、生物反馈、经颅磁刺激、枕神经刺激等，能缓解患者部分临床症状。

2. 药物治疗

（1）急性发作期治疗：偏头痛急性发作期的治疗目标包括以下。①快速缓解头痛；②持续止痛，减少头痛复发；③恢复患者的功能；④减少不必要的医疗资源消耗。治疗药物应在头痛发作的早期使用，以提高疗效并降低头痛复发及不良反应的风险。若伴有严重的恶心、呕吐症状时，建议采用胃肠外给药。

由于患者偏头痛的发作频率、疼痛程度、耐受性以及伴随症状存在个体差异，因此，合理的分层和个体化治疗至关重要，治疗方案应根据患者的具体情况制订，并结合既往治疗的成功与失败经验。

偏头痛急性期的治疗药物分为非特异性药物和特异性药物两类。

非特异性药物包括：①非甾体抗炎药（NSAID），如对乙酰氨基酚、阿司匹林、布洛芬、萘普生等及其复方制剂；②巴比妥类镇静药；③可待因、吗啡等阿片类镇痛药及曲马多。

特异性药物包括麦角类药物（麦角胺、双氢麦角胺）和曲普坦类药物（舒马曲普坦、那拉曲普坦、利扎曲普坦、佐米曲普坦、阿莫曲普坦）。

1）轻至中度偏头痛：对于轻至中度偏头痛发作，首先推荐使用非甾体抗炎药（NSAID），如阿司匹林、萘普生、布洛芬或双氯芬酸等。如果这些药物治疗无效，可考虑使用偏头痛特异性治疗药物。阿片类药物（如哌替啶）虽然对偏头痛急性发作有效，但由于其具有成瘾性，不建议作为常规治疗选择。然而，在某些特殊情况下，例如患者存在麦角类药物或曲普坦类药物的禁忌（如心脏病、周围血管疾病或妊娠期偏头痛），哌替啶可以作为替代治疗，用于终止偏头痛急性发作。

2）中至重度偏头痛：对于中至重度偏头痛发作，建议直接使用偏头痛特异性治疗药物，以快速缓解症状。然而，如果患者以往对非甾体抗炎药（NSAID）反应良好，即使头痛较严重，仍可优先选择 NSAID。

麦角类药物（如麦角胺）是非选择性 5-HT$_1$ 受体激动剂，具有较长的半衰期和较低的头痛复发率，适用于发作持续时间较长的患者。曲普坦类药物（如舒马曲普坦）则是选择性 5-HT$_{1B/1D}$ 受体激动剂。此外，麦角胺与咖啡因的复方制剂也可用于治疗某些中至重度偏头痛发作。

需要注意的是，麦角类药物和曲普坦类药物的不良反应包括恶心、呕吐、心悸、烦躁、焦虑和周围血管收缩。长期大量使用可能导致高血压和肢体缺血性坏死。由于这些药物具有较强的血管收缩作用，因此严重高血压、心脏病患者以及孕妇应禁用。此外，如果麦角类或曲普坦类药物使用过于频繁（建议每周不超过 2~3 天），可能会引发药物过量使用性头痛。

3）偏头痛持续状态和严重偏头痛：可口服或肌内注射氯丙嗪（1 mg/kg）或静脉滴注促肾上腺皮质激素（ACTH）50单位（置于500 ml葡萄糖注射液内），或口服泼尼松10 mg、3次/日。对发作时间持续较长的患者应注意适当补液，纠正水及电解质紊乱。

如果患者头痛持续数天，伴有恶心或其他自主神经症状，且一线治疗药物效果不佳，临床医生首先要重新评估患者病情、审视诊断，排除类似偏头痛的其他继发性疾病（如蛛网膜下腔出血、脑膜炎）。在确认患者无其他继发性疾病后，可以选择以下措施：舒马曲普坦皮下注射，双氢麦角胺皮下或肌内注射，经鼻吸入布托啡诺，使用止吐栓剂，使用阿片类药物，注射止吐药物，短时大剂量类固醇激素（如泼尼松80 mg，使用2～3天）。如果上述措施仍无法终止发作，且患者无禁忌证，可以静脉注射双氢麦角胺治疗难治性偏头痛发作（偏头痛持续状态），注意在静脉注射双氢麦角胺前需行心电图检查，特别是有心脏病危险因素和年龄超过40岁的患者。

4）伴随症状：对于伴有恶心、呕吐者，建议联合使用止吐剂（如甲氧氯普胺10 mg肌内注射），严重呕吐者可给予小剂量奋乃静、氯丙嗪。对于伴有烦躁者可给予苯二氮䓬类药物帮助患者镇静和入睡。

（2）预防性治疗：预防性治疗适用于以下情况。①频繁发作，尤其是每周发作1次以上，严重影响日常生活和工作的患者；②急性期治疗无效，或因副作用和禁忌证无法进行急性期治疗者；③可能导致永久性神经功能缺损的特殊变异型偏头痛，如偏瘫型偏头痛、基底型偏头痛或偏头痛性梗死等。药物治疗应从小剂量单药开始，缓慢加量至合适剂量，同时注意监测副作用。目前预防性治疗只能减少发作频次、缩短发作病程和疼痛程度、提高急性期药物治疗的反应性、降低失能，并不能完全消除偏头痛发作。在确定一种药物的预防效果之前，服用时间至少1个月，避免频繁更换药物。有效的预防性药物治疗应持续6～12个月，之后可以逐渐减量或停药。如果症状反复，可重新启动之前的预防方案。若单药治疗无效，可考虑联合治疗。临床用于偏头痛预防的药物包括：β肾上腺素受体阻滞剂（普萘洛尔、美托洛尔）、钙离子拮抗剂（氟桂利嗪、维拉帕米）、抗癫痫药（丙戊酸、托吡酯、加巴喷丁）、抗抑郁药（阿米替林）、5-HT受体拮抗剂（苯噻啶）。

其他药物，如A型肉毒毒素作为慢性偏头痛的一线预防药物，仅对慢性偏头痛有确切的预防作用，其预防效果与托吡酯相当，副作用较少，患者的耐受性良好。一般间隔12周后可重复注射一次，至少需要2～3个治疗周期才能取得满意效果。

（二）紧张型头痛的治疗

1. 非药物治疗

（1）综合物理疗法：包括电针灸、神经肌肉电刺激、电兴奋疗法、经络导平治疗以及按摩推拿等方法，可有效改善紧张型头痛的症状。

（2）放松疗法：放松疗法是一种辅助治疗手段，通过主观想象和客观措施，帮助患者达到肌肉松弛、精神安定、减轻焦虑的状态。具体方法包括：①训练正确的姿势，包括坐位、站立、睡眠及工作时颈部和头部的姿势；②在家中练习改善头部位置，进行俯卧练习，加强颈后部肌肉的动作；③对背部和肩部进行2 min的中至深度按摩，被动伸展斜角肌、斜方肌上部、肩胛提肌和胸肌，持续5 min；④放松疗法是心理行为治疗的重要组成部分，可显著缓解由精神因素引起的神经性头痛、偏头痛、失眠症、焦虑症、抑郁症和神经衰弱等。

2. 药物治疗

（1）急性发作期治疗：对于头痛症状持续时间较长或症状严重的紧张型头痛患者，建议采用放松疗法与药物联合治疗。药物选择多为温和的非麻醉性止痛药，主要是非甾体抗炎药（NSAID），如对乙酰氨基酚、阿司匹林、双氯芬酸、酮洛芬、布洛芬或萘普生。此外，麦角胺或二氢麦角胺也可用于治疗。如果短期用药难以缓解，应结合非药物治疗和预防性用药。

（2）预防性治疗：对于频发性和慢性紧张型头痛，应采用预防性治疗，原则如下：①起始剂量小；②缓慢加量（通常1周加量1次）至最小有效剂量；③起始后维持2～4周；④判定药物是否有效，应足量治疗至少4～8周；⑤同时治疗焦虑、抑郁等伴发疾病。

一线药物：阿米替林是唯一被多项临床研究证实有效的药物。用法：睡前1～2 h服用，起始剂量10～25 mg，每周加量10～25 mg，有效剂量通常为

30～75 mg。如剂量较大，可分2次服用。

二线药物：5-羟色胺和去甲肾上腺素再摄取抑制剂（serotonin and noradrenaline reuptake inhibitor, SNRI），如米氮平（15～30 mg/d）、文拉法辛（37.5～225 mg/d）。

三线药物：其他三环类抗抑郁药，如氯米帕明（50～100 mg/d）、马普替林（30～150 mg/d）、米安色林（20～60 mg/d）。

其他药物：选择性5-羟色胺再摄取抑制剂（selective serotonin reuptake inhibitor, SSRI），如氟西汀（10～20 mg/d），其疗效尚未明确证实，不建议常规使用；肌肉松弛剂，如盐酸乙哌立松、巴氯芬，其疗效尚未明确证实，不建议常规使用；失眠患者可给予苯二氮䓬类药物，如地西泮口服。

预防性用药应每6～12个月尝试减量或停药。对于需要长期预防性用药的患者，需耐心解释长期用药和联合非药物治疗的重要性。

（三）丛集性头痛的治疗

丛集性头痛的治疗主要分为急性期治疗和预防性治疗。预防性治疗药物（糖皮质激素除外）通常需要滴定剂量，以平衡疗效、副作用和耐受性。预防性治疗应覆盖整个丛集期，丛集期结束后应停药。

1. 急性期治疗 急性期治疗的目标是快速缓解头痛发作，常用方法包括以下。

（1）吸纯氧：通过储氧面罩吸入纯氧，流量为6～12 L/min，持续10～15 min。

（2）佐米曲普坦（喷鼻）：推荐起始剂量为2.5 mg，只在一个鼻孔里使用一次性剂量。

（3）佐米曲普坦（口服）：口服5 mg或10 mg佐米曲普坦。

（4）利多卡因（滴鼻）：使用4%～10%利多卡因1 ml经患侧鼻孔滴入。

（5）奥曲肽（皮下注射）：皮下注射100 μg奥曲肽。

2. 预防性治疗 预防性治疗的目标是减少丛集性头痛的发作频率和严重程度，常用药物和方法包括以下。

（1）维拉帕米：多数患者的有效剂量为240～360 mg/d。通常在使用后2～3周起效。

（2）糖皮质激素：多数患者对糖皮质激素反应良好，且起效迅速。目前尚无最佳给药方式的证据。一种常用方案是：泼尼松60 mg，每日1次，连续使用5天，随后每天减量10 mg直至停用。维拉帕米联合糖皮质激素是常用的预防方案。

（3）华法林：每天口服，维持国际标准化比值（INR）在1.5～1.9。

（4）锂剂：常用维持剂量为900 mg/d。由于锂剂的治疗窗较窄，通常用于其他药物无效或有禁忌的慢性丛集性头痛患者。

（5）其他治疗：①口服药物，如托吡酯、丙戊酸钠、褪黑素；②神经阻滞，如枕大神经阻滞；③神经刺激，如蝶腭神经节刺激。

第七章 视觉障碍

视觉障碍（disturbance of vision）可由视觉感受器至枕叶皮质中枢之间的任何部位受损引起，导致对外界事物的视觉辨识能力降低或丧失。视觉障碍常伴神经疾病，常由良性或可治性疾病所致，但亦可以是失明或危及生命的疾病的首发体征。因此评价视觉障碍必须考虑到系统性原因，以免漏诊。

一、类型与病因

（一）视力障碍

视力障碍是指单眼或双眼全部视野的视力下降或丧失，可分为单眼视力障碍及双眼视力障碍两种。

1. 单眼视力障碍

（1）突发视力丧失：突发视力丧失可能由以下两种情况引起。

1）眼动脉或视网膜中央动脉阻塞：这种情况下，患者可能因动脉阻塞导致视网膜急性缺血缺氧，从而出现视力急剧下降甚至丧失。视网膜中央动脉阻塞（central retinal artery occlusion，CRAO）是一种急性缺血性卒中，可导致严重的视力损害。

2）一过性单眼视力障碍：又称为一过性黑矇，患者单眼突然出现短暂性视力减退或缺失，病情进展迅速，通常在几秒钟内达到高峰，持续1～5 min后进入缓解期，并在10～20 min恢复正常。这种情况多见于颈内动脉系统的短暂性脑缺血发作（TIA），提示可能存在颈内动脉狭窄或栓塞。

（2）进行性单眼视力障碍：进行性单眼视力障碍是一种视力在短时间内（数分钟至数小时）持续恶化并迅速达到高峰的病变，若未能及时治疗，通常会导致不可逆的视力损害。其常见原因包括以下几种。

1）视神经炎：视神经炎是一种视神经的炎症性疾病，通常表现为亚急性起病，单侧视力逐渐减退，可能伴有眼球运动时疼痛。部分患者可能会经历复发和缓解的过程。

2）巨细胞动脉炎：巨细胞动脉炎是一种主要影响头部和颈部大动脉的炎症性疾病，常导致视神经前部供血动脉闭塞，从而引起单眼失明。患者可能伴有头痛、咀嚼时疼痛、颞动脉压痛等症状。

3）视神经压迫性病变：视神经压迫性病变通常由肿瘤等压迫性病变引起，早期可能表现为视野缺损，随后逐渐出现视力障碍甚至失明。其中，Foster-Kennedy综合征是一种特殊类型，由额叶底部肿瘤引起，表现为同侧视神经萎缩和对侧视盘水肿，患者还可能伴有同侧嗅觉缺失。

2. 双眼视力障碍

（1）一过性双眼视力障碍：这种情况多由双侧枕叶视皮质的短暂性脑缺血发作引起。患者起病急骤，双眼视力在数分钟到数小时内突然下降，甚至出现视野缺损，但通常会在数小时后自行缓解。如果视力障碍是由双侧枕叶皮质视中枢病变引起的，这种情况称为皮质盲（cortical blindness）。皮质盲的特征是双眼视力下降甚至完全丧失，但眼底检查正常，双眼瞳孔对光反射也正常。

（2）进行性双眼视力障碍：这类视力障碍起病较慢，病情逐渐加重，最终可能导致视力完全丧失。常见原因包括：①原发性视神经萎缩；②颅内压增高引起的慢性视盘水肿；③中毒或营养缺乏性视神经病变，如乙醇或甲醇中毒、重金属中毒，以及维生素B_{12}缺乏等。

（二）视野缺损

视野是指当眼球平直向前注视某一点时所能看到的全部空间范围。视野缺损是指视野的某一区域出现视力障碍，而其他区域的视力保持正常。常见的视野缺损类型包括偏盲和象限盲等。

1. 双眼颞侧偏盲 双眼颞侧偏盲通常由视交叉中部的病变引起。在这种情况下，双眼鼻侧视网膜发出的纤维受损，导致双眼颞侧半视野出现视力障碍，而鼻侧半视野的视力保持正常。这种视野缺损常见于垂体瘤和颅咽管瘤等病变。

2. 双眼对侧同向性偏盲 双眼对侧同向性偏盲是指双眼病灶对侧半视野出现视力障碍，而同侧半视野的视力保持正常。这种视野缺损可能由视束、外侧膝状体、视辐射或视皮质的病变引起，导致双眼病灶同侧视网膜发出的纤维受损。当枕叶视皮质受损时，患者视野的中心部分（黄斑区）通常会保留，这种现象称为黄斑回避（macular sparing）。其原因可能是黄斑区的部分视觉纤维具有双侧投射，且视皮质的黄斑区纤维接受大脑前循环和后循环的双重血液供应。

3. 双眼对侧同向上象限盲及双眼对侧同向下象限盲

（1）双眼对侧同向上象限盲：主要由颞叶后部病变引起，表现为病灶对侧半视野的上半部分出现视力障碍。

（2）双眼对侧同向下象限盲：主要由顶叶病变引起，表现为病灶对侧半视野的下半部分出现视力障碍。

这两种视野缺损常见于颞叶或顶叶的肿瘤、血管病变等。

二、症状

（一）核心视觉症状

1. 视力下降 表现为远视力或近视力减退，部分患者无法通过光学矫正（如眼镜）恢复至正常范围。

（1）急性视力减退：数小时至数日内急剧恶化，常见于视神经炎、视网膜中央动脉阻塞等。

（2）渐进性视力减退：慢性发展，见于屈光不正未矫正、青光眼、黄斑变性等。

2. 视野缺损

（1）类型：中心暗点、管状视野（视野半径 < 20°）、偏盲（如脑梗死导致的同侧偏盲）。

（2）特点：部分患者视野缩小至5°以下（正常约200°），可能伴随物体识别困难。

3. 视物变形与异常

（1）物体呈现扭曲、拉长、变大或变小（如黄斑病变患者）。

（2）复视（重影）、眼前固定或飘动的黑影（如视网膜脱离、玻璃体混浊）。

4. 光觉与色觉异常

（1）光敏感度下降：如夜盲（视网膜色素变性、维生素A缺乏）或眩光耐受性降低。

（2）色觉障碍：色弱、色盲，或特定颜色识别困难（如皮质色盲）。

（二）伴随症状与并发症

1. 神经及眼部不适

（1）头痛、眼痛（如青光眼急性发作、视神经炎）。

（2）眼球运动痛（视神经脊髓炎、多发性硬化）。

2. 功能性障碍

（1）视觉处理障碍：物体识别困难、空间定位错误（脑视觉障碍）。

（2）阅读与书写困难：因视野缺损或注意力分散导致。

3. 全身性症状 恶心、呕吐（青光眼急性期、偏头痛相关视觉障碍）。

（三）特殊类型临床表现

1. 皮质盲 视觉中枢损伤导致的全盲，瞳孔对光反射正常，常伴视觉记忆障碍（如Charcot-Wilbrand综合征）。

2. 功能性视觉障碍 癔症性失明或伪盲，无器质性病变证据，需排除心理因素。

3. 视觉失认症

（1）相貌失认：无法识别熟悉面孔。

（2）同时性失认：无法理解复杂图像的整体意义（如无法判断棒球练习中投球方向）。

三、诊断步骤

（一）病史采集

1. 发病年龄 部分遗传性疾病在儿童时期即可发病，而视神经炎和多发性硬化通常在年轻时发病。相比之下，缺血性视神经病变和卒中等疾病则多见于老年人。

2. 发病方式及病程进展 需了解患者是急性发作、进行性加重、反复发作，还是一过性或持续性病程。一过性视觉丧失可能与短暂性眼部缺血

（如视网膜动脉痉挛或栓塞）、开角型青光眼或偏头痛有关。持续性视觉丧失则常见于缺血性视神经病变、压迫性病变或感染性视神经炎。急性发作性视觉丧失是缺血性视神经病变的特征，而数日内急性起病则提示视神经炎。中毒性或营养性疾病引起的亚急性视觉丧失可能在数周到数月内逐渐出现，而压迫性病变则可能导致数月甚至数年的慢性进行性视觉丧失。

3. **视觉丧失的类型** 需判断是单眼还是双眼受累，以及视力损害是否比色觉损害更严重。视交叉以前的病变（包括眼内疾病和视神经病变）通常累及单眼。脱髓鞘疾病和压迫性损害常以色觉受损为主，而视力相对保留。如果视力严重受损，需考虑视神经病变。获得性蓝黄色盲则提示视网膜病变。

4. **颜色饱和度或鲜明度降低** 颜色饱和度或鲜明度降低可能是视神经疾病的早期体征，需进行色觉检查。双眼异常可能为先天性色盲（多见于男性），而单眼色盲或色弱则提示单侧视神经功能障碍。

5. **视野缺损** 同向性偏盲患者常主诉单眼颞侧视野丧失，但典型情况下，对侧眼鼻侧视野也可能受损，因此需分别检查双眼。外侧膝状体前病变常表现为感知性偏盲，而外侧膝状体后病变引起的同向性偏盲则多为非感知性。

6. **一过性视觉丧失** 一过性视觉丧失可分为两大类：缺血性和偏头痛相关。主要依据视觉丧失的表现形式（失明或模糊）来区分。缺血性通常表现为阴性（视野变暗或失明），而偏头痛相关则为阳性（如城堡式光点、光谱色、闪光等）。偏头痛的视觉症状通常发生在双眼，且无论睁眼或闭眼均存在。

7. **视觉丧失的突发性** 当患者出现突发性视觉丧失时，需区分是视觉丧失的突然发现，还是真正的突发性视觉丧失。

8. **伴随症状** 伴随症状可分为两类：解剖相关症状和系统性疾病相关症状。

（1）解剖相关症状：如左侧偏瘫伴右眼一过性黑矇提示高度颈动脉狭窄，或眼运动时疼痛（动眼痛）提示视神经炎。

（2）系统性疾病相关症状：如颞动脉炎或急性播散性脑脊髓炎（acute disseminated encephalomyelitis, ADEM）的伴随症状，包括下颌间歇性缺血、头皮压痛等。伴随症状常与主要症状相关，例如动眼痛是视神经炎的特征，而持续性闪光幻视和视物变形则提示视网膜病变。神经系统疾病引起的视觉丧失通常伴有神经系统症状和体征，如颅内压升高引起的头痛和呕吐，或卒中引起的对侧肢体瘫痪。颞区疼痛和压痛则是颞动脉炎的典型体征。

9. **系统回顾** 系统回顾对于视觉丧失患者非常重要，尤其是系统性症状对诊断有帮助。

（1）系统性症状：如巨细胞动脉炎（giant cell arteritis, GCA）的症状多见于50岁以上患者，包括头痛、头皮压痛、下颌间歇无力（咀嚼时疼痛或无力）、风湿性多肌痛、体重减轻、疲劳、全身不适、发热和夜间出汗。

（2）垂体功能障碍症状：可出现在任何年龄的视觉丧失患者中，需特别注意。

10. **既往病史** 了解患者是否有高血压、糖尿病、甲状腺功能亢进、维生素缺乏、风湿性心脏病、梅毒等病史。对于考虑视交叉病变的患者，还需询问是否存在月经不规则、早闭经、性欲减退（男性或女性）、勃起功能障碍、泌乳症、手脚大小改变、面部异常或对冷热的感知异常。

11. **药物使用史** 了解患者是否使用可能导致药源性眼病的药物，如氯丙嗪、乙胺丁醇或抗肿瘤药物。详细询问用药情况对视觉症状的评估至关重要。虽然近期用药变化最为相关，但某些药物（如胺碘酮和乙胺丁醇）可能在用药数月后才引起毒性视神经病变。此外，肝肾功能改变可能导致原本治疗剂量的药物变得有毒。长期使用洋地黄也可能出现毒性反应。某些降压药物可能因血压下降而诱发非动脉炎性前部缺血性视神经病变。在询问药物使用情况时，需明确药物剂量、近期剂量变化、用药时长以及具体药物名称，包括痤疮治疗药、避孕药、非处方药或补充剂。

（二）神经眼科检查

1. **视力检查** 视力即视敏度，主要反映黄斑区的视功能。可分为远、近视力，后者为阅读视力。日常屈光状态下不戴镜所测得的视力称为裸眼视力，验光戴镜后的视力称为矫正视力。神经眼科医生应关注患者的最佳矫正视力。如果患者的视力能够被矫正至正常，则无须再考虑神经眼科疾病，而应该考虑屈光不正或屈光间质异常。若患者超过50岁，必须戴+2.0或+3.0镜片，其视敏度经孔观看可以改善时，则属屈光或眼问题，由眼介质（晶状体、玻璃体）病变引起，如白内障、散光。

2. 色觉检查 色觉检查是评估视觉功能的重要手段，尤其在诊断视神经疾病、视交叉病变以及颞枕叶病变中具有重要意义。大多数视神经疾病和视交叉病变患者会出现明显的色觉障碍，而颞枕叶病变也可能导致色觉感知异常。因此，色觉障碍的存在往往支持视神经疾病的诊断。

在国际上，Ishihara假同色图是常用的色觉检查工具，通过测试患者对特定图案的识别能力来判断是否存在色觉异常。国内也有类似的色盲检查图可供使用。此外，还可以采用双眼饱和度比较的方法来检测色觉障碍。具体操作是让患者双眼分别注视一个鲜艳的纯色物体，通过比较双眼观察到的颜色饱和度，判断是否存在异常。例如，如果一只眼睛观察到的颜色饱和度为100%，而另一只眼睛仅为50%，则提示可能存在色觉问题。这种方法对于检测轻微色觉障碍尤其有效，因为即使在色盲检查图上表现正常，饱和度比较也可能揭示潜在的异常。

3. 视野检查 视野是指眼向正前方固视时所见的空间范围，相对于视力的中心视敏度而言，它反映了周边视敏度。距注视点30°以内范围的视野称为中心视野，30°以外范围的视野称为周边视野。世界卫生组织规定视野半径≤10°者，即使视力正常也属于盲。许多眼病及神经系统疾病可引起视野的特征性改变，所以视野检查对其诊断有重要意义。

常用的视野检测方法为床旁面对面视野检测法、Humphrey静态视野计及Goldmann动态视野计检测。视野计检测比面对面视野检测法得到的结果更加精确。视野检查对于疾病的诊断和评估至关重要，某些特征性的视野缺损甚至可以指向特定的疾病。

（1）缺血性视神经病变：典型视野改变为与生理盲点相连的绕过中心注视点的象限盲，也可能表现为上半部分或下半部分视野缺失。

（2）鞍区占位压迫视交叉：可导致双眼颞侧偏盲。

（3）视束、外侧膝状体、视辐射或枕叶病变：可引起双眼同向偏盲或象限盲。

（4）Leber遗传性视神经病变：典型视野改变为中心大暗点。

（5）颅内高压引起的视盘水肿：早期表现为双眼生理盲点扩大，后期可能出现双眼周边视野缺损（管状视野）。

（6）视神经炎：其视野缺损没有固定模式，可能表现为多种多样的视野改变。

4. 瞳孔检查 瞳孔检查在诊断传入性视觉障碍疾病中具有重要意义，主要通过检测是否存在相对性传入性瞳孔障碍（relative afferent pupillary defect, RAPD）来评估视神经功能。RAPD是单侧或不对称性视神经病变的重要体征。

在暗室中，嘱患者注视远处，用手电筒的光在左右眼之间交替照射，每只眼照射2~3 s，观察瞳孔的变化（缩小或放大）。正常情况下，光照时瞳孔会缩小，移开光源时瞳孔会放大。

在单侧或不对称的视神经病变中，当光照至患侧眼或损伤更严重的眼时，传入中脑瞳孔运动中枢的刺激减少，导致双眼的瞳孔对光反射减弱，表现为瞳孔变大而非缩小。如果双侧视神经损伤程度相同，则不会出现RAPD阳性。RAPD阳性提示视神经病变、视交叉疾病或严重的视网膜病变（如视网膜脱离）。

在角膜病变、白内障、大部分视网膜病变、外侧膝状体及外侧膝状体之后的视路病变以及伪盲患者中，RAPD通常为阴性。值得注意的是，Leber遗传性视神经病变患者即使单眼受累或双眼受累程度不同，也通常表现为RAPD阴性，其具体机制尚未完全明确。

RAPD检查是评估视神经功能的重要手段，阳性结果提示视神经或视路的病变。然而，Leber遗传性视神经病变患者常因RAPD阴性而被误诊为心因性视力下降，因此在临床诊断中需综合考虑其他检查结果以避免误诊。

5. 眼底检查 眼底检查是评估视神经、视网膜和黄斑等结构的重要手段，能够发现多种眼部及全身性疾病的眼底表现。以下是眼底检查的主要观察内容及其临床意义。

（1）视盘病变

1）视盘水肿：表现为视盘边界模糊、隆起，视网膜静脉迂曲扩张，常见于颅内压增高等情况。

2）视盘苍白：提示视神经萎缩，可能由视神经病变（如缺血性视神经病变、视神经炎）、视神经压迫或长期视神经损伤引起。

（2）黄斑病变

1）黄斑变性：表现为黄斑区色素沉着、变性或萎缩，常见于年龄相关性黄斑变性（age-associated macular degeneration，AMD）。

2）黄斑樱桃红斑：视网膜中央动脉阻塞时，黄斑区可能出现樱桃红斑，周围视网膜苍白，提示黄斑区相对充血。

（3）视网膜病变

1）视网膜渗出：表现为棉絮状渗出斑，常见于高血压、糖尿病等全身性疾病，提示视网膜缺血或微血管病变。

2）视网膜出血：可能由视网膜静脉阻塞、糖尿病视网膜病变等引起，表现为视网膜出血或玻璃体出血。

3）视网膜脱离：眼底检查可见视网膜脱离区域，表现为视网膜下液体积聚，视网膜呈波浪状隆起。

（4）视网膜血管异常

1）视网膜动脉阻塞：表现为视网膜苍白，黄斑区樱桃红斑，提示视网膜缺血。

2）视网膜静脉阻塞：静脉迂曲扩张，视网膜出血，提示静脉回流受阻。

3）栓子：眼底检查可发现栓子，如钙化栓子（可能来源于心脏）或胆固醇栓子（可能来源于颈动脉或主动脉弓），提示一过性视力丧失的潜在原因。

（5）角膜或晶状体病变：角膜混浊或晶状体病变（如白内障）可能影响眼底检查的清晰度，导致视力减退。在扩瞳状态下，可更清晰地观察眼底，明确视盘或黄斑中心视觉丧失的原因，例如：

1）原发性视神经病变，可见视盘水肿或视盘萎缩。

2）视网膜病变，如视网膜中央动脉及其分支梗死、视网膜静脉阻塞、视网膜脱离，或年龄相关性黄斑变性。

（6）系统性炎症性疾病：某些系统性炎症性疾病（如感染、梅毒、结节病）可引起视网膜动脉或静脉鞘血管炎，以及渗出物沉积，眼底检查可发现这些特征性改变。

6. 光学相干断层成像 光学相干断层成像（optical coherence tomography，OCT）是一种基于光学相干原理的成像技术，能够获取高分辨率、无创性的视网膜组织图像，类似于活体视网膜的"CT扫描"。OCT检查无需侵入性操作，对患者安全无害。能够提供视网膜各层的详细结构信息，分辨率接近组织病理学水平。通过测量视网膜神经纤维层（retinal nerve fiber layer，RNFL）和神经节细胞复合体（ganglion cell complex，GCC）的厚度，为视神经损伤的诊断和随访提供客观依据。

（1）视网膜病变的诊断：OCT能够清晰显示视网膜各层的结构变化，帮助神经眼科医生快速排除或诊断多种视网膜疾病，如黄斑变性、视网膜脱离、视网膜血管阻塞等。

（2）视神经损伤的评估：OCT可以定量分析视网膜神经纤维层（RNFL）和黄斑区神经节细胞复合体（GCC）的厚度。RNFL和GCC厚度的变薄通常提示视神经损伤，但这种变化多发生在视神经损伤的急性期之后。在急性期，视神经病变或颅高压引起的视盘水肿可能表现为RNFL的增厚。

7. 视觉诱发电位 视觉诱发电位（visual evoked potential，VEP）是通过视网膜受到光刺激后，在大脑枕叶视皮质诱发的电生理反应。VEP的异常表现可以作为诊断视神经疾病的重要客观依据之一。

VEP包括图形VEP（P-VEP）和闪光VEP（F-VEP）。前者的刺激为翻转的棋盘格，后者的刺激为闪光。前者使用于视力＞0.1的患者，后者使用于视力＜0.1的患者和配合差的患者。前者观察P100波的振幅和峰时，后者观察P2波的振幅和峰时。无论是哪种VEP，振幅降低反映视神经轴索病变，峰时延迟反映视神经髓鞘病变。F-VEP在不同患者之间的差异较大，故首选P-VEP。VEP双眼对比意义更大。VEP的传导通路包括视网膜、视神经、视辐射、枕叶视皮质，所以，VEP异常并不一定是视神经疾病造成。如VEP异常有可能由视网膜（黄斑）疾病造成，此时需结合病史及其他眼科检查综合判断。

（三）神经影像检查

在评估患者的视觉障碍时，需根据具体情况选择头部磁共振成像（MRI）或眼眶MRI检查。影像学检查对于发现潜在病因和辅助诊断具有重要意义。

对于头部MRI，我们需要注意观察可以引起视觉障碍的异常表现。例如，鞍区是否存在占位性病变（垂体瘤和颅咽管瘤较为常见）；外侧膝状体、视辐射或视觉皮质是否有病变（如枕叶梗死、累及枕叶的克-雅病）；空泡蝶鞍可为颅高压的征象；眶尖及海绵窦是否有明显的病变（注：微小的病变需要从眼眶MRI上才能观察到）。

对于眼眶MRI，建议同时行平扫和增强扫描，需要注意观察以下异常表现：视神经是否增粗或萎缩，视神经是否存在T2异常高信号或T1异常强化灶，鞍区、眶尖及海绵窦是否有病变。视神经炎在急性发作期常可以表现为患侧视神经增粗、T2高信号伴 T1 异常强化，后期表现为视神经萎缩。其他视神经疾病也有各自相应的表现，但是，不同病因的视神经疾病可以有相同的影像学表现，同一种病因的视神经疾病也会出现多种影像学表现，因此，视神经的影像学检查仅能作为辅助疾病诊断的一部分，不能单独用于确诊。

（四）短暂性单眼视力丧失的诊断

短暂性单眼视力丧失（transient monocular visual loss，TMVL）是指单眼视力突然丧失，通常持续时间较短，可能完全或部分恢复。TMVL 的病因多种多样，主要包括血管性病因、眼部疾病和视神经病变。

1. 血管性病因 血管性一过性黑矇是 TMVL 的主要原因之一，通常表现为急性、单眼视力丧失，可部分或完全失明，持续时间多为数分钟。其常见病因包括以下。

（1）颈动脉病变：颈总动脉或颈内动脉的病变常导致栓子进入视网膜循环，引起 TMVL。患者通常会看到视野中出现黑影或暗影，这些症状会在数分钟后消失。在某些情况下，眼底检查可能发现栓子通过视网膜微动脉。

（2）视网膜或脉络膜低灌注：当颈动脉严重狭窄时，可能导致视网膜或脉络膜的低灌注，从而引发一过性视力丧失。这种视力丧失可能持续数分钟到数小时，且可能伴有阳性视觉现象（如闪光、暗点等）。低灌注可能由体位改变（如突然站起）或视网膜需氧增加（如暴露在强光下）引起。

（3）慢性眼低灌注：慢性眼低灌注可能导致视网膜光感受器层的色素再生延迟，从而引起视觉模糊。这种模糊可能在视觉色素再生后逐渐改善，同时患者可能出现暗适应受损。

（4）静脉淤滞性视网膜病变或缺血性眼综合征：这些病变可能导致眼内新生血管形成，进一步加重视力损害。

TMVL 的自然病程因患者年龄和病因而异。其主要的即刻并发症是不可逆性视力丧失，通常由视网膜中央动脉及其分支阻塞引起。此外，对于颈动脉阻塞患者，TMVL 可能预示脑梗死的发生。动脉粥样硬化性颈动脉病变患者出现 TMVL 时，也提示存在系统性动脉粥样硬化，这类患者发生血管性死亡的风险较高。尽管视网膜短暂性缺血发作（TIA）的预后通常优于半球性 TIA，但其仍带来较高的同侧卒中风险，尤其是当存在高度狭窄时。因此，对于 TMVL 患者，应立即进行神经学检查。

TMVL 患者的死亡风险约为每年 4%，主要与心肌梗死有关。此外，对于所有年龄超过 60 岁的 TMVL 患者，应考虑巨细胞动脉炎的可能性，并进行红细胞沉降率（ESR）和 C 反应蛋白（CRP）检查。

2. 眼部疾病 眼部疾病也是 TMVL 的常见病因，包括以下几种情况。

（1）前房相关病变

1）干眼：由于泪液分泌不足或泪液蒸发过快，导致角膜表面干燥，引起视力模糊。

2）圆锥角膜：角膜中央变薄并向前凸起，导致视力下降，可能伴有单眼视力丧失。

3）前房积血：眼部外伤或手术后，前房内积血可能遮挡光线，导致视力下降。

4）闭角型青光眼：眼内压急剧升高，导致视神经受损，出现视力下降或视野缺损。

（2）视网膜病变

1）视网膜脱离：视网膜从其正常位置脱落，导致视力急剧下降，可能伴有闪光、黑影等症状。

2）视网膜血管阻塞：视网膜动脉或静脉阻塞，导致视网膜缺血或出血，引起视力丧失。

3. 视神经病变 视神经病变也是 TMVL 的重要病因，常见原因包括以下。

（1）视盘水肿：颅内压（intracranial pressure，ICP）升高或视盘异常可能导致视神经乳头受压，引起一过性视力模糊。这种情况下，视力模糊可能是颅内压升高的唯一表现。

（2）视神经胶状体：视神经内的胶状体病变可能导致视力模糊，通常为一过性。

（3）先天性视盘异常：某些先天性视盘异常可能导致视力模糊，尤其是在特定情况下（如体位改变）。

（4）视神经压迫：当视神经受到压迫时，可能出现凝视诱发的 TMVL。

（5）Uhthoff 现象：在基础脱髓鞘视神经病变（如多发性硬化）患者中，发热或运动可能导致视力模糊加重，这种现象称为 Uhthoff 征。通过观察伴随症状、体征及眼底表现，可以识别这一现象。

4. 其他原因

（1）一过性视物模糊（transient visual obscuration，TVO）：以短暂视物模糊和目眩为特点，通常由体位改变（如弯腰）激发。其主要原因是视盘水肿或颅内压升高累及视神经乳头。TVO可能是颅内压升高的唯一表现，因此颅内压升高是其最可能的原因。

（2）其他典型原因：包括复发性闭角型青光眼、视盘胶状体病变、眶内肿瘤等。这些病变可能导致视力模糊加重，需结合临床表现进行鉴别诊断。

（五）短暂性双眼视力丧失的诊断

短暂性双眼视力丧失（transient binocular visual loss，TBVL）通常提示视皮质异常。其常见原因包括偏头痛、脑血管事件、颅内高压等。

1. 偏头痛相关性双眼视力丧失 短暂性双眼视力丧失最常与偏头痛的前驱期或先兆期相关。患者通常会注意到视野中出现同向性盲点，这些盲点被锯齿状发光边缘包围，持续数分钟后逐渐扩大并最终消失。偏头痛引起的视力丧失通常发生在受累半侧视野的对侧，可能表现为完全性同向偏盲或严格的单眼颞侧偏盲。然而，视野检查可能证实为同向性视野缺损。值得注意的是，部分偏头痛患者可能仅有视觉先兆而无头痛表现。

偏头痛的视觉症状通常持续数分钟，具有典型的表现形式，并可能伴有阳性视觉现象（如闪光、暗点等）。与缺血性偏盲（如由脑血管事件引起）相比，偏头痛的视觉症状持续时间更长，且具有定型性质。

2. 脑血管事件相关性双眼视力丧失 在老年患者中，一过性、完全性双眼视力丧失可能提示基底动脉或大脑后动脉的短暂性脑缺血发作（TIA）。TIA的表现为一过性同向偏盲，与偏头痛引起的视力丧失不同，缺血性偏盲起病更为突然，且可能伴有头痛，头痛部位常与视力丧失的部位一致。

3. 颅内高压相关性双眼视力丧失

（1）特发性颅内高压：特发性颅内高压（也称为自发性颅内高压）可导致视盘水肿，多见于女性，尤其是肥胖女性，平均发病年龄为30岁。继发性颅内高压可能由多种原因引起，包括脑静脉血栓、脑肿瘤、脑积水、肺心病、静脉高压、甲状旁腺功能减退、感染、生长激素失衡、维生素A补充过多等。

颅内高压引起的视力障碍通常表现为一过性黑矇，随后逐渐发展为视力减退甚至失明。眼底检查可见视盘边缘模糊、自发性静脉搏动消失、生理盲点扩大、视盘周围出血或棉絮样斑点渗出、视盘表面毛细血管扩张以及视盘上及其周围较大血管不清晰。荧光血管造影也有助于诊断。急性颅内高压可能无明显的视盘水肿表现。

（2）视盘水肿与视力损害：视盘水肿患者的视力通常保持正常，但若出现视力损害，常提示视神经病变的可能。当颅内高压引起视盘水肿时，需积极去除致病因素并缓解颅内高压，以防止进一步视力损害。

4. 其他少见原因 短暂性双眼视力丧失的其他少见原因包括以下情况。

（1）基础视盘水肿：可导致双侧一过性视觉模糊，尤其在儿童中，头部外伤可能是诱因。

（2）高血压性脑病：可引起视力丧失。

（3）妊娠毒血症：与视力丧失相关。

（4）药物毒性：某些治疗性药物（如环孢素）可引起大脑性失明，持续时间可能为数小时或数日。

（六）急性持续性单眼视力丧失的诊断

急性持续性单眼视力丧失通常是由视神经或视网膜的缺血事件引起，表现为急性发作且持续性的视力下降。

1. 缺血性视神经病变 当睫状视网膜动脉发生闭塞时，缺血会导致视盘水肿甚至视神经梗死，这种情况被称为前部缺血性视神经病变（anterior ischemic optic neuropathy，AION）。AION是一种急性发作性疾病，发病数日后病情仍可能进展，眼底检查可发现异常。AION分为下述两种类型。

（1）非动脉炎性前部缺血性视神经病变：主要继发于短睫状动脉的小血管病变。突出的危险因素包括小视神经盘，其次为高血压、糖尿病、高胆固醇血症等导致的动脉粥样硬化，以及夜间低血压。非动脉炎性AION可在任何年龄段发生，主要表现为急性的无痛性单眼视力丧失。典型的视野缺损为下部视野缺损，但也可能表现为其他形式的视野缺损。检查发现视敏度下降、色觉受损、传入性瞳孔反射受损、视野缺损，眼底检查显示视盘水肿为节段性，有时可伴有碎片样出血。如果未受累侧眼底检查发现小视神经及小视盘（甚至无视盘），则提示非动脉炎性AION。

（2）动脉炎性前部缺血性视神经病变：常见于老年人，通常由巨细胞动脉炎（GCA）引起。患者的视力丧失通常比非动脉炎性AION更为严重，但较少伴有出血。GCA的诊断依据包括：颞动脉症状

（如下颌间歇性无力）、风湿性多肌痛、颞浅动脉触痛或无脉，以及红细胞沉降率（ESR > 50 mm/h）和 C 反应蛋白（CRP > 25 g/L）升高。部分患者可能为隐性 GCA，除视力丧失外无其他临床表现；少数患者既无其他临床表现，也无炎性标志物升高。颞动脉活检（至少 2 cm 长）可帮助确诊。

2. 视网膜血管病变

（1）视网膜中央动脉阻塞（CRAO）：视网膜中央动脉阻塞会导致急性、严重、持续性的单眼视力丧失。视网膜内层，包括视神经节细胞及其神经纤维，因缺血而受损，导致相对性传入性瞳孔障碍（RAPD）。眼底检查显示缺血性视网膜内层变白，而黄斑区外层因受完整的脉络膜循环供血而免受损害，形成典型的"樱桃红斑"。栓塞性物质可能出现在视网膜中央动脉分叉处或其分支内较远侧，需检查颈动脉及心源性栓子疾病。如果发现栓子，还需考虑巨细胞动脉炎，尤其是在老年患者中。

（2）视网膜中央静脉阻塞（central retinal vein occlusion，CRVO）：视网膜中央静脉阻塞时，视力损害可能较轻，但视网膜检查改变显著。受累静脉扩张，伴有视网膜弥漫性出血，常有棉絮斑及视盘水肿。高血压及血液高凝状态的患者需要考虑该病。

3. 视网膜脱离 视网膜脱离是指视网膜与下层的视网膜色素上皮分离。当累及中央视网膜时，中央视力受损，瞳孔对光反射的传入路径受损。眼底检查可见分离的视网膜囊或眼底的视网膜红光反射。近视、曾行眼内手术、眼外伤或有视网膜脱离家族史的患者更易发生视网膜脱离。

4. 自发性浆液性中央脉络膜视网膜病变 自发性浆液性中央脉络膜视网膜病变表现为急性视野暗点，伴随视物变形或视物变小，患者发病年龄通常在 20～45 岁。发病机制是液体漏入视网膜下间隙，荧光造影可以帮助诊断。该病通常在发病数周到数月后自发好转，无需激光凝固以封闭渗出的血管。

5. 外伤性视神经病变 外伤性视神经病变常导致持续的视神经功能障碍，无论外伤严重程度如何。主要发病机制是视神经管内视神经的挫伤或撕裂伤，以及营养血管切断带来的缺血性损伤。

6. 年轻患者的视神经炎 年轻人的急性或亚急性单眼视力丧失常由视神经炎引起。其病因包括梅毒感染、猫抓病等感染性疾病，以及多发性硬化、视神经脊髓炎等非感染性疾病，也可以是孤立的特发性事件。动眼痛是该病较为特征性的早期症状。90% 的视神经炎患者在视力丧失时或之前出现眼痛，其中大多数患者在视力丧失时出现，19% 的患者可能提前 1 周出现。典型的眼痛早期为眼周钝痛，数小时或数日后进展为尖锐的刺痛，眼球运动时更为明显（大约 35% 的患者仅有动眼痛），这与视神经鞘的发炎肿胀有关。随着视力丧失的发展，眼痛会逐渐消失。视力丧失常表现为视野内的乌云状遮盖物。30% 的患者伴有光幻视或闪光幻视，常在按摩眼球、眼球转动甚至是听力刺激下诱发。检查提示视敏度下降、色觉受损、中央视野缺损、瞳孔对光反射的传入路径受损。眼底检查发现约 1/3 的患者有视盘水肿。如果视盘正常，则考虑为球后视神经炎。极少数患者可能出现视盘或视盘周围出血。在视神经炎患者中，27% 的患者肯定发展为多发性硬化，19% 的患者可能发展为多发性硬化。

7. 视神经视网膜炎 视神经视网膜炎与视神经炎类似，但存在一些不同之处。视神经视网膜炎无动眼痛，无性别差异，病前常可见流感样症状。眼底检查在急性期可见视盘显著水肿，起病约 10 日后水肿消失，残留的脂肪小滴在黄斑周围形成明亮的星，称为"黄斑星芒放射"，数日后可能逐渐消失。该病的靶组织为视盘血管而非髓鞘，因此患者日后发展为多发性硬化的危险并无增加。

8. 其他需注意的情况 在评估视神经炎导致的视力丧失患者时，应注意非典型病程，尤其是那些视力未改善或从未出现动眼痛的患者。还应考虑其他原因，如视网膜脱离（也可引起 RAPD）及中心性浆液性视网膜病变（一种无痛性黄斑区视网膜内反复积液，最常见于 40 岁男性应激职业者）。因此，进行全面的眼科检查是必要的。

（七）急性持续性双眼视力丧失的诊断

急性持续性双眼视力丧失通常由双眼视神经、视交叉以及视交叉后的病变引起。病变的位置和性质对视野缺损的模式和视力受损的对称性有重要影响。

1. 病变位置与视野缺损的关系

（1）视交叉或视交叉后病变：如果视野缺损表现为上下垂直性病变，提示病变可能位于视交叉或更后的位置。如果视力受损是由于视交叉后的病变引起，视力下降通常是对称性的。如果视力受损不对称，则病变至少部分位于视交叉前。

（2）视交叉压迫性病变：视交叉受压（如垂体腺瘤）可能导致双侧视神经受累，视力常至少在一眼中下降。如果双眼视神经受累程度不等，可能出现相对性传入性瞳孔障碍（RAPD）。如果病变持续时间较长，视盘可能出现苍白。

2. 双侧视神经病变的病因

（1）压迫性病变：双侧视神经病变可能由视交叉附近的压迫性病变引起，尤其是当视交叉相对后置于垂体窝（所谓后置位）时。这种情况下，视力常至少在一眼中下降，且可能伴有 RAPD。如果病变持续时间较长，视盘可能出现苍白。

（2）营养缺乏或毒性作用：营养缺乏或毒性作用引起的视神经病变通常导致双侧、对称性和进行性的视力丧失。典型的视野缺损表现为中央区盲点，涉及注视点及注视点与生理盲点之间的区域。

（3）遗传性视神经病变：遗传性视神经病变也以双侧进行性视力丧失、中央区盲点和最终的视神经萎缩为特点。例如，常染色体显性遗传性视神经病变（Kjer病）在发病的前10年中可能潜伏起病，但视力常仍低于20/200。

3. 视辐射及视皮质病变

（1）累及视辐射的脑梗死：可引起对侧同向偏盲。

（2）双侧枕叶梗死：可能导致管状视野、象限盲或皮质盲。皮质盲患者可能否认视野缺损并出现虚构现象，这种情况被称为安通综合征（Anton syndrome）。其特征是患者处于失明状态但不自知，生活在自己构建的世界里。这种症状源于大脑皮质中两个不同区域的同时受损：一个是主管视觉的视觉皮质区，另一个是让患者意识到自己正在看东西的知觉皮质区。这两个区域同时受损，导致患者看不见东西但否认自己看不见。患者在病程早期可能只发现神经系统症状，如头痛、肢体无力、言语障碍等，而对视觉丧失不自知，可能导致频繁碰撞或车祸等外伤。

4. 伴随症状与病变定位 伴随症状和体征有助于病变的定位和疾病的定性。例如，垂体卒中可能引起严重的急性双侧视觉丧失，伴随头痛、恶心、复视、激惹等症状。月经不调、男性乳房发育、阳痿和体重增加也是需要特别注意的问题。超过1/3的垂体卒中患者可能出现内分泌疾病的症状和脑膜刺激症状，这些症状源于鞍旁结构的急性压迫、内分泌病变等。

5. 遗传性视神经病变 Leber 遗传性视神经病变（Leber hereditary optic neuropathy，LHON）常见于青少年男性，表现为急性或亚急性的中央视觉丧失，可能从单眼起病，一年内累及双眼。急性期表现为特征性三联征：视盘周围毛细血管扩张、视盘假性水肿，但荧光血管造影无漏出。该病为母系遗传病，由线粒体编码呼吸链复合物Ⅰ的DNA突变引起。原发性突变定位于11778、3460、15257及14484，其他部位的突变也有报道，但较少。视觉恢复取决于基因突变的类型，其中11778型突变的预后最差，而14484型突变预后最好。

6. 原发性开角型青光眼 在西方国家，原发性开角型青光眼是双侧视神经病变的最常见原因，多发生于35岁以上患者，且常有家族倾向。主要表现为眼内压升高、视杯-视盘比例增大和视野缺损。视觉损害通常表现为周围视野缺损和中央视敏度下降。早期多无明显自觉症状，往往到晚期视力和视野显著受损时才被发现。因此，当患者描述视力丧失为"急性"时，可能已经经历了较长时间的病程，医生需要对此进行鉴别。眼底检查中，偶见视盘凹陷增大，或者有青光眼家族史的患者需定期进行眼底筛查。

（八）慢性进行性单眼视力丧失的诊断

慢性进行性单眼视力丧失通常由眼部疾病或视神经病变引起，其进展可能较为隐匿，早期不易察觉。

1. 眼部疾病引起的单眼视力丧失 进行性单眼视力丧失常见于以下眼部疾病。

（1）屈光不正：未矫正的屈光不正（如近视、远视或散光）可导致视力逐渐下降。

（2）白内障：晶状体混浊导致视力缓慢减退，常伴有对比敏感度下降和眩光。

（3）视网膜疾患：如糖尿病视网膜病变、黄斑变性、视网膜静脉阻塞等，可导致视力逐渐下降。

2. 视神经病变

（1）视神经萎缩：视神经萎缩通常由视网膜神经节细胞及其神经纤维层损伤引起，这种损伤在发生后4~6周逐渐显现。因此，在视神经损伤后的数周内，视盘可能仍表现正常。只有在损伤发生4~6周后，视盘苍白才会变得明显。视神经萎缩的典型表现包括以下。

1）慢性进行性中央视觉丧失：视力逐渐下降，

可能在遮盖未受累眼时被偶然发现。

2）视野缺损：进行性视野丧失，可能伴有色觉减退。

3）单侧相对性传入性瞳孔障碍（RAPD）：提示单眼视神经功能受损。

4）视神经萎缩：视盘可能表现为灰白或苍白。

（2）压迫性或浸润性视神经病变：压迫性或浸润性视神经病变可导致视神经功能障碍，表现为缓慢进行性视力丧失。这些病变可能引起视盘水肿（如慢性视盘水肿），也可能不引起视盘水肿。压迫性或浸润性视神经病变的临床表现包括以下。

1）视力丧失：可能被偶然发现，尤其在遮盖未受累眼时。

2）视野缺损：进行性视野丧失，色觉减退。

3）单侧RAPD：提示单眼视神经功能受损。

4）视盘表现：视盘可能正常或灰白，也可能因眶内压迫或浸润过程而出现水肿。

3. 眶内压迫或浸润性病变 眶内压迫或浸润性病变可能通过以下机制引起视神经功能障碍。

（1）血管性机制：静脉引流受阻导致视盘水肿。

（2）机械性机制：神经鞘内轴浆运输阻滞或脑脊液积聚导致视神经受压。

影像学检查对于诊断眶内压迫或浸润性病变至关重要。眶CT可显示眶内视神经，提供关于钙化或骨变化的信息。眶MRI伴脂肪抑制及对比剂增强对眶内及颅内结构更为敏感，有助于发现视神经周围的特征性钙化或增强表现。

4. 常见压迫或浸润性病变

（1）视神经鞘脑膜瘤：视神经鞘脑膜瘤常见于中年女性，表现为慢性进行性单眼视力丧失，可能伴有突眼和视盘水肿。由于肿瘤生长缓慢，手术切除后可能导致间歇性水肿和视盘苍白。多达1/3的患者可能出现视盘上血管分流静脉袢，分流静脉从阻断的视网膜中央静脉回流至脉络膜循环。影像学检查（如眶CT和MRI）可显示特征性的视神经周围钙化或增强，特别有助于发现颅内扩展。

（2）视神经胶质瘤：视神经胶质瘤常见于儿童，通常在常规检查中被发现，表现为视力丧失、斜视或眼球震颤。大多数患者的视盘苍白，部分患者可能出现视神经头肿胀，分流血管偶见。10%~50%的视神经胶质瘤患者伴有神经纤维瘤病1型（NF1），NF1患者中15%可能发生视神经胶质瘤。视神经胶质瘤通常为惰性病变，进展缓慢，但在成人中可能更具侵袭性，常迅速致命。

（九）慢性进行性双眼视力丧失的诊断

慢性进行性双眼视力丧失可能由多种原因引起，包括视交叉或视交叉后病变、压迫性肿瘤、营养不良或中毒、遗传性视神经病变以及放射性损伤等。

1. 视交叉及视交叉后病变

（1）视野缺损与功能障碍：视交叉或视交叉后的病变可能导致患者长期未察觉视野缺损，而中央视觉逐渐受损。这种功能性的视野缺损可能导致交通意外或其他损伤。患者可能伴有神经症状，如一侧肢体无力或麻木、言语困难、复视、内分泌症状及头痛等，这些症状可能提示病变的位置。两颞侧视野缺损且垂直分界清晰，通常提示视交叉受损，常见于压迫性病因。伴随症状和体征可能反映病变邻近的解剖结构，例如：

1）海绵窦受累，可能出现复视、上睑下垂、瞳孔不等大、面部麻木或疼痛。

2）下丘脑-垂体轴受累，可能出现行为改变、多尿、性欲减退、阳痿或肢端肥大。

3）脑室阻塞，可能出现头痛、嗜睡、尿失禁、步态紊乱、垂直凝视异常、瞳孔光-近反射分离、视盘水肿等。

视交叉综合征的常见病因包括垂体腺瘤、脑膜瘤、颅咽管瘤及动脉瘤。对于双颞侧偏盲的患者，应进行影像检查（如MRI）以明确诊断。

（2）同向偏盲：对侧视束、外侧膝状体、视辐射或枕叶皮质的损伤可导致同向偏盲。每眼的完整视野侧视敏度通常保持正常。完全性同向偏盲本身没有进一步的定位价值，但部分同向缺损提示病变可能位于视交叉后视觉系统的更后部。伴随症状和体征有助于对病变进行精确定位。

2. 压迫性病变 压迫性病变可导致慢性进行性视力丧失，常见病因包括垂体瘤、动脉瘤、颅咽管瘤、脑膜瘤及神经胶质瘤。典型垂体瘤从下方压迫视交叉，导致上部颞侧偏盲，而色觉和视敏度相对保留，早期视盘外观通常正常。如果视交叉相对固定于垂体瘤后方，可能出现单侧视神经功能障碍，以及另一眼上部颞侧视野丧失；如果视交叉相对固定于垂体瘤前方，可能出现后交叉功能障碍，表现为盲点性颞侧偏盲，或视束功能障碍，尤其是颅咽管瘤或其他鞍上病变，可能表现为不典型的临床综合征。

3. 营养不良或中毒性视神经病变　营养不良或中毒引起的视神经病变可导致双侧、对称性、进展性视力丧失，视敏度和色觉显著下降。典型的视野缺损表现为轻微的中央或类似盲肠的中央视野缺损。这类疾病的病史是诊断的重要依据。

（1）营养不良：①酗酒或胃大部切除的患者可能出现维生素 B 缺乏；②长期偏食、不吃胡萝卜及动物内脏的儿童可能出现维生素 A 缺乏。

（2）药物毒性：①对视神经有毒性作用的药物包括乙胺丁醇、胺碘酮、异烟肼、氯霉素、双碘喹啉等；②对视网膜有毒性作用的药物包括氨己烯酸、地高辛、氯喹、羟氯喹及吩噻嗪等；③其他毒性物质还包括甲醇和重金属。

营养不良和中毒还可能导致视网膜变性。此外，肿瘤相关及黑色素瘤相关副肿瘤性视网膜病变也可能出现。闪光幻视、视网膜色素改变、视网膜动脉稀少或变窄提示视网膜病变。视觉电生理检查（如视网膜电图和多灶性视网膜电图）有助于诊断。

4. 放射性损伤　前视路的放射性损伤也可导致慢性进行性视力丧失。放射性视网膜病变可能由以下情况引起：①对原发性或继发性眼内肿瘤进行放射治疗。②对眼周基底细胞癌进行放射治疗。③颅内病变（如胶质瘤、蝶鞍肿瘤、垂体瘤等）的放射治疗。

放射性视网膜病变通常在放射治疗后 3 个月到数年发生，且为不可逆性损伤。损伤程度与放射剂量、照射部位大小以及是否联合其他治疗直接相关。

5. 遗传性视神经病变　遗传性视神经病变除了具有营养不良性和中毒性视神经病变的特点外，还表现为视神经萎缩，通常在 20 岁以前发病。最常见的遗传性视神经病变是常染色体显性遗传视神经萎缩（Kjer病）。患者常在 10 岁以前发病，典型病史为儿童期轻微视力下降，但不影响学习，成年后逐渐加重，最终导致无法驾驶，甚至出现更严重的视力障碍。患者可能出现双眼不对称的中度到重度视力丧失、色觉损害（包括红绿色盲和蓝黄色盲）。眼底检查可能发现视盘苍白。模式视网膜图提示视网膜节细胞功能障碍，染色体分析可能发现染色体 3 的突变。

四、鉴别诊断

视觉障碍误诊可能导致治疗延误，甚至不可逆的视力损伤。视觉障碍常见易混淆疾病的鉴别诊断见表 7-1。

五、治疗

（一）视神经炎

1. 脱髓鞘性视神经炎　部分轻型脱髓鞘性视神经炎患者即使不接受治疗，也可能自行恢复至接近正常水平。然而，使用糖皮质激素的主要目的是缩短病程并减少复发。根据视神经炎治疗试验（optic neuritis treatment trial, ONTT），单纯口服泼尼松龙的复发率是联合静脉注射组的 2 倍，因此不推荐单纯口服糖皮质激素。糖皮质激素的使用原则如下。

（1）急性发病且既往无相关病史：①如果 MRI 发现至少一处脱髓鞘病灶，可采用糖皮质激素静脉冲击疗法，并逐渐减量。具体方法是静脉注射甲泼尼龙 1 g/d，连续 3 天，随后口服泼尼松 1 mg/（kg·d），持续 11 天，之后在 2~3 天快速减量并停药。这种方案可以减少视神经炎复发，并缩短视觉损害的持续时间。由于全身使用糖皮质激素可能引发胃肠道问题，可同时给予抗溃疡药物，如法莫替丁 25 mg，每日口服 2 次。②如果 MRI 提示多处脱髓鞘病灶，除了上述糖皮质激素治疗方案外，建议请神经内科医师会诊，必要时给予 β 干扰素（持

表 7-1　视觉障碍常见易混淆疾病的鉴别诊断

误诊类型	典型误诊疾病	鉴别要点	关键检查
急性视力下降	视神经炎与视网膜中央动脉阻塞	视神经炎多有眼球转动痛，动脉阻塞视网膜呈樱桃红斑	眼底检查、VEP、急诊 OCT
慢性视野缺损	青光眼与垂体瘤	青光眼缺损多从鼻侧开始，垂体瘤常致双颞侧偏盲	24 h 眼压监测、MRI 鞍区扫描
视物模糊	屈光不正与早期白内障	屈光不正通过矫正可改善，白内障可见晶体混浊	验光检查、裂隙灯检查

VEP，视觉诱发电位；OCT，光学相干断层成像

续6个月），以延缓疾病（如多发性硬化）的发展。③如果MRI检查结果正常，发生多发性硬化的可能性较低，仍可采用静脉糖皮质激素冲击治疗，以加速视力恢复。

（2）既往已诊断多发性硬化或视神经炎的患者：①在复发期，可应用糖皮质激素冲击疗法，或根据病情选择免疫抑制剂、丙种球蛋白等治疗。②在恢复期，可使用维生素B族药物、肌酸及血管扩张剂等支持疗法，以促进康复。

2. 感染性视神经炎 感染性视神经炎患者应请相关科室会诊，针对病因进行针对性治疗。同时，可考虑给予糖皮质激素治疗，以减轻炎症反应。

3. 自身免疫性视神经病 自身免疫性视神经病患者应针对全身性自身免疫性疾病进行规范、全程的糖皮质激素治疗，同时联合使用相应的免疫抑制剂治疗，以控制病情进展。

（二）前部缺血性视神经病变

在前部缺血性视神经病变的早期，建议全身使用糖皮质激素，以缓解因循环障碍引起的水肿和渗出。对于动脉炎性缺血性视神经病变，糖皮质激素的使用尤为重要。如果怀疑为动脉炎性缺血性视神经病变，应尽早采用大剂量糖皮质激素冲击疗法（可参考视神经炎的治疗方案），以挽救患者视力并预防对侧眼的发作。然而，糖皮质激素的使用需要长期维持在低剂量水平。

（三）视盘水肿

1. 药物治疗

（1）降低颅内压：对于颅内压增高引起的视盘水肿，常用药物包括甘露醇、甘油果糖、呋塞米等。这些药物通过脱水和利尿作用降低颅内压，缓解视盘水肿。

（2）糖皮质激素：如果视盘水肿是由视神经炎或炎症引起，可使用糖皮质激素来减轻炎症和水肿。

（3）营养神经药物：维生素B_1、维生素B_2等药物可用于营养神经，辅助改善视神经功能。

（4）改善微循环药物：对于缺血性视盘病变，可使用扩血管药物（如血塞通）或低分子右旋糖酐来改善血液循环。

2. 手术治疗

（1）视神经鞘减压术：适用于颅内压增高引起的视盘水肿，通过切开视神经鞘膜引流脑脊液，减轻视神经压迫，挽救视力。

（2）脑脊液分流术：通过将脑脊液引流到腹腔或心房等部位，降低颅内压，适用于脑脊液循环障碍引起的视盘水肿。

（3）颅内血肿引流术或脑瘤手术：如果视盘水肿是由颅内血肿或肿瘤引起，手术清除血肿或切除肿瘤是主要治疗方法。

（四）视神经萎缩

目前尚无特效治疗方法，治疗重点在于积极干预原发疾病。对于因脑垂体肿瘤压迫导致的部分视神经萎缩，通过手术切除肿瘤后，患者通常能够获得一定程度的视力恢复。此外，如果视神经萎缩是由视神经管骨折引起，及时进行手术修复也可能取得较好的治疗效果。对于其他原因导致的视神经萎缩，可尝试使用神经营养药物（如维生素B）和血管扩张剂等药物进行治疗，以延缓病情进展并改善症状。

第八章 复 视

复视是指单眼视物清晰、视力正常，但双眼同时视物则不清、模糊，视物成双或重影。同一物体的影像，映射在两眼视网膜上的不同部位，黄斑处为实像，另一眼黄斑以外的映像为虚像，一般复视常发生于眼外肌麻痹时。健侧眼视物为真像（实像），麻痹侧眼视物为假像（虚像）。

一、病因

复视可由多种原因所致，复视可以为单眼或双眼。

1. 单眼复视

（1）光学性原因：主要由眼睛的屈光介质异常引起。例如，角膜病变是常见因素之一，角膜瘢痕、圆锥角膜等疾病会使角膜表面不平整，导致光线折射异常，从而产生单眼复视。晶状体半脱位也可能引发该症状，半脱位的晶状体改变了眼内的屈光状态，使物像不能准确聚焦在视网膜上，进而出现复视。

（2）视网膜异常：视网膜病变如视网膜脱离、视网膜裂孔等，会影响视网膜上物像的正常形成和传导。当视网膜的不同部位对同一物体产生不同的感知时，就可能导致单眼复视。

2. 双眼复视

（1）眼外肌麻痹

1）神经源性：动眼神经、滑车神经、展神经等支配眼外肌的神经出现病变时，会导致相应眼外肌功能障碍。例如，脑部血管病变，如脑梗死、脑出血等，可能损伤这些神经；颅内肿瘤压迫神经也会引起眼外肌麻痹；糖尿病等全身性疾病可导致神经病变，影响眼外肌的神经支配。

2）肌源性：一些肌肉疾病会影响眼外肌的正常功能。如重症肌无力，这是一种自身免疫性疾病，由于神经肌肉接头传递功能障碍，导致眼外肌疲劳和无力，从而出现复视，且症状通常在疲劳后加重，休息后减轻。甲状腺相关眼病也较为常见，甲状腺功能异常可引起眼外肌肿胀、增粗，限制眼球的正常运动，进而导致复视。

（2）眼眶疾病：眼眶内的炎症、肿瘤、外伤等病变，可直接压迫或损伤眼外肌及其支配神经。例如，眼眶蜂窝织炎会引起眼眶内组织肿胀，压迫眼外肌，影响眼球运动；眼眶肿瘤会占据眼眶空间，导致眼球移位和眼外肌功能障碍，从而引发复视。

（3）全身性疾病

1）神经系统疾病：多发性硬化是一种中枢神经系统脱髓鞘疾病，可累及视神经和眼外肌的神经传导通路，导致复视。此外，脑干病变、脑炎等也可能影响神经对眼外肌的控制，引起双眼复视。

2）代谢性疾病：糖尿病患者长期血糖控制不佳，可引起糖尿病性神经病变，影响眼外肌的神经功能；维生素 B_{12} 缺乏会导致神经系统损害，也可能引发复视。

（4）外伤：头部或眼部受到外伤，可能损伤眼外肌、支配眼外肌的神经或眼眶结构。例如，颅脑外伤可能导致神经挫伤或断裂，眼部外伤可能直接损伤眼外肌，从而引起双眼复视。

二、症状

（一）单眼复视

用单眼注视一物体时出现复视，而当闭合受累眼时消失，这被称为单眼复视。第二个影像通常描述为不太清晰和部分叠加在第一个影像的"幻影"或"晕轮"。如果单眼注视一物体时，出现多个物体影像，称多像症或脑多视症。

（二）双眼复视

在双眼复视时，健侧眼视物为真像（实像），麻痹侧眼视物为假像（虚像）。复视成像的规律是：当眼球上转肌麻痹时，眼球向下移位，其虚像位于实像之上；当眼球外直肌麻痹时，眼球偏向内侧，虚像位于实像的外侧；内直肌麻痹时，眼球偏向外侧，虚像位于实像内侧；上直肌麻痹时，眼球向下向外，虚像位置向上向内，位于轴的内侧；下直肌麻痹时，眼球向上向外，垂直轴内旋，虚像向下向内，位于轴的外侧；上斜肌麻痹时，眼球向上向外，垂直轴外旋，虚像向下向外，位于轴的内侧；下斜肌麻痹时，眼球向下向外，垂直轴内旋，虚像向上向外，位于轴的外侧。

三、诊断步骤

（一）病史采集

1. 发病情况与患病的时间 详细询问复视是突然发生还是逐渐出现的，以及确切的发病时间。突然出现的复视可能与血管性疾病、外伤等有关；逐渐出现的复视可能与眼眶肿瘤、甲状腺相关眼病等缓慢进展的疾病有关。

2. 主要症状的特点 了解复视的具体情况，如复视的方向（水平、垂直、斜向）、程度（复视的两个像之间的距离）、持续性还是间歇性。例如，垂直复视可能与眼外肌麻痹或眼眶病变有关，间歇性复视可能与重症肌无力等疾病相关。

3. 病情的发展与演变 了解复视症状是逐渐加重、减轻还是保持稳定，是否伴有其他症状，如视力下降、眼痛、头痛、头晕、恶心、呕吐等。例如，复视伴有视力下降可能提示眼部或神经系统的病变，伴有头痛、头晕等症状可能与脑血管疾病或颅内病变有关。

4. 全身疾病史 了解患者是否患有全身性疾病，如糖尿病、高血压、脑血管疾病、神经系统疾病（如多发性硬化、重症肌无力）、内分泌疾病（如甲状腺疾病）等，这些疾病可能影响眼外肌功能或神经系统的调节，导致复视。

（二）常见导致复视的疾病及其相关体征

临床上很多疾病可能出现复视，这些疾病的体征有助于病变定位和确定可能的病因。临床常出现复视的疾病及其相关体征如下。

1. 重症肌无力 表现为眼外肌疲劳、眼睑疲劳、颈屈肌和延髓肌无力，呈波动性，晨轻暮重，复视常表现为一过性或间断性。

2. 眶上裂综合征和海绵窦前部病变 复视是由于动眼神经、滑车神经及展神经麻痹，伴三叉神经Ⅴ1支受损、对光反射和调节反射消失及霍纳综合征。

3. 海绵窦后部病变 动眼神经、滑车神经及展神经麻痹产生复视，伴三叉神经Ⅴ1、Ⅴ2和（或）Ⅴ3支感觉受损、对光反射和调节反射消失及霍纳综合征。

4. 眼眶病变 可见眼外肌麻痹伴复视，眶周感觉缺失，眼球突出，视神经受累出现视力减退，见于甲状腺疾病、炎症、浸润性病变、肿瘤及眶部外伤等。

5. 眶肌炎 眶肌炎（orbital myositis, OM）是主要累及眼外肌的非感染性炎症性疾病，原因不明。急性或亚急性起病，常见于青中年，女性多见，常出现眼外肌麻痹、复视和眶周疼痛，可累及单眼或双眼，可伴结膜水肿、眼球突出。

6. 糖尿病性单眼神经病 急性起病，常出现上睑下垂、眼外肌麻痹及复视，可伴眼球疼痛。

7. 杜安眼球退缩综合征 杜安眼球退缩综合征（Duane retraction syndrome）可见眼球内收与外展不全，伴睑裂变窄，可能由于外直肌被动眼神经异常支配，通常由展神经核先天性发育不全或展神经缺失引起，两个遗传位点已被定位，一个在染色体8q13（DURS1），另一个在染色体2q31（DURS2），但极少为后天获得性。

8. 外伤或压迫性病变 导致动眼神经麻痹，引起复视，当内收或向下凝视时上睑反常地上提。

9. Wernicke脑病 可见眼肌麻痹引起复视，以及眼球震颤、共济失调和意识模糊。

10. 脑干综合征 可能出现动眼神经、滑车神经、展神经麻痹产生复视，伴交叉性轻偏瘫及对侧偏身感觉障碍。

11. 岩尖综合征 可出现同侧外直肌麻痹及复视，伴面部疼痛和听力丧失等。

（三）辅助检查

1. 烛光检查法 这是一个古老的检查方法，方便易行，器材简单，临床仍在使用。检查最好在暗室或半暗室进行，患者端坐，头位固定，双眼注视前方，一只眼前戴红色镜片，检查者在前方1米处持一根点燃的蜡烛，按照眼外肌的作用方向顺序将蜡烛置于不同位置，让患者描述看见几个烛光，以及两个烛光相隔的距离和性质。检查者按其所述记录或绘图，然后按以下要点进行分析：复视是水平还是垂直的，若是水平复视还需进一步弄清是同侧还是交叉的；复视像有无倾斜；在哪个方向的复视像距离最大，哪种颜色在最外边。

2. **Hess屏检查法** 令患者端坐在屏前50 cm处，头位固定，双眼分别佩戴红绿互补颜色的镜片，一般右眼先戴红镜片，手持绿色投射灯去追踪屏上的红灯，使二灯重叠。屏上红灯由检查者控制，按照眼外肌的诊断方位顺序开亮。将绿灯所示图形描在纸上，记录的为左眼眼外肌情况，然后令患者交换双眼镜片，进行同样检查并记录右眼眼外肌情况。在图形上向内收缩表示此方向的肌肉功能低下，向外扩张则表示肌肉功能增强。

3. **六个诊断眼位** 眼球向每一方向转动都是双眼同时的联合运动，即当双眼同时向右方看时，右眼外直肌和左眼内直肌一同收缩，因此右眼的外直肌和左眼的内直肌就是一对共转肌。

4. **影像学检查** 复视的影像学检查可首选CT，可发现大多数病变。例如，眼外伤骨折所致眼肌嵌顿，表现为眼外肌嵌顿于骨折凹陷处；外伤后眼肌损伤表现为眼肌增粗，边缘模糊；眶骨膜下血肿亦可引起复视；Graves眼病可见眼肌增粗，以肌腹增粗为主，肌腱多不增粗；眼肌炎性病变可见眼肌增粗，肌腹及肌腱均增粗。

对于眼运动神经麻痹及肿瘤所致复视，需首选MRI，便于发现眼运动神经发育异常及帮助肿瘤定性。MRI增强扫描检查亦可有助于鉴别Graves眼病的急性期及慢性期。

对于动脉瘤、颈内动脉海绵窦瘘引起的眼运动神经麻痹，可进行头颅CTA或MRA检查。

（四）定位诊断

复视的定位诊断由内至外涉及：①协调双眼同时运动的内侧纵束；②支配眼外肌运动的相关脑神经（分为颅内段和颅外段）；③支配眼球运动的眼外肌和神经肌肉接头。

1. **内侧纵束** 内侧纵束（medial longitudinal fasciculus，MLF）起自中脑，大部分止于颈髓，为一成对的、由上到下的、虚拟的解剖学结构。内侧纵束在皮质和脑桥侧视中枢的共同作用下，使双眼同时朝向内、外两侧运动，参与双眼侧视机制。

内侧纵束受累有4种表现：经典的核间性眼肌麻痹、前核间性眼肌麻痹、后核间性眼肌麻痹、一个半综合征（one and half syndrome）。

（1）经典的核间性眼肌麻痹

1）定位：双侧内侧纵束同时受累。

2）特殊性眼征：①前视时眼位正常，双眼位于中央；②双眼侧视时，都可以外展，而不能内收，同时外展侧有眼球震颤；③单眼的各向活动正常（遮住另一个眼球）；④双眼的辐辏运动正常；⑤没有上睑下垂和瞳孔扩大。

（2）前核间性眼肌麻痹

1）定位：双侧内侧纵束与动眼神经内直肌核之间的神经纤维受累（也可单侧受累，少见）。

2）特殊性眼征：①双眼前视时，处于外展位，呈"分离眼"；②一侧凝视时，对侧眼球回到中央，伴眼球震颤。

（3）后核间性眼肌麻痹

1）定位：双侧脑桥旁正中网状结构（paramedian pontine reticular formation，PPRF）与展神经核之间的神经纤维受累（也可单侧受累，少见）。

2）特殊性眼征：①双眼前视时，处于内收位，呈"斗鸡眼"；②一侧凝视时，同侧眼球回到中央，伴眼球震颤。

（4）一个半综合征

1）定位：一侧PPRF和同侧内侧纵束同时受累。一侧PPRF受累，双眼向同侧凝视麻痹；同侧内侧纵束受累，同侧眼球不能内收。

2）特殊性眼征：①前视时眼位正常，双眼位于中央；②双眼向受累侧凝视麻痹，向对侧凝视时，对侧眼球可以外展，伴眼球震颤。

2. **脑神经** 复视可由单个或多个支配眼球运动的脑神经受累导致。脑神经发自脑干的脑神经核团，经过颅底成为颅外段，进而支配负责眼球运动的眼外肌。受累的脑神经包括脑干（中脑和脑桥）的脑神经核团和其发出的脑神经，具体为动眼神经（第Ⅲ对脑神经）、滑车神经（第Ⅳ对脑神经）和展神经（第Ⅵ对脑神经）。其受累由内向外分为颅内段和颅外段，颅内段涉及2个定位，颅外段涉及5个定位。

（1）颅内段（由内向外）：①脑干段：第Ⅲ、Ⅳ、Ⅵ对脑神经核团单独或多个同时受累，多见于神经核免疫性炎症、脑血管病、韦尼克脑病。②岩骨段：第Ⅲ、Ⅳ、Ⅵ对脑神经从出脑干到进入颅底前的颞骨岩段。

（2）颅外段（由内向外）：①海绵窦段：外侧由前向后分布有第Ⅲ、Ⅳ、V1、V2对脑神经，后内侧有第Ⅵ对脑神经。除患侧眼球固定外，还可见患侧额部、上面部浅感觉减退。②眶上裂段：第Ⅲ、Ⅳ、V1、Ⅵ对脑神经受累，特异性症状包括：结膜充血和水肿、颅底感染、低颅压综合征、颅内压增高等。③球后段：第Ⅲ、Ⅳ、V1、Ⅵ对脑神经受累，特异性症状包括：眼球后疼痛、结膜充血和水肿、痛性眼肌麻痹。④眶尖段：除第Ⅲ、Ⅳ、V1、Ⅵ对脑神经受累外，还累及视神经，常见特异性症状为患侧的视力减弱。⑤球周段：第Ⅲ、Ⅳ、V1、Ⅵ对脑神经中的一个或多个同时受累，常见于球周炎症、肿瘤、手术后的应激反应等。

（3）整体单个或多个脑神经受累：是指没有明显的颅内段和颅外段特征，单个或多个支配眼球运动的脑神经受累。常见疾病有：①糖尿病周围神经病导致单纯的动眼神经麻痹，特征性症状为瞳孔回避（受累侧瞳孔扩大不能超过正常侧1mm，表示糖尿病周围神经病累及动眼神经，一般不累及支配瞳孔括约肌的神经）；②非特异免疫性炎症，包括抗GQ1b抗体综合征、Bickerstaff脑干脑炎、Miller-Fisher综合征、伴有眼外肌麻痹的吉兰-巴雷综合征、急性眼外肌麻痹。

3. 眼外肌和神经肌肉接头 复视一般不累及眼内肌。单纯眼外肌受累多见于进行性肌营养不良和强直性肌病，也可见于球周炎症，累及一条或多条眼外肌；神经肌肉接头疾病多见于重症肌无力或肌无力综合征。

（1）肌肉疾病

1）进行性肌营养不良：见于眼肌型肌营养不良和眼咽型肌营养不良。眼肌型肌营养不良的特征性症状：优先或主要累及眼外肌（以对称性上睑下垂和眼球运动障碍为首发症状）。眼咽型肌营养不良的特征性症状：同眼肌型，但伴有吞咽困难。

2）强直性肌病：强直性肌营养不良和先天性肌强直均可出现复视。强直性肌营养不良的特征性症状：伴有身体其他部位肌强直、肌无力和肌萎缩等。先天性肌强直的特征性症状：与前者相比，无肌萎缩，表现为肌肥大，无肌无力，肌力基本正常。

眼咽型肌营养不良、眼肌型肌营养不良、强直性肌营养不良和先天性肌强直均为常染色体显性遗传疾病，有家族史。

3）球周病变：主要是累及球周肌肉的炎症或肿瘤压迫等。

4）甲状腺眼病：常见于甲状腺功能亢进症。特征性症状：先出现突眼，继而出现复视（突眼为特征性改变）。

此外，线粒体脑肌病中的慢性进行性眼外肌麻痹（chronic progressive external ophthalmoplegia，CPEO）概因双眼眼外肌同时发生对称性受累，复视在临床上极为少见。

（2）神经肌肉接头疾病

1）重症肌无力（myasthenia gravis，MG）：复视为MG早期常见临床表现。特征性症状：①呈"跷跷板"样发病（双眼交替受累、双眼瞳孔非水平位）；②不伴瞳孔改变（神经肌肉接头疾病只累及眼外肌，不累及眼内肌）。

2）兰伯特-伊顿综合征（Lambert-Eaton syndrome）：一种肌无力综合征，多为肿瘤或肉毒中毒累及突触前膜而导致的肌无力。典型症状为活动时肌无力症状改善，休息后加重等。

四、治疗

（一）单眼复视的治疗

1. 手术治疗

（1）白内障摘除术：若因白内障导致晶状体混浊或半脱位引发复视，需通过手术摘除并植入人工晶状体。

（2）晶状体复位术：适用于外伤或先天性晶状体脱位患者。

（3）虹膜修复术：针对虹膜萎缩或裂孔等问题，需修复异常结构以减少光线干扰。

2. 光学矫正 佩戴矫正眼镜或隐形眼镜，改善散光或屈光不正引起的单眼复视。

（二）双眼复视的治疗

1. 非手术治疗

（1）药物治疗：①神经营养药物（甲钴胺、维生素B_1）促进神经修复，适用于动眼神经麻痹、展神经麻痹。②肌无力患者需使用胆碱酯酶抑制剂（如溴吡斯的明）。③激素或免疫抑制剂用于控制炎症或自身免疫性疾病（如多发性硬化）。

（2）光学矫正：①佩戴棱镜眼镜或双光镜，调整光线折射以减轻小角度斜视引起的复视。②遮盖疗法：暂时遮盖一侧眼睛，帮助大脑适应单眼视觉，缓解症状。

2. 手术治疗

（1）眼肌手术：矫正斜视，复位外伤性眼外肌或松解粘连，适用于顽固性复视。

（2）肿瘤切除术：若因颅内肿瘤（如垂体瘤）压迫神经引起复视，需手术切除病灶。

3. 视觉训练 通过眼球运动训练（如集合训练）、立体视功能训练等增强眼肌协调性，促进大脑融合图像。

五、预后

多数复视患者经规范治疗后症状可改善，但病因复杂或合并全身性疾病的患者需长期管理。及时就医、个性化治疗是改善预后的核心。

（1）定期随访：复视患者需每3~6个月复查眼位、眼球运动及影像学，动态评估恢复情况。

（2）功能训练：视觉融合训练可帮助大脑适应复视，缩短恢复周期。

（3）风险提示：若复视突然加重或伴头痛、呕吐，需紧急排查脑血管意外或颅内占位。

第九章 瞳孔异常

瞳孔由虹膜围成，呈圆形，其大小由瞳孔开大肌和括约肌调节。瞳孔的神经支配路径较长，涉及颅内和颅外段，因此许多部位的病损以及虹膜本身的病变都可能导致瞳孔异常。瞳孔异常的判定对临床诊断具有重要意义。

在静息状态下，正常瞳孔呈圆形，位于虹膜中央，两侧大小相等。瞳孔大小与年龄相关，20岁左右达到最大值，随后每年缩小约 0.04 mm。即使在同龄个体中，瞳孔大小也可能存在差异，因此难以仅通过大小判断两侧瞳孔的对称性变化，除非出现极度异常（如两侧极大或极小）。相比之下，单侧瞳孔大小的变化更容易被发现。正常情况下，两侧瞳孔大小差异应小于 0.7 mm，但在某些个体中，这一差异可能达到 1.5 mm。

生理性瞳孔在暗处会扩大，在亮处会缩小，且同一个体的瞳孔大小在不同时间也可能发生变化，甚至方向相反。仔细观察会发现，正常瞳孔在静息状态下永远不会完全一致，而是持续变化大小，这种现象称为"瞳孔不休息"或"虹膜震颤（hippus）"，在亮处最为明显，且两眼同步。这种变化提示其来源为中枢神经系统，而非周围神经系统，因此通常无临床意义。

一、病因及症状

临床常见的瞳孔异常及其临床特征如下所述。

1. Horner 综合征 由于支配瞳孔开大肌的交感神经纤维在中枢或周围路径受损所致。出现瞳孔缩小，伴轻度上睑下垂及无汗。

2. 无反应性瞳孔 见于虹膜创伤、虹膜炎、青光眼、视神经炎、多发性硬化及动脉瘤压迫动眼神经等。表现为一侧瞳孔收缩障碍。

3. 光-近反射分离（light-near dissociation） 也称为 Argyll Robertson 瞳孔或阿-罗瞳孔，经典病因是神经梅毒，也见于糖尿病、中脑顶盖肿瘤等。阿-罗瞳孔表现为瞳孔对光反射消失，调节反射正常，多为双侧性。

4. 强直性瞳孔（tonic pupil） 年轻女性常见，多为家族性。表现为一侧瞳孔散大，对光反射及调节反射均迟钝，常伴腱反射减弱、节段性无汗、直立性低血压等自主神经症状。

二、诊断步骤

（一）病史采集

在病史采集过程中，需要详细询问以下内容。

1. 药物使用史 了解患者是否有滴眼药或近期服用药物的历史，特别是可能影响瞳孔大小或反应的药物。

2. 眼部疾病史 询问患者过去是否有虹膜炎、角膜炎、青光眼等眼部疾病，以及是否有眼部手术或眼部及颈部外伤的病史。

3. 相关系统疾病史 询问患者在瞳孔异常出现之前或同时，是否有中枢神经系统疾病或颈部、胸部疾病的病史。

4. 自主神经系统功能评估 仔细检查可能涉及自主神经系统的眼交感神经和副交感神经分支，以及前视路和上部中脑的功能。自主神经系统功能障碍通常会影响瞳孔的大小和反应性。

（二）体格检查

1. 全面检查 在检查瞳孔的同时，还需注意头部和颈部是否有伤痕，并仔细进行脑神经检查和眼底检查，以全面评估可能的病因。

2. 瞳孔及相关检查 检查瞳孔的大小、形状、位置以及两侧的对称性，并观察虹膜的形态、色泽和有无萎缩。对于瞳孔异常的患者,应进行瞳孔对光反射、调节反射和睫状脊髓反射检查。必要时,还需进行瞳孔药物试验以进一步明确诊断。

3.**眼科检查** 如果神经病学检查无法解释瞳孔的改变,应进行眼科检查,以排除眼内疾病导致的瞳孔异常。

(三)辅助检查

1.**血糖检查** 对于怀疑患有糖尿病的患者,应检测尿糖、血糖以及进行糖耐量试验,以明确是否存在糖尿病及其对自主神经的影响。

2.**影像学检查** 如果怀疑颅内病变,应进行头颅 X 线平片、脑血管造影或头部 CT 等检查,以明确颅内是否存在占位性病变、血管异常或其他结构性问题。

3.**特殊检查** 对于怀疑为阿-罗瞳孔(梅毒性瞳孔异常)的患者,应进行血常规、脑脊液检查以及梅毒血清学试验,以明确诊断。

(四)瞳孔异常的判断

瞳孔异常的判断如图 9-1 所示。判断瞳孔异常时,需综合评估其大小、形状、是否对称以及是否规则。

1.**瞳孔大小的正常范围** 在自然光下,完全清醒的患者瞳孔直径通常为 2～4 mm。

2.**药物或病理因素对瞳孔大小的影响**

(1)在使用异丙胺、可卡因或循环中去甲肾上腺素水平过高时,患者可能出现缺氧,瞳孔可扩大至 5～6 mm。

(2)丘脑或基底节水平的病灶可能导致瞳孔缩小至 2～3 mm,但对光反射和调节反射仍存在。

(3)中脑水平的病变可引起两种常见的瞳孔异常:正常尸体的瞳孔直径为 3 mm,对光反射和调节反射消失。顶盖前区病变时,瞳孔直径为 3～4 mm,对光反射微弱,但与生命体征一致。严重中脑病变可能导致瞳孔扩大至 6 mm。

(4)椭圆形瞳孔(猫眼瞳孔)常见于中脑病变,尤其是头颅创伤后。

(5)第Ⅲ对脑神经(动眼神经)在走行过程中任何部位的病变都可能导致卵圆形瞳孔,也可见于压迫或梗死引起的动眼神经不全损伤。

(6)脑桥病变(通常由出血引起)破坏交感神

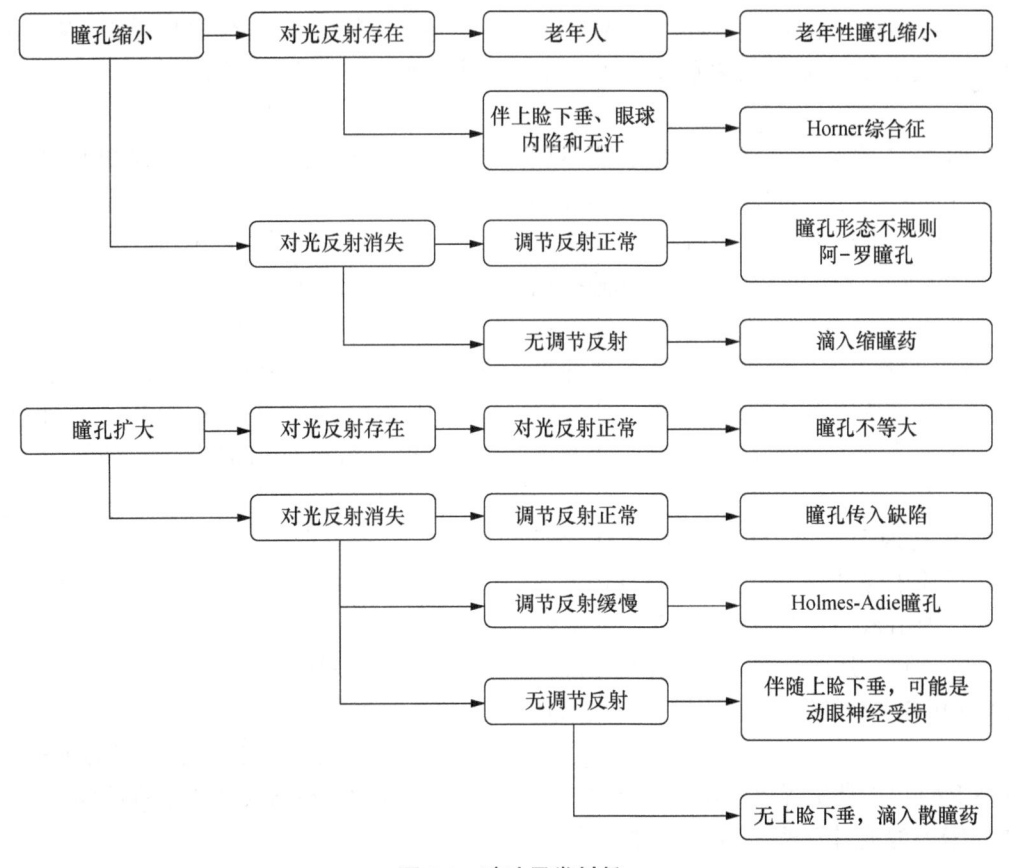

图 9-1 瞳孔异常判断

经传入纤维时，瞳孔直径可能仅为 0.5 mm，但对光反射仍存在。

（7）Horner 综合征的瞳孔直径常为 1 mm，对光反射存在。

3. 生理因素对瞳孔大小的影响

（1）婴幼儿、老年人、睡眠时或在强光下，瞳孔通常较小。

（2）在弱光环境下、近视患者以及儿童中，瞳孔则相对较大。

三、鉴别诊断

（一）瞳孔不等大与相对性传入性瞳孔障碍（RAPD）

单侧视神经损伤可能不会导致瞳孔不等大，但如果视神经损伤是非完全性的，受累眼的瞳孔反应与对侧眼相比会出现定量差异，从而导致相对性传入性瞳孔障碍（RAPD）。RAPD 是单侧或不对称性视神经功能障碍的敏感指标，即使在视力正常或仅有轻度损害的情况下也可能出现。例如，在视神经炎临床恢复后，RAPD 可能持续存在，但它不会出现在屈光不正、白内障、角膜混浊、轻度黄斑功能障碍或轻度弱视等情况下。因此，RAPD 的存在提示视神经受损或一眼的视网膜功能明显劣于另一眼。

检查 RAPD 的技术至关重要，应在半暗环境中进行。交替光照两眼时，正常情况下两侧瞳孔都会收缩，随后逐渐轻度扩大至稳定直径。当单独光照受损视神经的眼时，瞳孔会扩大，与对侧瞳孔相比，每次刺激时需注意两侧瞳孔收缩的速度、程度以及瞳孔逃逸（再扩大）情况。任何差异都提示传入通路不对称，从而确定存在 RAPD。一般来说，快速交替光照的敏感性会随着光照速度的加快而增加。

如果一侧瞳孔因药物作用扩大、虹膜括约肌损伤或其他机械原因导致反应迟钝，RAPD 仍可通过相反的方法检测出来，因为瞳孔的交感反应会使两眼的反应表现一致。然而，如果瞳孔完全无反应（如在糖尿病及其自主神经病变中），则无法检测到 RAPD。

为了评估 RAPD 的严重程度，使用连续递增光密度的"中性密度滤光片"逐一减弱照射正常眼，直至该眼的光传入功能降至与异常眼同一水平。此时，双眼的光-瞳孔反应幅度相等，瞳孔大小趋于对称。记录达到这一平衡所需滤光片的光密度值，即可量化 RAPD 的严重程度：滤光片密度越大，提示异常眼的传入功能缺陷越重。

（二）光-近反射分离

光-近反射分离是指对光反射消失而近反射存在（注视近物时瞳孔缩小），或者对光反射减弱，而近反射比对光反射强。正常情况下两者应相等，因其通过同样的通路——动眼神经介导。光-近反射分离有以下三种常见类型。

1. 阿-罗瞳孔 阿-罗瞳孔通常累及双侧瞳孔，与梅毒感染密切相关。其特征为双侧小瞳孔，对光反射缺失，但在注视近物时瞳孔能够迅速收缩，且无强直性近反射。这种瞳孔异常反映了梅毒性自主神经病变对动眼神经核或其纤维的特异性影响。

2. Parinaud 综合征 Parinaud 综合征（背侧中脑综合征）是由于中脑背侧结构受损引起的一种综合征，表现为双侧光-近反射分离，其特征包括如下。

（1）对光反射与近反射分离。

（2）垂直凝视麻痹，尤其是向上凝视困难。

（3）会聚-回缩性眼球震颤（在眼球内收时出现短暂的眼球回缩和震颤）。

（4）眼球斜向偏斜。

（5）方波急动增多（眼球快速向某一方向偏斜后迅速返回）。

（6）眼球分散功能障碍。

（7）上睑回缩（Collier 征）。

这些症状的组合反映了中脑被盖部和顶盖前区的病变，常见于脑血管病变、肿瘤或炎症等。

3. Adie 强直性瞳孔 Adie 强直性瞳孔是一种以瞳孔扩大和调节功能障碍为特征的病变，可累及单侧或双侧，其主要特点包括以下。

（1）瞳孔散大，直径通常超过 4 mm。

（2）晶状体调节功能减退，表现为调节反射迟钝或缺失。

（3）虹膜括约肌节段性麻痹（扇形麻痹），在裂隙灯下可见虹膜节段性收缩或飘动（梨状运动）。

（4）数周后，近刺激引起的瞳孔收缩可能恢复，但表现为持久性或强直性收缩，且扩大过程极为缓慢。

Adie 瞳孔在发病初期多为单侧，但约 48% 的患者会在一年内逐渐发展为双侧性。这种双侧性病变的瞳孔通常较小,被称为"little odd Adie"。尽管瞳孔大小可能发生变化,但强直性近反射通常得以保留。

(三) 瞳孔形态与位置异常的鉴别诊断

瞳孔形态和位置的异常可以由眼部疾病或神经系统病变引起。眼病性异常通常伴有眼部症状或体征,而后天性异常多与炎症、外伤或手术有关。神经疾病引起的瞳孔异常则可能提示中脑或其他中枢神经系统结构的病变。在临床诊断中,结合病史、眼部检查和神经系统评估有助于明确病因。

1. 眼病性瞳孔异常 瞳孔形态不规则或位置偏离中央通常提示眼部疾病。这类异常通常伴有眼部疾病史、瞳孔大小改变以及相应的眼部症状或体征。

(1) 先天性瞳孔异常:先天性瞳孔异常包括虹膜缺损、瞳孔移位、多瞳孔、瞳孔膜残留以及左右眼虹膜色素不对称等。这些异常通常在出生时或儿童期被发现,可能与发育异常有关。

(2) 后天性瞳孔异常:后天性瞳孔异常多由眼部疾病或外伤引起。具体表现如下。

1) 局限性虹膜萎缩:常由带状疱疹、化脓性炎症、结核、外伤或手术后引起。

2) 弥漫性虹膜萎缩:多由慢性炎症、外伤、青光眼或神经梅毒引起。

3) 绝对性虹膜麻痹:可能是转移性眼炎的早期体征。

4) 瞳孔不规则:常见于虹膜后粘连或神经梅毒。

5) 卵圆形瞳孔:多见于急性原发性青光眼发作时。

6) 瞳孔痉挛性缩小:由于虹膜括约肌受到刺激而收缩,最常见于虹膜炎直接刺激或角膜炎反射性刺激虹膜。此外,眼外伤、眼球穿刺或眼内手术后伴随低眼压时也可能出现瞳孔缩小。

2. 神经疾病引起的瞳孔形态与位置异常 神经疾病也可能导致瞳孔形态和位置的异常,具体表现如下。

(1) 瞳孔异位(偏心位):瞳孔位置偏离中央,多见于中脑上部病变,如脑干肿瘤或多发性硬化等。这种异常可能提示中脑结构受损,影响动眼神经核或其纤维。

(2) 卵圆形瞳孔:在严重颅内病变(如颅脑外伤、脑出血、蛛网膜下腔出血)引起中度颅内高压时可能出现。这种形态变化提示颅内压增高对中脑或动眼神经的压迫。

(3) 多边形瞳孔:多见于神经梅毒,可能与梅毒螺旋体感染导致的自主神经功能紊乱有关。

(四) 瞳孔大小不等的鉴别诊断

瞳孔异常中以瞳孔大小最为重要。两侧瞳孔异常多为药物中毒、全身性疾病或两侧中枢神经病变所引起。单侧瞳孔改变则常为局部或单侧中枢及周围神经病变所致。对两侧瞳孔不等的鉴别诊断,首先应确定哪一侧为异常,以下三点有助于瞳孔不等的病因鉴别:①如小瞳孔侧有上睑下垂为该侧Horner综合征,如大瞳孔侧有上睑下垂表示该侧动眼神经不完全损害。②对光反射及调节反射正常提示Horner综合征,如反射受损则为动眼神经不完全损害。③既无上睑下垂又无瞳孔反射异常则属生理性,但为轻度不等。如瞳孔极大,对光反射消失,但无上睑下垂则可能滴过扩瞳药。

1. 瞳孔扩大性异常

(1) 眼部疾病引起的瞳孔扩大

1) 青光眼:瞳孔扩大且对光反射迟钝或消失,常伴有眼压升高。

2) 眼挫伤:可能导致麻痹性瞳孔扩大,常伴有瞳孔缘撕裂或虹膜根部断离。

3) 虹膜萎缩:导致瞳孔扩大且固定,无法正常调节。

4) 眼内异物:可能引起单侧瞳孔扩大。

(2) 视力障碍引起的瞳孔扩大

1) 视网膜病变:如黄斑病变、视网膜脱离等,导致视力严重受损时,瞳孔可能扩大。

2) 视神经疾病:如视神经受压、炎症、脱髓鞘、变性等,导致视力障碍时,瞳孔可能扩大。

3) 单眼失明:患侧眼瞳孔较健侧眼稍大或相等,直接对光反射消失,但间接对光反射存在。

4) 双眼失明:两侧瞳孔扩大,直接和间接对光反射均消失。

5) 瞳孔逃避现象:光照患侧眼后,瞳孔收缩减弱或消失,或收缩后立即扩大,提示传入通路病变。

6) Marcus Gunn试验阳性:光照患侧眼时,瞳孔对光反射减弱或呈矛盾性扩大,用于鉴别器质性与功能性视觉障碍。

(3) 麻痹性瞳孔扩大：麻痹性瞳孔扩大是由于瞳孔括约肌的麻痹导致瞳孔扩大，且瞳孔反射消失或变得极为迟钝。单侧瞳孔扩大除眼部疾病外，最常见的原因是睫状神经节、动眼神经或其核的病变。这种神经麻痹性瞳孔扩大通常在1周内难以恢复，但也有少数良性特发性单侧瞳孔扩大的情况。双侧瞳孔扩大多为药物或毒物所致，患者常有用药史或中毒史。在停药或脱离毒物接触并进行解毒治疗后，瞳孔通常会在数日内恢复正常。此外，昏迷、麻痹状态、代谢性脑病（如 Wernicke 脑病）、严重高血压、酸中毒、尿毒症、子痫、窒息、缺氧等情况也可能导致双侧瞳孔扩大，但通过病史和其他临床表现可以进行鉴别。

1）动眼神经病变：动眼神经病变可发生在从动眼神经核到眼球内的任何部位，可能由炎症、肿瘤、外伤、血管性病变、糖尿病或眼肌麻痹性偏头痛等因素引起。在鉴别诊断时，除了依据瞳孔的变化外，还需参考其他神经眼科体征（如视野、视力、眼球运动等），以及相关病因的病史和临床表现。

2）卵圆形瞳孔：卵圆形瞳孔的长轴直径为3～6 mm，多呈垂直方向。通常为单侧（病灶侧），若病变累及中脑，则可能为双侧性。这种瞳孔的反射可能仍然存在，但在严重情况下，瞳孔可能固定且无反射。卵圆形瞳孔常见于颅内病变引起的中度颅内压增高患者。当颅内压降低时，瞳孔的形状和大小可能恢复正常。如果颅内高压无法得到有效控制，瞳孔可能会变得又大又圆，且对光反射消失。如果病变好转后，卵圆形瞳孔仍然持续存在，这可能提示动眼神经或中脑的损害是不可逆的。

3）强直性瞳孔：强直性瞳孔多见于年轻女性，通常为单侧。其病因包括 Adie 综合征、糖尿病、脑炎、乙醇中毒性多神经病、甲状腺功能减退症等。强直性瞳孔的特征是瞳孔散大，对光反射极差。在黑暗环境中，瞳孔会缓慢扩大，此时对光反射表现为缓慢收缩。在调节过程中，瞳孔收缩存在潜伏期，刺激停止后瞳孔会缓慢扩大。这种瞳孔对扩瞳药仍有反应。如果伴有膝、踝反射消失，则称为 Adie 综合征；如果没有腱反射消失，则称为强直性瞳孔。强直性瞳孔的大小可能会有变化，也可能伴随出汗障碍。2.5% 醋甲胆碱滴眼可使强直性瞳孔强烈收缩，但约 80% 的糖尿病患者和 8% 的正常人也会有反应，因此该试验对诊断并不具有特异性。

(4) 痉挛性瞳孔扩大

1）精神性因素：如惊吓、情绪激动或剧烈疼痛时，瞳孔可因交感神经兴奋而扩大。

2）药物性因素：如苯丙胺、左旋多巴、可卡因等拟交感神经药物可引起瞳孔扩大。

3）癫痫发作：发作期间交感神经兴奋，导致瞳孔扩大。

4）反 Horner 综合征：眼交感神经受刺激时，表现为单侧瞳孔扩大、睑裂增宽、轻度突眼，可能伴有面部血管收缩、温度降低及出汗增加。

2. 瞳孔缩小性异常

(1) Horner 综合征：Horner 综合征是一种以单侧瞳孔缩小为主要特征的临床综合征，常伴有其他症状，如轻度上睑下垂、眼球内陷、同侧面部皮肤温度升高以及无汗。患者瞳孔通常仅轻度缩小，但对光反射和调节反射仍然存在。这种综合征提示同侧眼交感神经通路受损。在瞳孔不等大不明显时，可在暗处观察，此时瞳孔不等大可能会变得更加明显。上睑下垂的程度因人而异，且在某些病例中，其程度可能在昼夜之间发生变化。通常，瞳孔缩小和上睑下垂的程度是相匹配的。在进行性病变中，患者可能最初出现痉挛性瞳孔扩大，随后转变为麻痹性瞳孔缩小。完全性 Horner 综合征多见于睫状脊髓中枢受损，此时瞳孔缩小最为显著。而颈部交感神经链或颈上神经节后受损则更容易导致单纯的瞳孔缩小。

Horner 综合征的病因多种多样，大致可以分为以下几类。

1）中枢神经系统病变：包括一侧大脑半球切除或梗死、一侧丘脑或脑干病变（如血管性病变、多发性硬化、肿瘤、炎症等），以及颈髓病变（如肿瘤、空洞症、血管性病变、外伤等）。

2）胸 1 神经根病变：如肺尖肿瘤、颈肋、自发性气胸、下臂丛神经牵拉伤等。

3）颈交感神经链病变：可能由肿瘤、创伤、喉部或甲状腺手术、化脓性中耳炎、扁桃体术后、颅底颈静脉孔恶性肿瘤、颈椎病、星状神经节阻滞、Raeder 综合征等引起。

4）其他原因：包括先天性 Horner 综合征、偏头痛、海绵窦或颅中窝病变、眶部病变等。

在大脑半球或丘脑病变时，患者通常会出现同侧 Horner 综合征。当脑干受损时，由于眼交感神经纤维与脊髓丘脑束相邻，因此常表现为同侧 Horner

综合征，同时对侧躯体和肢体的痛觉与温度觉丧失。颈髓病变时，患者常出现臂部痛觉丧失、上肢腱反射消失，且可能引起双侧 Horner 综合征，这种情况下诊断较为困难，但如果出现上睑下垂，则有助于明确诊断。在肺尖病变中，以肺癌最为常见，患者可出现同侧 Horner 综合征、腋部疼痛、手部小肌萎缩以及肘内侧皮肤感觉障碍，部分患者在早期可能出现痉挛性瞳孔扩大。颈部交感神经干贯穿颈部全长，可能因肿瘤浸润、创伤或手术损伤而引起同侧 Horner 综合征。颅内颈静脉孔肿瘤可导致同侧 Horner 综合征，并伴有脑神经Ⅸ、Ⅹ、Ⅺ、Ⅻ的不同组合性损害。此外，节后性 Horner 综合征也可由海绵窦病变、颈动脉硬化或 Raeder 综合征引起。

（2）Raeder 三叉神经旁综合征：Raeder 三叉神经旁综合征（paratrigeminal syndrome）是指由于三叉神经节附近的病变，可能伴随颈内动脉虹吸部的改变（如夹层动脉瘤），从而损伤颈内动脉丛中的交感神经纤维。如果在病变过程中没有脑神经的损害，则该综合征被称为良性型。

当病变累及海绵窦或眶上裂时，除了可能引起 Horner 综合征（表现为瞳孔缩小、上睑下垂等）外，还常伴有脑神经Ⅲ、Ⅳ、Ⅴ、Ⅵ的损害。这些脑神经分别负责眼肌运动、面部感觉等功能，因此患者可能出现眼球运动障碍、面部麻木或疼痛等症状。

（3）阿-罗瞳孔：阿-罗瞳孔是一种具有特征性表现的瞳孔异常，其主要特点包括：①瞳孔缩小，直径通常小于 2.5 mm，且形状不规则，两侧瞳孔大小可能不一致。②瞳孔对光反射消失，即瞳孔不会因光线刺激而收缩。③瞳孔调节反射存在，即在注视近距离物体时，瞳孔仍能正常收缩。④对毒扁豆碱（一种拟胆碱药物）反应敏感，瞳孔会收缩；而对阿托品（一种抗胆碱能药物）无反应，瞳孔不会扩大。

在不完全型病例中，瞳孔对光反射可能仅表现为迟钝，且使用阿托品后瞳孔只能部分扩大。此外，患者可能还伴有瞳孔边缘不整齐、虹膜萎缩以及睫状脊髓反射消失。

典型的、持续性的阿-罗瞳孔几乎总是由神经梅毒引起。如果患者的瞳孔未出现缩小，但具有其他阿-罗瞳孔的特征，则不能确诊为神经梅毒。这种不典型的阿-罗瞳孔可能表现为单侧性，无缩瞳甚至轻度扩瞳，瞳孔边缘可能整齐，对阿托品的反应也可能较为显著且迅速。不典型病例还可能出现在其他疾病中，如松果体及其附近肿瘤、脑干炎、糖尿病、结节病、恶性淋巴瘤、白质脑炎、老年性痴呆等。

（4）痉挛性缩瞳：痉挛性缩瞳是一种瞳孔异常状态，表现为瞳孔显著缩小且固定，无法自主调节。在这种情况下，使用后马托品（一种抗胆碱能药物）可以显著扩大瞳孔。这种现象通常是由于缩瞳中枢或其传出神经通路受到刺激所致，但在临床上较为少见。

痉挛性缩瞳在以下几种情况下较为常见。

1）吗啡中毒：吗啡等阿片类药物可直接作用于中枢神经系统，导致缩瞳中枢过度兴奋，引起瞳孔持续性缩小。

2）脑桥出血：脑桥是调节瞳孔大小的重要中枢部位，脑桥出血可能损伤相关神经通路，导致瞳孔调节功能障碍，表现为瞳孔缩小。

3）天幕裂孔疝早期：天幕裂孔疝是指颅内压增高引起脑组织移位，压迫脑干。在早期阶段，可能刺激脑干内的缩瞳中枢，导致瞳孔缩小。

这些情况下的瞳孔缩小是病理性的，提示中枢神经系统受到严重刺激或损伤，需要及时识别和处理。

3. 一过性瞳孔大小不等 一过性单侧瞳孔扩大可能是颅内严重疾病的预警信号，因此需要及时寻找原因。通过详细的病史采集、精神状态评估以及眼球运动检查等手段，有助于明确病因。以下是可能引起一过性瞳孔大小不等的常见原因。

（1）脑疝：颅内占位性病变（如肿瘤）、脑水肿或急性出血等情况可能导致单侧瞳孔扩大，这通常是天幕裂孔疝迫近的标志。患者常伴有意识水平下降和病灶侧脑神经受损表现，如眼肌麻痹。如果患者意识清楚，则脑疝不太可能是一过性瞳孔扩大的主要原因。

（2）癫痫发作：癫痫发作时可能出现瞳孔扩大，通常伴有意识的急剧改变。发作期间，患者可能出现不自主的头部或眼向对侧旋转运动，但这种情况相对少见。

（3）脑动脉瘤：脑动脉瘤常累及动眼神经的脚间池部位，导致瞳孔扩大且对光反射迟钝。这是症状性颅内动脉瘤的早期体征。然而，这种瞳孔功能障碍通常是持续性的，而非一过性。如果患者仅出现一过性或发作性瞳孔扩大，且发作间期完全恢复正常，无其他神经系统受损表现，则动脉瘤的可能性较小。

如果患者出现一过性瞳孔大小不等,但无明显神经系统受损表现,应特别注意伴随症状,如视力模糊、疼痛、上睑下垂、眼肌运动障碍以及结膜充血等,这些可能提示其他潜在病因。

(4) 生理性瞳孔不等:生理性瞳孔不等是由于核上性调节输入到成对副交感性 E-W 核(动眼神经副核)的微小波动所致。大多数生理性瞳孔不等为一过性,且瞳孔大小差异可能因日而异,有时差异较小,难以直接观察到。少数情况下,生理性瞳孔不等可能表现为发作性,甚至双侧交替出现,即较大瞳孔可能在两侧之间转换。

(5) 间歇性亚急性闭角型青光眼:这是瞳孔大小变化的潜在原发性病因,可能由前房角结构狭小或继发于炎症、缺血引起。当房角闭合时,房水外流受阻,眼内压急剧升高,导致结膜充血、水肿、视力模糊,以及受累眼发红和触痛。瞳孔中度扩大且固定。诱发因素包括前倾位、暗光环境、长时间近距离工作、应激、喷嚏、使用扩瞳药物或某些麻醉剂。在完全发作之前,患者可能出现反复的自限性亚急性发作,房角可能自发重新开放,症状和体征随之消失。如果未及时识别,这种间歇性扩瞳可能导致永久性视力丧失。眼底检查可能发现房角狭小且易于闭合。

(6) 继发性交感神经兴奋:发作性单侧瞳孔扩大是一种罕见情况,可能继发于颈椎、上颈髓或臂丛神经损伤。典型患者除瞳孔扩大外,还可能出现交感神经过度活跃的其他表现,如上睑上翻、结膜苍白和面部多汗。患者瞳孔对光反射正常,表明眼副交感神经功能完整。某些患者可能随后出现持久性同侧交感神经缺损(即 Horner 综合征),推测与神经进行性损伤有关。此外,蝌蚪形瞳孔为相关问题,表现为发作性瞳孔变形,是由于虹膜扩大肌局部痉挛所致,通常为良性。

(7) 中毒:接触某些含生物碱的植物(如曼陀罗)可能导致瞳孔扩大。这些植物可能被误用为草药或生长在路边而误触(例如玉米收割者接触后出现瞳孔扩大)。根据接触的生物碱剂量,瞳孔扩大程度和对光反射丧失程度可能有所不同。调节麻痹常伴随瞳孔扩大,导致近视力减退,这在年轻患者中尤其重要。一旦脱离接触,瞳孔扩大通常在 1～7 天消退。

(8) 偏头痛发作:偏头痛发作时可能引起瞳孔大小不等,但在不同患者中机制可能不同,可能是由多种因素引起。偏头痛可能通过血管痉挛导致睫状神经节受损或可逆性缺血,从而引起瞳孔扩大、对光反射迟钝和调节麻痹。在另一些患者中,交感神经调节障碍可能导致交感神经活动过度或不足,表现为单侧或双侧异常和不对称性。还有观点认为,偏头痛时的瞳孔不等可能仅是基线生理性瞳孔不等的加剧。

(9) 良性发作性瞳孔扩大:又称跳跃性瞳孔,是一种年轻成人孤立性单侧瞳孔扩大的反复发作,常见于偏头痛患者,尤其是女性。发作通常发生在同一眼,但两侧也可能交替出现,可能在偏头痛发作期间或非发作期间出现。瞳孔扩大的持续时间通常为数小时,但有时可持续数天。发作时检查发现,对光反射可能正常或迟钝,调节反射受损,可能伴有视力模糊、眶周疼痛或结膜充血。良性发作性瞳孔扩大可能包括偏头痛伴瞳孔大小不等和生理性瞳孔不等,其机制不同,导致一过性或发作性瞳孔不等。其良性特征在于不伴有系统性或神经病学障碍。

4. 亮光下瞳孔大小不等较明显 在室内光线条件下,瞳孔大小的正常范围因年龄而异,青少年的基线瞳孔大小通常为 2.0～7.5 mm,随着年龄增长,瞳孔会逐渐变小。当两眼瞳孔大小差异 ≥ 0.4 mm 时,称为瞳孔不等。在检查瞳孔时,首先应评估对光反射。在暗室内,让患者注视远处目标以避免调节性瞳孔缩小(因调节反应导致的瞳孔收缩),然后分别对单侧瞳孔进行局部光照(持续 3 s),观察瞳孔收缩的幅度和速度。如果一侧瞳孔的对光反射较差、收缩幅度较小(无论是直接反射还是间接反射),则该侧瞳孔可能受损。在亮光下,瞳孔不等的幅度通常比暗处更明显,较大的瞳孔往往提示异常。对光反射差可能与机械性瞳孔不等、动眼神经麻痹、强直性瞳孔或药物性瞳孔扩大有关。

(1) 埃迪瞳孔(Adie pupil):又称强直性瞳孔,是由于节后副交感神经受损,常见于睫状神经节损伤。在去神经急性期,虹膜括约肌和睫状肌会出现麻痹,导致瞳孔扩大、畏光和近视模糊。这种损伤通常是不完全的,仅累及虹膜括约肌的部分区域,有时可在瞳孔边缘观察到局限性平坦。这种扇形括约肌麻痹的观察需要借助高倍放大设备(如裂隙灯),因为虹膜结构本身没有损伤。通过这种检查可以有效排除动眼神经麻痹或药物性瞳孔扩大。

在损伤后的数周内（最早可在 5~7 天后），虹膜括约肌对胆碱能激动剂变得异常敏感。常用的检测方法是稀释毛果芸香碱（浓度 < 0.125%），阳性反应的标准包括：①受影响的瞳孔在滴入毛果芸香碱后收缩幅度超过 0.5 mm，且大于未受影响的瞳孔；②在滴入毛果芸香碱之前，可疑瞳孔比正常瞳孔大，滴入后变小。

（2）药理学性瞳孔扩大：局部扩瞳剂主要分为以下两类。

1）副交感神经抑制剂（抗胆碱能物质）：包括阿托品、东莨菪碱、某些杀虫剂以及植物中的颠茄生物碱。这些物质还可通过吸入用于治疗呼吸道疾病。抗胆碱能物质引起的瞳孔扩大称为阿托品性瞳孔，瞳孔直径极大（可达 8~9 mm），无对光反射和调节反射。与急性去神经性瞳孔不同，阿托品性瞳孔无扇形麻痹，且对高浓度（1% 或 2%）毛果芸香碱无反应。相比之下，神经源性去神经瞳孔（如强直性瞳孔或动眼神经麻痹）在大多数情况下对 0.125% 毛果芸香碱有收缩反应，因为存在去神经超敏。

2）交感神经拟似剂（肾上腺素能物质）：包括肾上腺素、去氧肾上腺素、麻黄碱、可卡因、眼用去充血剂以及肾上腺素能吸入剂。这些药物通过刺激虹膜扩大肌引起瞳孔扩大，但不会麻痹括约肌，因此对光反射仍然保留。这类瞳孔对高浓度毛果芸香碱有收缩反应，但收缩幅度小于正常瞳孔。使用交感神经拟似剂后，患者可能出现结膜苍白、上睑上翻以及瞳孔扩大。即使患者使用滴眼药，不对称吸收也可能导致瞳孔不等。

5. 暗光下瞳孔大小不等较明显 在暗光环境下，两眼瞳孔的对光反射正常，且副交感神经支配的虹膜括约肌功能完整。检查时首先需要比较暗光下两眼瞳孔的不等程度，可通过直接光照或间接光照（如从颈部照射）来观察。暗光下瞳孔大小不等较明显，可能的原因包括生理性瞳孔不等、Horner 综合征、药理学性缩瞳、机械性瞳孔不等以及动眼神经再生等。

（1）生理性瞳孔不等：这是瞳孔大小不等的最常见原因，约占普通人群的 20%。生理性瞳孔不等通常相差 ≥ 0.4 mm，典型情况下不超过 1.0 mm。这种不等的幅度可能因日而异，在暗光和亮光下均存在，且对光反射正常。在暗光下，瞳孔会自然扩大，而生理性瞳孔不等的两侧瞳孔扩大程度相似。此外，生理性瞳孔不等可能在两侧之间交替出现，即较大的瞳孔有时在左眼，有时在右眼，这种现象称为"跷跷板瞳孔"。局部滴用可卡因后，两眼瞳孔均会扩大，因此可卡因滴入后瞳孔不等通常会消失。生理性瞳孔不等与眼部或神经系统异常无关。

（2）药理学性瞳孔不等：使用毛果芸香碱或其他青光眼局部用药可能导致瞳孔缩小。这种情况下，缩小的瞳孔通常收缩较差，几乎无对光反射。这是因为药物导致瞳孔达到机械性限制。药理学性缩瞳是由于胆碱能副交感神经激动剂直接作用于虹膜括约肌，而虹膜扩大肌仍然完整，但不足以克服括约肌的收缩。因此，药理学性缩瞳的瞳孔在暗光下无法扩大，但对扩瞳药物（包括交感神经拟似剂和抗胆碱能药物）有反应。

（3）机械性瞳孔不等：虹膜炎或慢性色素弥散综合征发作后可能出现虹膜后粘连，导致瞳孔机械性受限，类似于药理学性缩瞳。在这种情况下，瞳孔被机械性地"捆紧"，无法对任何局部拟交感神经药物或抗胆碱能药物产生反应。

（4）Horner 综合征：Horner 综合征是由于交感神经通路受损导致患侧瞳孔缩小，伴随症状包括同侧面部无汗、睑板肌无力（导致上睑下垂、睑裂变窄）以及眼球内陷。经典 Horner 综合征的三联征并不总是完全出现：12%~13% 的 Horner 综合征患者无明显上睑下垂，而面部无汗较为罕见。瞳孔不等是 Horner 综合征最可靠的体征，有时可能是唯一的临床表现。

在暗光下，Horner 综合征患者的较小瞳孔扩大延迟。当光线突然关闭时，交感神经受损的瞳孔扩大速度较正常缓慢，延迟 15~20 s，而正常瞳孔的立即再扩大通常在 5~8 s 完成。这一发现对诊断 Horner 综合征有重要意义，但仅约 50% 的患者可通过这一方法确诊。因此，区分 Horner 综合征与生理性瞳孔不等通常需要药理学试验，常用的药物包括可卡因和阿可乐定。

1）可卡因试验：可卡因通过阻滞虹膜扩大肌的神经肌肉接头处（抑制去甲肾上腺素的释放和再摄取），从而增加去甲肾上腺素的量以兴奋扩大肌。滴入结膜后，正常眼的瞳孔会扩大，通常伴随结膜变白和上睑上翻。而交感神经受损的眼对可卡因无反应，且可卡因会使瞳孔不等加重。如果可卡因滴入后瞳孔不等的幅度 ≥ 1.0 mm，则可诊断为 Horner 综合征。

2）阿可乐定试验：阿可乐定主要通过激动 α_2 肾上腺素受体降低眼内压，但其还具有极弱的 α_1 肾上腺素受体激动性，可刺激瞳孔开大肌。在交感神经通路（尤其是节后纤维）受损导致去神经支配后，瞳孔开大肌的 α_1 受体出现去神经超敏反应。因此，向疑似 Horner 综合征的患者滴入阿可乐定后，患侧瞳孔因 α_1 受体超敏而明显散大，使原有的瞳孔不等被逆转（即患侧由小变大或等于健侧），试验呈阳性，从而支持 Horner 综合征的诊断。

（五）虹膜震颤

虹膜震颤是指对瞳孔进行光刺激（光强度保持恒定）时，出现交替性缩小与扩大的现象，表现为双侧瞳孔出现同步性、节律性的连续颤动，频率为 8~14 次/分，瞳孔大小的变化范围通常超过 1 mm。这种现象是由于眼交感神经与副交感神经活动失衡所致，属于正常瞳孔不稳定的变异形式。

虹膜震颤可能出现在多种病理状态下，例如动眼神经麻痹的恢复期、多发性硬化、Cheyne-Stokes 呼吸模式、脑膜炎、神经梅毒、脑肿瘤、发作性睡病、舞蹈病，以及巴比妥类药物、副醛或其他药物中毒等情况。然而，虹膜震颤在正常人群中也较为常见，因此其病理意义和定位诊断价值较为有限。

如果虹膜震颤仅出现在单侧，可能提示支配该侧瞳孔的神经功能存在异常，需要进一步评估潜在的神经病变。

四、治疗

瞳孔异常可能是严重疾病（如脑疝、中毒）的信号，需第一时间就医以明确病因。治疗方案需结合眼科、神经科等多学科评估，避免自行用药延误病情。

1. Horner 综合征　Horner 综合征的治疗主要针对病因。

（1）中枢神经系统病变：如脑干、丘脑或颈髓病变，需根据具体病因进行治疗，如手术切除肿瘤、药物治疗炎症或血管病变。

（2）颈部交感神经链病变：如肿瘤或外伤引起的 Horner 综合征，可通过手术修复或切除病变组织。

（3）药物治疗：对于症状影响生活质量的患者，可使用肾上腺素能药物（如 1%~2% 肾上腺素滴眼液）来扩大瞳孔。

2. 药理学性瞳孔异常

（1）药物性瞳孔扩大：如因阿托品或其他抗胆碱能药物引起的瞳孔扩大，需停用相关药物。可使用毛果芸香碱（浓度＜0.125%）滴眼液来缩小瞳孔。

（2）药物性瞳孔缩小：如因毛果芸香碱引起的瞳孔缩小，需停用药物。必要时可使用阿托品滴眼液进行对冲。

3. 生理性瞳孔不等　生理性瞳孔不等通常无须治疗，因为它是一种正常生理现象。如果患者因外观问题感到困扰，可使用有色眼镜或角膜接触镜来掩饰瞳孔不等。

4. 阿-罗瞳孔

（1）梅毒性感染：对于由神经梅毒引起的阿-罗瞳孔，需进行抗梅毒治疗，包括青霉素等抗生素治疗。

（2）其他病因：如糖尿病或中脑病变引起的阿-罗瞳孔，需针对原发病进行治疗。

5. 强直性瞳孔

（1）对症治疗：无症状者无须治疗。对于畏光或视力模糊的患者，可使用稀释毛果芸香碱滴眼液。

（2）基础疾病治疗：如糖尿病引起的强直性瞳孔，需控制血糖。

6. 虹膜炎或机械性瞳孔不等

（1）虹膜炎：使用糖皮质激素滴眼液抗炎治疗，必要时进行散瞳以防止虹膜后粘连。

（2）机械性瞳孔不等：如虹膜后粘连引起的瞳孔固定，需使用散瞳剂（如阿托品）来缓解症状。

7. 青光眼引起的瞳孔异常

（1）药物治疗：使用 β 肾上腺素受体阻滞剂（如噻吗洛尔）或前列腺素类药物降低眼压。

（2）手术治疗：对于药物治疗无效的患者，可进行激光或手术治疗。

8. 中毒引起的瞳孔异常

（1）阿托品中毒：使用利尿剂（如氢氯噻嗪）促进毒物排出。

（2）其他中毒：如曼陀罗中毒，需脱离接触，并使用拟胆碱能药物（如毛果芸香碱）进行对冲。

9. 其他瞳孔异常

（1）无反应性瞳孔：如因虹膜创伤或视神经病变引起，需针对原发病进行治疗。

（2）瞳孔形态异常：如瞳孔异位或卵圆形瞳孔，需根据病因进行治疗，如手术修复或药物治疗。

第十章 上睑下垂

上睑下垂（ptosis）是指由于上睑提肌和 Müller 肌的功能不全或丧失，导致上睑无法正常抬起，部分或全部遮盖眼球的状态。在自然睁眼、向前平视时，正常情况下，上睑应遮盖角膜上缘 2 mm。当上睑下垂发生时，上睑遮盖角膜上缘的范围会超过 2 mm。轻度上睑下垂可能仅影响外观而不遮盖瞳孔，但重度上睑下垂会部分或完全遮盖瞳孔，从而影响功能。

一、病因

上睑下垂可分为先天性上睑下垂和获得性上睑下垂两大类。

（一）先天性上睑下垂

先天性上睑下垂主要由于动眼神经核或上睑提肌发育不良引起，通常为常染色体显性遗传或隐性遗传。这种类型的上睑下垂多在出生时或婴儿期即表现出来，且可能伴有其他眼部或神经系统发育异常。

（二）获得性上睑下垂

获得性上睑下垂可能由以下多种原因引起。
（1）动眼神经麻痹：动眼神经受损导致上睑提肌失去神经支配。
（2）上睑提肌损伤：外伤或手术导致上睑提肌功能受损。
（3）交感神经疾病：如 Horner 综合征，交感神经受损导致 Müller 肌功能障碍。
（4）重症肌无力：自身免疫性疾病导致肌肉疲劳和无力，累及上睑提肌。
（5）机械性因素：如眼睑肿瘤、瘢痕挛缩等导致上睑运动障碍。

二、症状

（一）先天性上睑下垂

1. **特点** 常为双侧发病，但两侧严重程度不一定对称，部分患者可能仅表现为单侧。
2. **伴随症状** 常伴有眼球上转运动障碍。
3. **代偿表现** 如果瞳孔被遮盖，患者为了克服视力障碍，会不自觉地紧缩额肌，形成较深的横行皮肤皱纹。此外，患者还可能出现眉毛上抬或仰头视物等代偿性姿势。

（二）获得性上睑下垂

1. **特点** 通常有明确的病史或伴随其他症状。
2. **具体表现**
（1）动眼神经麻痹：常伴有其他眼外肌麻痹，导致眼球运动受限。
（2）交感神经损害：可能伴随 Horner 综合征的表现，如瞳孔缩小、面部无汗、上睑轻度下垂等。
（3）重症肌无力：导致的上睑下垂具有晨轻夜重的特点，即症状在早晨较轻，随着疲劳加重，夜间更为明显。注射新斯的明后，上睑下垂症状可明显减轻。

三、诊断步骤

（一）病史采集

1. **起病时间与病程**
（1）起病时间：询问患者何时首次发现上睑下垂，是先天存在还是后天逐渐出现。先天性上睑下垂通常在出生时或婴儿期即被发现。获得性上睑下垂需明确发病的具体时间，是急性起病还是逐渐加重。
（2）病程变化：了解症状是否随时间加重或减

轻，是否有晨轻夜重的特点（提示重症肌无力）。

2. 症状描述

（1）单侧或双侧：明确是单侧还是双侧受累，双侧是否对称。

（2）严重程度：询问上睑下垂是否遮盖瞳孔，是否影响视力，是否有代偿性姿势（如仰头视物、额部皱纹加深）。

（3）伴随症状：是否有其他眼部症状，如眼球运动障碍、复视、视力下降、眼痛等。

3. 既往病史

（1）眼部疾病：询问是否有既往眼部手术史（如眼睑手术、眼部肿瘤切除等）、眼部炎症（如睑缘炎、结膜炎）或眼部外伤史。

（2）神经系统疾病：是否有动眼神经麻痹、重症肌无力、脑血管病、颅脑外伤、神经退行性疾病等。

（3）全身疾病：是否有糖尿病、甲状腺疾病、自身免疫性疾病（如类风湿关节炎）或其他慢性疾病。

4. 家族史 询问家族中是否有类似的上睑下垂或其他遗传性疾病，如先天性上睑下垂、重症肌无力等。

（二）辅助检查

上睑下垂的检查需综合评估双侧上睑的功能状态，通过观察角膜遮盖程度、额肌代偿性收缩、眼球运动试验以及额肌阻滞试验，可以初步判断上睑下垂的严重程度和麻痹性质。这些检查方法对于明确病因和制订治疗方案具有重要意义。

1. 观察上睑遮盖角膜的程度 嘱患者自然睁眼向前平视，观察两侧上睑缘遮盖角膜的程度。正常情况下，上睑应遮盖角膜上缘约 2 mm。若上睑遮盖范围超过 2 mm，则提示可能存在上睑下垂。

2. 检查额肌代偿性收缩 嘱患者闭眼，检查者在患者眉毛上方轻轻触摸，感受是否有额肌代偿性收缩。额肌收缩通常表现为眉间皮肤出现横纹，这是患者为了克服上睑下垂而采取的代偿动作。

3. 眼球运动试验 嘱患者分别向左右两侧注视，观察上睑下垂的变化。通常在眼球外展时，上睑下垂会更加明显；而在眼球内收时，下垂程度可能会减轻。

4. 额肌阻滞试验 检查者用双手拇指紧压患者的眉弓部（额肌），以阻滞额肌的代偿作用，然后嘱患者向上注视，观察上睑能否上提。①如果上睑仍能轻度上提，则提示为不完全性麻痹；②如果上睑完全不能上提，则提示为完全性麻痹。

（三）病变部位与病因诊断

1. 肌源性

（1）重症肌无力：由于自身免疫性疾病导致肌无力，首发症状多为单侧上睑下垂，随后可能波及对侧。症状表现为晨轻暮重，反复眨眼时加重，注射新斯的明或依酚氯铵（Tensilon）试验后，上睑下垂可消失。重症肌无力常伴有眼外肌运动障碍，受累顺序多为上直肌、外直肌、内直肌、下直肌及斜肌群，复视和瞳孔障碍较少见。

（2）眼型肌病：病因不明，多表现为双侧上睑下垂，可能伴有眼轮匝肌和其他眼外肌受损，但一般不出现复视。多起病于青春期，可有家族史。

（3）肌萎缩性上睑下垂：属于肥厚性肌萎缩，表现为双侧上睑下垂，伴有上睑肌萎缩，病程长，多见于老年女性。

2. 神经源性 由于动眼神经麻痹引起。动眼神经支配上睑提肌，动眼神经麻痹时出现上睑下垂，同时可伴有瞳孔散大。

3. 交感神经源性 由颈交感神经麻痹引起，属于 Horner 综合征。上睑轻微下垂，用力睁眼时睑裂可以两侧等大或近于等大，此种下垂也叫假性上睑下垂，同时常伴有瞳孔缩小、眼球内陷症状。

4. 一侧上睑下垂并伴有眼外肌麻痹 此时应考虑有下列可能。

（1）眼窝部病变：如外伤导致眼窝骨折，可引起眼肌嵌顿，表现为上睑下垂和眼肌运动障碍。

（2）眶内炎症：额窦及筛窦炎症可波及眼窝，导致上睑下垂和眼球运动障碍。脑底脑膜炎、慢性梅毒性脑膜炎也可引起类似表现。

（3）血管性病变：如海绵窦动静脉瘘，可导致同侧动眼神经麻痹，伴有搏动性眼球突出。

（4）肿瘤：如颅底肿瘤（蝶骨脑膜瘤）、眶内肿瘤、中脑肿瘤等。

（5）重症肌无力：早期可表现为一侧性上睑下垂。

（6）其他：如破伤风（眼肌麻痹型）、肉毒杆菌中毒、白喉、眼部带状疱疹等。也有学者发现大脑角回病变可导致病灶对侧上睑下垂。

5.**两侧上睑下垂** 多见于肌病、重症肌无力、麻风、颅底脑膜炎时，此时可呈现 Hutchinson 颜貌。

6.**先天性上睑下垂** 先天性上睑下垂是一种常见的眼睑异常，出生后即可发现，可有遗传史，例如内眦赘皮、泪点异常及先天性白内障等，也常合并身体其他部位畸形，如多指（趾）、并指（趾）畸形、先天性耳聋等。此病男女均可发病，可有上睑提肌与上直肌发育不良，动眼神经核发育不良。如见于先天性动眼神经麻痹时，常表现为一侧或双侧上睑下垂，有时上睑下垂常伴有上直肌麻痹。先天性上睑下垂时偶见 Marcus-Gunn 现象，即当患者张口、下颌偏向对侧时，下垂的上睑自动上提，此种现象属于一种生理性联合运动。

7.**癔症性上睑下垂** 虽然用力睁眼，睑裂仍然较小，常合并其他癔症病征，如视野暗点等。当一侧上睑下垂时，应与对侧面神经麻痹相鉴别，但有时较为困难，尤其是轻度上睑下垂或轻度面神经麻痹者。此时如无其他合并体征，则须仔细观察，面神经麻痹侧常有眼睑闭合不全，常伴有瞬目运动缓慢且次数减少。

四、鉴别诊断

轻度上睑下垂容易与假性上睑下垂相混淆，假性上睑下垂可见于眼睑肿瘤、水肿、皮肤炎症、脓肿、脂肪浸润、眼睑迟缓症以及神经纤维瘤侵犯眼睑，通过细致检查可以鉴别。

五、治疗

上睑下垂的治疗方法根据病因和类型有所不同，具体如下。

（一）先天性上睑下垂

主要采用手术治疗。如果上睑下垂严重到遮盖瞳孔，为防止弱视的发生，建议在患儿3岁左右进行手术矫正。对于单眼受累的患儿，手术时间可适当提前。

（二）获得性上睑下垂

首先应针对病因进行治疗，例如药物治疗或其他非手术方法。如果治疗效果不佳或病情严重影响生活质量，可考虑手术矫正。

（三）手术方式选择

根据上睑提肌的肌力情况选择合适的手术方法，常用的手术方式包括以下。

1.**上睑提肌缩短术** 适用于上睑提肌功能尚可的患者，通过缩短提肌来增强其提拉上睑的能力。

2.**额肌瓣悬吊术** 适用于上睑提肌功能较差的患者，利用额肌的力量来替代提肌的功能，从而提升上睑。

六、预后

上睑下垂的预后因个体差异、病情严重程度、治疗方式以及术后护理等因素而有所不同。

（一）手术治疗的预后

手术是上睑下垂的主要治疗方式，尤其是对于先天性上睑下垂患者，手术成功率较高，但术后效果和恢复情况因人而异。

1.**恢复时间** 术后初步恢复通常需要3~4周，肿胀和淤血会逐渐消退，而完全恢复可能需要1~3个月。

2.**手术效果** 手术成功后，患者的视力、眼部外观等通常会得到明显改善。然而，部分患者可能会出现术后并发症，如眼睑闭合不全、干眼症、暴露性角膜炎、两侧不对称等。

3.**手术方式的选择** 不同的手术方式（如联合筋膜鞘悬吊术、额肌瓣悬吊术、上睑提肌缩短术）对预后有影响。联合筋膜鞘悬吊术被认为在治疗中重度上睑下垂时效果更佳，具有更高的矫正率和更低的并发症发生率。

（二）术后护理的重要性

术后护理对恢复情况有显著影响。患者需注意休息，避免过度用眼，保持切口清洁干燥，防止感染，并遵医嘱使用药物。良好的术后护理可以加速恢复进程，减少并发症的发生。

（三）长期预后

1.**功能和外观改善** 手术成功后，患者的眼部功能和外观通常会得到显著改善，尤其是对于儿童患者，早期手术可以预防弱视的发生。

2. **心理影响** 上睑下垂可能对患者的心理健康产生负面影响，尤其是儿童。手术成功后，患者的心理负担可能减轻。

3. **复发风险** 部分患者可能会出现术后复发的情况，尤其是手术方式选择不当或术后护理不到位时。

（四）影响预后的因素

1. **个体差异** 年龄、体质、新陈代谢速度等因素会影响恢复速度。

2. **手术时机** 对于先天性上睑下垂，建议在3岁左右手术，单眼患儿可适当提前，以避免弱视。

3. **术后并发症** 如矫正不足、矫正过度、睑裂闭合不全等并发症可能影响预后。

第十一章 眼球震颤

眼球震颤（nystagmus）是指眼球注视某一点时发生的不自主的节律性往复运动，简称眼震。眼球震颤是由于某些视觉、神经或前庭功能病变导致的眼球运动异常。

眼球震颤按照眼震节律性往复运动的方向可分为水平性眼震、垂直性眼震和旋转性眼震。按照眼震运动的节律又可分为钟摆样眼震和跳动性眼震。钟摆样眼震是指眼球运动在各个方向上的速度及幅度均相等，跳动性眼震是指眼球运动在一个方向上的速度比另一个方向快，因此有慢相和快相之分，通常以快相表示眼震的方向。神经系统疾病出现的眼震大多属于跳动性眼震。

一、病因及临床类型

眼震可以是生理性的，也可由某种疾病引起，脑部不同部位的病变会导致不同类型的眼震表现。

（一）眼源性眼震

眼源性眼震是由视觉系统疾病或眼外肌麻痹引起的眼球震颤。其特点为水平摆动性眼震，幅度较小，持续时间长，且可能为永久性。常见原因包括视力障碍、先天性弱视、严重屈光不正、先天性白内障、色盲、高度近视、白化病等。此外，长期在光线不足的环境中工作（如矿工井下作业）也可能导致眼源性眼震。

（二）前庭性眼震

前庭性眼震是指由于前庭终末感受器、前庭神经或脑干前庭神经核及其传导通路、小脑等的功能障碍导致的眼震，分为周围性和中枢性两类。

1. 前庭周围性眼震 前庭周围性眼震由前庭系统的周围部分（如半规管、前庭神经节、前庭神经内耳道部分）病变引起。其表现为水平性或水平旋转性眼震，一般无垂直性眼震，持续时间较短，多为发作性，通常不超过3周。眼震幅度较细小，常伴有眩晕、恶心、呕吐等前庭功能障碍，可能伴有听力异常。Romberg征阳性，肢体和躯干偏向患侧，症状与头位有关。注视可以抑制眼震和眩晕，且无中枢神经系统症状和体征。常见原因包括梅尼埃综合征、中耳炎、迷路卒中、迷路炎、颞骨岩部外伤、链霉素等药物中毒。

2. 前庭中枢性眼震 前庭中枢性眼震由前庭系统的中枢部分（如前庭神经颅内部分、前庭神经核）病变引起，脑干和小脑等与前庭神经核密切相关的结构受损也可导致此类眼震。其表现为眼震方向多样，可为水平、垂直或旋转性，持续时间长，幅度大。除前庭神经核病变外，此类眼震的眩晕程度较轻，但持续时间长，听力和前庭功能一般正常。Romberg征阳性，但倾倒方向无规律，与头位无关。注视一点时不能抑制眼震，常伴有脑干和小脑受损的体征。常见原因包括椎基底动脉系统血管病、多发性硬化、蛛网膜炎、脑桥小脑脚肿瘤、脑干肿瘤、梅毒等。

二、诊断步骤

（一）病史采集

1. 症状体验 获得性眼震患者通常会感受到眼球抖动［称为振荡性视物或振动幻视（oscillopsia）］，即环境运动的错觉。相比之下，早年起病或先天性眼震患者通常不会感受到眼球抖动。此外，原位眼震（即在静止状态下出现的眼震）可能会降低视力。

2. 伴随症状 询问患者是否存在其他伴随症状，如眩晕、听力下降、共济失调、眼震家族史、肢体麻木或无力等，这些症状可能提示潜在的病因。

3. 眼震的发展过程 眼震的发展过程是病史采集的关键。长期存在的眼震，尤其是从儿童期就开始的，更可能是先天性眼震，而非病理性获得性眼震。对于获得性眼震，其起病时间可能提示潜在病因。例如，在急性小脑或脑干梗死后数周或数月出现的垂直性钟摆样眼震，应考虑是否为眼腭震颤，并检查腭部是否有运动性震颤，影像学检查（如MRI）可能显示下橄榄核肥大和T2高信号。眼震对视觉的影响也有助于诊断。在获得性眼震患者中，尤其是那些在中心注视时出现的眼震，更容易表现为眼球抖动。而先天性眼震患者通常只有轻微的或无眼球抖动。

（二）肉眼观察法

1. 检查方法 肉眼观察法是检查眼震的主要方法，依靠直接观察来判断是否存在眼震。检查时，要求患者保持头部不动，双眼注视正前方60 cm处检查者的示指。首先观察患者是否存在眼震，随后嘱患者双眼跟随检查者的示指分别向左、右、上、下各方向凝视，检查是否存在凝视性眼震。当眼球偏离正前方时出现的眼震均称为凝视性眼震。需要注意的是，受检者的凝视角度（眼视线与正前方的夹角）不应超过45°～50°，否则正常人也可能出现生理性末位性眼震。

2. 观察眼震特征

（1）眼震类型：判断眼震的运动模式，包括是否存在慢相（钟摆样眼震）、慢相和快相（急动式眼震）或仅快相（扫视突入）。

（2）单眼或双眼：确定眼震是单眼出现还是双眼同时出现。

（3）方向：眼震的方向可以是水平、垂直、旋转或混合性。

（4）诱发条件：观察眼震是否在特定眼位或凝视状态下出现，例如在特定方向凝视时是否诱发眼震。

（5）协同性：判断双眼运动是否一致（协同性眼震），或者双眼运动是否不同，如每眼抖动幅度不同（分离性眼震）或每眼抖动方向不同（不协同眼震）。

3. 观察患者临床情况

（1）头部姿势：观察患者是否存在休息时头部转动或倾斜，并了解相关病史。旧照片可以帮助了解异常头位的演变过程。对于婴儿眼震，当存在零位或凝视眼位时，眼震可能减轻或消失，因此婴儿可能会将头部或眼睛保持在零位，且婴儿眼震常伴有头部和眼睛的抖动。相比之下，获得性眼震不太可能伴有零位和头部偏斜。

（2）视觉系统检查：全面检查视觉系统有助于发现眼震的潜在原因。例如，钟摆样眼震可能由脱髓鞘性视神经病引起的视力丧失所致，而急动式眼震可能出现在视网膜疾病的背景下。

（3）眼震幅度和频率：确定眼震的幅度和频率，并观察在远距离或近距离凝视时眼震的变化。前庭周围性眼震和前庭中枢性眼震在凝视快相方向时可能加重。例如，下跳性急动式眼震在向下凝视时加重，尤其是在向下和外侧凝视时，这有助于确认下跳性眼震。凝视诱发的眼震通常仅在离心凝视位出现。婴儿眼震倾向于保持其表现，与凝视方向无关（如水平性婴儿眼震在向上凝视时仍为水平性）。

（4）获得性眼震的特殊表现：注视可以抑制前庭性眼震，但对其他类型的眼震无效。取消注视有助于在床边观察眼震。对于那些在标准眼动检查中未发现眼震但主诉眼球抖动的患者，使用眼底镜检查可能发现低幅眼震，且眼震的真实方向与眼底镜观察到的方向相反。观察眼震持续数分钟，以免漏诊获得性周期性眼震，其反向眼震周期时间通常大于60 s。

（三）辅助检查

1. 眼震电图 眼震电图可以客观记录闭眼时的眼震，并观察闭眼与睁眼时眼震的变化。其阳性结果有助于病变的定位诊断，并可帮助鉴别周围性和中枢性病变，具体表现如下。

（1）周围性眼震：受注视抑制影响，睁眼时可能减弱或消失，闭眼时则增强。

（2）中枢性眼震：通常在固定注视时增强，闭眼时减弱。

然而，阴性结果不能完全排除病变的存在。眼震电图虽然可以鉴别眼震与非眼震性的眼球振动运动，但不能单独用于定性诊断，需结合临床表现和其他辅助检查以帮助定性诊断。

2. 前庭功能试验 前庭功能试验通过观察前庭反应来确定结果，其中眼震是最重要的体征。在有自发性眼震的情况下，前庭功能试验的应用受到一定限制。但在某些情况下，该试验仍具有诊断价值。

（1）冷热试验：如果自发性眼震向右，而冷热试验显示右侧前庭无反应，则提示中枢性病变。

（2）视动性眼震检查：对自发性眼震的鉴别诊断有较大价值。①先天性眼震时，视动性眼震的方向与正常人相反，与视动鼓上黑白带移动的方向一致。②眼病性眼震的视动反应与视动鼓方向相同。③前庭周围性眼震患者，无论自发性眼震的方向如何，都会有与视动鼓方向相反的粗大眼震。④前庭中枢性眼震时，视动反应可能缺失、迟缓，或出现与正常反应相反方向的眼震、垂直性眼震等异常表现。

3. Frenzel 眼镜法 受检者佩戴 Frenzel 眼镜后，可以消除因眼球会聚运动和注视运动导致的眼震减弱或消失。此外，Frenzel 眼镜可以照亮并放大受检者的眼球，便于更好地观察眼震情况。该检查需在暗室中进行，且室内不能有运动物体，以免影响检查结果。此方法适用于轻微外周性良性阵发性位置性眩晕（BPPV）患者，特别是水平半规管壶腹嵴帽结石患者，以及保留前庭眼反射（VOR）抑制功能的中枢性体位性眩晕患者。然而，由于使用 Frenzel 眼镜后很少观察到眼震，因此不建议在常规位置性试验中使用。

4. 视频眼震图描记法 视频眼震图与眼震电图完全不同，它利用红外线摄像技术直接记录眼球运动的影像，然后通过影像采集卡将模拟眼动影像信号转换为数字影像信号，输入计算机进行处理，从而显示眼球运动的影像并绘制各种曲线。该方法操作简单，更为精确可靠，且安全性更高。

（四）单眼性眼震的定位诊断

单眼性眼震是指仅发生在一只眼的不协调性眼球震颤，可能是先天性或后天性，表现为垂直性、水平性、摆动性或节律性的眼球震颤。这种眼震通常幅度较小、振荡缓慢，可能有以下三种表现类型。

1. 下垂痉挛 下垂痉挛是一种以点头、眼震和异常头姿为特征的良性综合征，其临床特点包括以下。

（1）通常在出生后的第 1 年发病，起病后 1 个月至数年内可自发缓解。

（2）眼震呈正弦波样，常为水平性，但也可有垂直性或旋转性成分。

（3）眼震通常是间断性、单侧性或非对称性的。

（4）具有高频率、小振幅，且常伴有闪光感。

（5）患者常伴有转头和斜颈。

2. 获得性单眼摆动性眼震 这种眼震可发生在成人或儿童中，通常在单眼视力丧失后数年出现，其临床特点包括以下。

（1）在凝视原位时，表现为小幅度、缓慢的垂直性摆动性振动。

（2）眼震可在视力矫正后减轻或恢复。

（3）眼震通常发生在已知病变之后，可为垂直性、水平性或多向量性。

（4）眼震也可能在光刺激诱发全面性癫痫发作时出现。

3. 癫痫性单眼水平性眼震 这种眼震起源于受累眼对侧枕叶的局部性癫痫发作，也见于 Sturge-Weber 综合征（脑面血管瘤病）的顿挫型。其机制被认为是癫痫发作放电激活皮质快速扫描区，同时引起同侧眼运动的核上性抑制或触发单眼的眼运动指令。

所有表现为下垂痉挛、单眼性眼震或非对称性摆动性眼震的儿童，其眼震可能与视神经、视交叉、第三脑室或丘脑肿瘤有关。这些儿童除了特征性眼震外，还可能伴有视力丧失、视神经萎缩和肿瘤的其他症状。此外，儿童的单眼性、小幅度、快频率的水平性眼震可能由单侧前部视觉传导通路病变引起。获得性单眼摆动性眼震还可能与多发性硬化、神经梅毒、丘脑和中脑上部梗死有关。

单眼的下跳性眼震可能与丘脑内侧、中脑上部的急性梗死或脑桥小脑变性有关，可能是由于同侧结合臂功能障碍所致。对侧单眼下跳性眼震可能见于旁中线丘脑或大脑脚梗死。单眼旋转性眼震则可能与脑干病变有关。

（五）水平性眼震的定位诊断

水平性眼震是指眼球在水平方向上左右来回运动，通常与前庭系统的功能异常有关。双侧前庭核通过内侧纵束维持头部和眼部肌肉的张力平衡。当一侧前庭结构受损时，会导致一种线性（恒定速率）的眼球震颤，震颤的慢相指向病变侧，这种眼震被称为水平性眼震。

1. 自发性眼震 自发性眼震是指在没有任何外界刺激的情况下自主出现的眼球震颤。这种眼震通常是前庭系统受损的表现。与自发性眼震相对的是诱发性眼震，后者是在对前庭器官给予一定刺激后出现的眼震，可用于协助判断自发性眼震的病变性质。

急性前庭损害会导致迷路功能减低，从而引发自发性前庭性眼震，其慢相通常指向病损侧，而快相则指向对侧。根据眼震在不同注视方向上的强度，可将自发性眼震分为以下三级：一度眼震仅在向快相侧注视时出现眼震；二度眼震在眼球处于正中位时也出现眼震；三度眼震在眼球向各个方向注视时均出现眼震。三度眼震的快相方向通常与凝视方向相反，这种表现较少见于其他类型的眼震。自发性眼震分为周围性和中枢性两种。

（1）周围性自发性眼震：①眼震较为突出，潜伏期较短，姿势变化后迅速出现，且容易疲劳。②定视（即完整的定视和追随稳定系统）对其有显著的抑制作用。过度通气可能诱发眼震，此时慢相可能背离病变侧。③周围性眼震，尤其是垂直性眼震，通常伴有扭转成分。④患者常伴有主观的眩晕感。

（2）中枢性自发性眼震：①眼震不如周围性眼震突出，姿势变化后有一定潜伏期。②不受定视抑制。③可能表现为纯垂直性或扭转性眼震。④常伴随脑干受损的其他神经症状和体征。

水平性眼震的慢相通常指向病变侧，这是由于一侧水平半规管或整个迷路病变，前庭神经核驱动双眼向病变侧运动所致。

2. 位置性眼震 位置性眼震，也称为良性阵发性位置性眩晕（BPPV），是一种在特定头部位置时诱发的眼震现象。当患者不存在自发性眼震时，通过改变头部位置可以引发眼震，通常伴有旋转感、眩晕、恶心，少数情况下会出现呕吐。这种反应具有适应性，即经过多次重复相同的头部动作后，眼震和眩晕的症状会逐渐减轻，甚至完全消失。位置性眼震可分为周围性和中枢性两种类型，还可根据发作时间长短分为发作性和持续性眼震，其中周围性和发作性位置性眼震最为常见。

（1）周围性位置性眼震：周围性位置性眼震通常与耳石器官或后半规管的病变有关，其特点如下。①潜伏期：眼震通常在头位改变后3～10 s出现，少数情况下可能延迟至40 s。②持续时间：眼震一般持续20～30 s后停止，少数情况下可持续1 min，即使头部仍处于诱发位置。③眼震方向：眼震多为旋转性，快相指向朝向地面的耳侧。④症状表现：眼震的强度与眩晕、恶心的程度一致，少数情况下会伴有呕吐。

（2）中枢性位置性眼震：中枢性位置性眼震通常与中枢神经系统病变有关，其特点如下。①无潜伏期：当头部移动到诱发位置时，眼震会立即出现。②持续时间：眼震和伴随症状持续时间较长，通常为30～40 s，有时可持续至头部位置改变。③眼震方向：眼震多为垂直性，可向上或向下，不伴有周围性病变中常见的旋转性眼震。④症状表现：眼震的强度与眩晕、恶心的程度不一致，通常不伴有呕吐。

（3）发作性位置性眼震：眼震是短暂的、可适应的，通常难以重复诱发，常伴有显著的眩晕，仅在周围性疾病中出现。

（4）持续性位置性眼震：眼震为静态性，不易适应，只要头部保持在诱发位置，眼震就会持续存在，很少伴有眩晕。这种眼震在中枢性或周围性前庭疾病中都可能出现，但如果缺乏固视抑制，则更倾向于提示中枢性病变。

位置性眩晕通常是特发性的，但可能与以下因素有关。①耳石器官病变：耳石从耳石层分离后，可能沉积在后半规管的顶部，使其对重力方向的改变和位置变化更为敏感。当头部快速倾斜或伸展时，后半规管内的耳石移动会导致旋转性眩晕和眼震。②其他原因：位置性眼震还可能由感染、外伤、迷路瘘管、缺血、脱髓鞘疾病、Arnold-Chiari畸形，甚至颅后窝肿瘤或血管畸形引起。③特殊诱发因素：Valsalva手法诱发的眼震可能与Arnold-Chiari畸形或外淋巴瘘有关；高通气可能在第Ⅷ脑神经肿瘤、前庭神经炎或脑干脱髓鞘疾病中诱发偏离病侧的慢相眼震。

3. 摇头性眼震 摇头性眼震（head-shaking nystagmus，HSN）是指在头部受到振动刺激时诱发的眼震。当一侧前庭功能受损时，眼震方向通常指向健侧。然而，在某些特殊情况下，眼震可能发生在与振动刺激平面垂直的方向上，这种现象称为反常性摇头性眼震。例如，在水平方向的头部振动后，可能出现垂直方向的眼震，表现为眼球向下跳动（下跳）或向上跳动（上跳）。反常性摇头性眼震通常提示中枢性前庭系统受损，可能与以下病变有关：弥漫性小脑变性、小脑尾段局部卒中、延髓病变。

（六）垂直性眼震的定位诊断

垂直性眼震是指在垂直方向上出现的自发性急动式眼震，主要包括上跳性眼震（upbeat nystagmus, UBN）和下跳性眼震（downbeat nystagmus, DBN）。这两种眼震的出现与中枢神经系统或前庭系统的病变密切相关，通过眼震的特点可以对病变部位进行定位诊断。

1. 上跳性眼震（UBN） 上跳性眼震是指在正视时，眼震方向为向上的跳动，表现为垂直眼震伴快速向上的成分。向上凝视时眼震加重，侧视时无明显变化，会聚（双眼向近处目标注视）可使眼震加重或减轻，甚至使下跳性眼震转变为上跳性眼震。上跳性眼震主要定位于小脑。向上注视时眼震增强，提示病变在小脑蚓部；向上注视时眼震减弱，提示病变在小脑髓质。上跳性眼震还可出现在延髓、舌下神经周围、下橄榄核、脑桥被盖、结合臂、中脑等处损害时。上跳性眼震可能是小脑星形细胞瘤的早期征象，也可见于Wernicke脑病、脑干脑炎、脑干肿瘤、血管病、小脑变性、Behçet综合征、多发性硬化、丘脑动静脉畸形等。前半规管介导向上前庭眼反射，其中枢通路由前庭上核经结合臂至中脑。当此通路受损时，向上前庭眼反射受损，纠正性快速扫视运动出现，导致上跳性眼震。在脑桥延髓疾病中，上跳性眼震可能因双侧腹侧被盖束受损引起，因为该通路介导了向上前庭眼反射，而其被盖背侧的向下前庭眼反射通路未受损，因此引起上跳性眼震。

2. 下跳性眼震（DBN） 下跳性眼震是指在正视时，眼震方向为向下的跳动。眼震在向下或向一侧看时最为显著，向下注视时最为突出，被形容为"角落里的向下跳动"。向上凝视时，眼震可能不明显或完全消失。下跳性眼震常伴有水平性凝视诱发的眼震，会聚可增强、抑制或使眼震转变为下跳性眼震。有时眼震可能表现为连接不良，即一只眼为垂直性眼震，另一只眼为扭转性眼震，尤其在伴有核间性眼肌麻痹时。

下跳性眼震是颅颈结合部病变的特征性表现，常见于以下部位的病变：颈髓与延髓交界区病变、延髓中线病变、小脑中线后部病变、弥漫性小脑病变。

下跳性眼震的发病原因主要与中枢投射经第四脑室底部至后半规管的驱动缺乏有关。向下前庭眼反射通路的破坏可导致向上平稳眼球运动和向下纠正快速扫视运动，从而引起下跳性眼震。小脑病变（尤其绒球或副绒球）可解除小脑对前庭核的抑制，也可引起这种眼震，因为绒球包含发出抑制性投射的浦肯野细胞至前半规管的中枢通路。

下跳性眼震可由延髓舌下前置核和前庭内侧核损害、颅颈交界区畸形、外伤、多发性硬化、副肿瘤性或乙醇性小脑变性等引起。间歇性下跳性眼震伴发作性垂直性振动幻视可能是Arnold-Chiari畸形的早期征象。

（七）旋转性眼震的定位诊断

旋转性眼震是指眼球围绕前后轴进行反复旋转运动，通常在迷路病变时出现，并常伴有水平性眼震。

1. 纯旋转性眼震 纯旋转性眼震是一种罕见的中枢性眼震，表现为自发性急动式眼震。它可能在原发性凝视时出现，也可能因头位或凝视偏斜而诱发。然而，这种眼震通常较难检测，有时需要通过观察结膜血管的运动或视网膜在中央凹的偏移方向来识别。

纯旋转性眼震多见于脑干和颅后窝病变，如肿瘤、延髓空洞症、脊髓空洞症伴Arnold-Chiari畸形、延髓外侧综合征、多发性硬化、外伤、血管异常等。双侧病变引起的旋转性眼震可能与中脑内侧纵束嘴端间质核受累有关；中脑的Cajal间质核病变则可引起同侧旋转性眼震。仅在垂直性追踪时出现的旋转性眼震可能与小脑中脚海绵状血管瘤有关。非节律性但持续的旋转性眼球运动也可见于副肿瘤性疾病。此外，纯旋转性眼震还可能是僵人综合征的一部分表现。

2. 跷跷板眼震 跷跷板眼震是一种特殊类型的旋转性眼震，表现为眼球的环形运动，伴随协同的旋转成分和分离的垂直成分。具体表现为：当一只眼抬高并内旋时，另一只眼下沉并外旋，随后运动方向反转，形成重复的循环周期。在某些患者中，跷跷板眼震的半周期循环可能与对侧方向的快相交替，这种现象被称为"半跷跷板眼震"。

跷跷板眼震的病变通常位于第三脑室前部、鞍部或视交叉区域，尤其是大的鞍上病变，如鞍旁占位性病变，可在中脑间脑交界处造成双侧压迫或侵袭脑干。局限于中脑、间脑或延髓外侧的病变（如梗死）也可引起跷跷板眼震。除了肿瘤和梗死，跷跷板眼震还可能与以下疾病相关：脊髓空洞症、延髓空洞症、脑干或丘脑血管性疾病、多发性硬化、外伤、脑积水、Arnold-Chiari 畸形、视-隔发育不良。

部分跷跷板眼震可为先天性，这类眼震可能缺少旋转性成分，或呈现相反的运动模式，即外旋伴眼球抬升、内旋伴眼球下降。此外，头部运动（如头部振动）通常不能代偿旋转性眼球运动。

跷跷板眼震可能与中枢性耳-面联系的正弦样振动有关，特别是累及 Cajal 间质核的病变。Cajal 间质核的分散性病变可引起跷跷板眼震或半跷跷板眼震。此外，跷跷板眼震也可能部分源于视觉-前庭相互作用控制系统的不稳定。如果摆动性跷跷板眼震具有基础的节律性波形，则可能提示患者存在脑干内在的局部病变，通常位于延髓外侧（多在扭转快相的对侧），或快相同侧的中脑间脑区域。

（八）混合性眼震的定位诊断

混合性眼震是指眼球震颤同时包含水平性、垂直性和旋转性成分，这些成分可以单独出现，但更常见的是混合存在。混合性眼震的出现通常提示复杂的病理机制，涉及多个神经系统或前庭系统的功能障碍。

1. 药物诱发性眼震　药物诱发性眼震是一种常见的混合性眼震，其震颤成分可以是水平性、垂直性、旋转性，但更多情况下是这三种成分的混合。这种眼震主要见于使用某些药物后，尤其是安定药和抗惊厥药物。

2. 点头性痉挛　点头性痉挛是一种特殊的混合性眼震，其核心特征包括三个主要表现：点头、眼球震颤和头部姿势异常。

（九）分离性眼震的定位诊断

分离性眼震是一种特殊类型的眼震，其特征是双眼眼震方向不一致，通常表现为双眼水平性非协同性振动。

1. 分离性眼震　分离性眼震是指双眼眼震方向不一致，表现为双眼同时向外的水平性非协同性振动。在正视时（即双眼正视前方时），眼球的跳动主要发生在水平方向，且主要在眼球向两侧离心（即向外）水平线上出现。

2. 眼咀嚼肌节律性收缩　眼咀嚼肌节律性收缩是一种罕见的神经肌肉病变，其核心特征是双眼出现获得性钟摆样、分离性眼震，同时伴有咀嚼肌的节律性收缩。双眼表现为平稳的、节律性眼球会聚，频率约为每秒 1 次，随后眼球分离并返回初始位置。下颌骨的节律性抬高和压低与眼震同步发生，并具有刺激时无变化、睡眠时持续的特点。患者常伴有垂直性凝视麻痹、进展性嗜睡、智能退化和夜间磨牙症。眼咀嚼肌节律性收缩仅见于 Whipple 病。Whipple 病是一种罕见的慢性感染性疾病，主要累及小肠，但也可影响中枢神经系统。此外，Whipple 病患者还可能出现 1 Hz 的会聚性眼震。

（十）摆动性眼震的定位诊断

摆动性眼震是一种特殊类型的眼震，其特征是眼球在往返两个方向上的运动速度和幅度均相等。这种眼震可以是单眼性或双眼性、对称性或不规则性、分离性、先天性或获得性。它通常会引起令人痛苦的振动感和视力下降。

1. 先天性摆动性眼震　先天性摆动性眼震是一种出生时或婴儿早期即出现的眼震，可能完全表现为摆动性，或同时包含摆动性和急动性成分。当双眼向慢相方向移动时，先天性急动性眼震的慢相速率呈指数增加。偶尔，先天性眼震可能表现为纯垂直性或扭转性。尽管不规则的先天性眼震通常是协同性和水平性的，即使在上视或下视时，眼震仍保持在同一平面。视觉定视、有效的眼睑闭合和双眼会聚可以使眼震减弱，但每个人都有特定的无效区（即眼震无法被抑制的区域）。先天性眼震通常无明显诱发因素，可能在青春期或成年后增强。

先天性摆动性眼震多为特发性，少数为家族性。原因不明，可能与脑代谢紊乱或结构异常有关，包括前部视觉传导通路和眼部结构异常。其他可能的原因包括白化病、全色盲、视神经发育不全以及甲状腺功能减退等。

2. 获得性摆动性眼震　获得性摆动性眼震是一种后天获得的眼震，其表现可以是完全水平性、完全垂直性，或包含混合成分（如循环性、癫痫性或风车样眼震）。获得性摆动性眼震可以是对称性、分离性或单眼性，它通常会引起令人痛苦的振动感和视力下降。这种眼震可能伴有视力丧失，双眼视力丧失可引起包含水平性和垂直性成分的眼震，其方向可在数秒或数分钟内改变。某些情况下可能出现"风车样眼震"，即在垂直平面和水平平面上的反复振动交替出现。

获得性摆动性眼震部分病例与齿状核-红核-橄榄核传导通路（Gilles de la Tourette 三角）的损伤有

关。常见病因包括多发性硬化、卒中、脑干与颅后窝肿瘤。大的或多发性结构性病变对其发生负责，主要涉及小脑核、视神经，但病变多位于脑桥，尤其是脑桥被盖背侧的病变可能累及中央被盖束、前庭内侧核和下橄榄区。

3. 水平性摆动性假性眼震 水平性摆动性假性眼震并非真正的眼震，而是一种由头部震颤诱发的假性眼震。当头部震颤时，有缺陷的前庭眼反射会导致眼球在空间中出现摆动性运动。眼底检查时，可观察到眼球的精细摆动性运动。通过稳定地支持头部，这种假性眼震可以减轻。尽管常被误认为是真性眼震，但在近距离观察时并无实际的眼震。假性眼震和头部震颤可见于庆大霉素或他克莫司药物诱发的情况，也见于水平性特发性头部震颤和双侧前庭功能障碍的患者。

（十一）反弹性眼震的定位诊断

反弹性眼震是一种特殊类型的眼震，表现为在维持双眼离心位（即眼球偏离中心位置）一段时间后，原始的凝视诱发性眼震会减弱其至逆转方向。此时，眼震的慢相方向变为离心方向，这种眼震被称为传出性眼震。当双眼回到中位（正中位置）时，这种逆转的眼震变得明显，即为反弹性眼震。这种现象可能反映了脑干或小脑机制试图纠正凝视诱发性眼震的离心漂移，常见于脑干和（或）小脑病变患者，如橄榄小脑萎缩、脑干或小脑肿瘤、卒中、亚历山大病等。

1. 追踪不平衡眼震 当注视运动状态的物体时，开始引起眼球缓慢地向未受损侧移动，但随即出现向患侧的纠正性快速扫视运动，呈反弹态势。见于枕叶病变，也见于小脑绒球损害。

2. 周期交替性眼震 周期交替性眼震（periodic alternating nystagmus，PAN）是一种特征性的眼震，表现为双眼在原位出现持续 60～120 s 的眼震，随后停顿数秒，接着眼震方向逆转并在相反方向跳动。

在周期交替性眼震之间的间隔中，可能出现数次下跳性眼震、上跳性眼震或方波痉挛。周期交替性眼震常伴有周期交替性振动、周期交替性凝视或周期交替性扭转偏斜。不伴眩晕的原位水平性急动性眼震通常是周期交替性眼震。周期交替性眼震可为先天性，常为获得性。常见病因包括颅颈交界区、脑干和小脑病变，也可能与脊髓小脑变性、多发性硬化、肿瘤、先天性疾病、苯妥英钠中毒、神经梅毒等有关。周期交替性眼震可被梅尼埃病发作诱发，也可能在小脑变性疾病中伴随周期交替性扭转偏斜。在某些克-雅病（Creutzfeldt-Jacob病）病例中，尤其是伴有小脑共济失调的患者，周期交替性眼震是最突出的表现。

（十二）诱发性眼震的定位诊断

诱发性眼震是指在特定条件下（如凝视、会聚、药物作用等）诱发的眼球震颤，包括 Bruns 眼震、会聚诱发性眼震、药物诱发性眼震、反弹性眼震等。这些眼震通常与脑干或小脑疾病有关，也可能由其他因素引起。

1. 凝视诱发性眼震 凝视诱发性眼震是指在凝视时，眼球无法保持在离心位（即偏离中心的位置），而是逐渐漂移回正中位。当眼球接近正中位时，眼震的慢相速度呈指数性降低。这种眼震通常由神经整合器或前庭小脑的损害引起，向患侧凝视时更为明显。其常见原因包括：①脑桥小脑角肿瘤，引起 Bruns 眼震，即同侧大波幅、低频率的眼震（由凝视维持受损引起）和对侧小波幅、高频率的眼震（由前庭损害引起）。②药物副作用，如抗惊厥药、镇静药和乙醇等的副作用可导致凝视诱发性眼震。③亚历山大病：成年起病的亚历山大病，常伴有小脑中脚和齿状核受损，可引起凝视诱发性眼震。④生理性或终点性眼震：一种良性、低波幅的急动性眼震，伴有向凝视方向的快相，通常在眼球接近极端位置时停止。

2. 会聚诱发性眼震 会聚诱发性眼震是指在会聚动作（双眼向内注视近处物体）或向上注视时出现的眼震，表现为眼球节律性震荡，缓慢外展后快速内收，同时伴有眼球向眶内回缩。其特征包括会聚动作和眼球回缩至眶内，因此也称为会聚-回缩性眼震。眼震通常是垂直性的，上跳较下跳更为常见。会聚动作可增加或减少眼震的波幅，并可能诱发出水平性（先天性或获得性分离性钟摆样眼震）或垂直性眼震。常见于多发性硬化和脑干梗死，特别是中脑腹侧、顶盖前区、后连合、第三脑室后部的损害，其他病因还包括松果体肿瘤和小脑幕上疝。

3. 眼睑眼球震颤 眼睑眼球震颤是指在侧向凝视时，出现水平性眼震，同时伴有与眼震快相同步的眼睑抽动。在辐辏（双眼向内注视）时，可诱发眼睑与眼球震颤，表现为眼睑缓慢向下漂移，随后被向上的轻弹纠正，见于小脑和延髓受损的患者。眼睑节律性向上跳动可伴有垂直性眼震、腭肌阵挛或会聚-回缩性眼震，尤其在 Pick 病中较为常见。

三、鉴别诊断

（一）前庭周围性眼震和中枢性眼震的鉴别

前庭周围性和中枢性眼震的鉴别见表 11-1。

（二）先天性眼震和婴儿痉挛性眼震的鉴别

伴有点头样动作的先天性眼震需与婴儿痉挛性眼震鉴别（表 11-2）。

四、治疗

目前尚无直接根治眼球震颤的方法，现有的治疗主要是通过间接手段改善临床症状，帮助患者减轻不适、提高视力或改善生活质量。

表 11-1　前庭周围性眼震和中枢性眼震的鉴别

特征	前庭周围性眼震	前庭中枢性眼震
病变部位	内耳或前庭神经内耳道部分病变	多数为脑干或小脑，少数可为中脑
眼震的形式	多为水平眼震，多有快慢相	眼震为水平（多为脑桥病变）、垂直（多为中脑病变）、旋转（多为延髓病变）和形式多变（多为小脑病变），可无快慢相
持续时间	较短（30 s 以内），多呈发作性	较长（1 min 以上）
频率	快，每秒＞6 次	慢或不定
与眩晕的关系	一致	不一致
位置	仅见于一种头位	见于多种头位，方向随头位改变
疲劳	重复试验，眼震消失	持续存在
闭目难立征	向眼震的慢相侧倾倒，与头位有一定的关系	倾倒方向不定，与头位无一定关系
分离性眼震	无	可有
听力障碍	常有	不明显
前庭功能障碍	明显	不明显或正常
中枢神经症状与体征	无	常有脑干和小脑受损体征

表 11-2　先天性眼震和婴儿痉挛性眼震的鉴别

特征	伴点头样动作的先天性眼震	婴儿痉挛性眼震
发病时间	出生后即发生	多在生后 4~12 个月发病
症状持续时间	眼震终身存在，点头动作可消失	都能恢复，症状一般在 3 岁以前消失
头部运动与眼震的关系	头部运动是为了代偿眼球的运动	头部运动的形式与眼震形式无关。眼球运动迅速，振幅小
眼震特点	水平性钟摆样眼震，偶为垂直或旋转性	眼震多为水平性钟摆样，振幅小、频率高
单侧/双侧	通常为双眼发病	可能为单侧或双侧
眼震与点头的先后	点头与眼震同时发生	点头动作常在眼震开始前 2~8 周出现
眼震类型	主要为水平性钟摆样眼震	低幅高频的钟摆样眼震，可变性大
常见病因	视觉通路或眼球运动系统发育异常	发病机制尚不明确，可能与眼球运动控制不稳定有关
预后	眼震终身存在，但点头动作可能消失	大多数患者症状可自行缓解，视力预后良好

（一）屈光矫正

对于存在明显屈光不正（如近视、远视或散光）的患者，首先进行麻痹睫状肌验光，然后根据验光结果配戴合适的眼镜进行矫正。这有助于改善视力，减轻因屈光不正导致的眼部不适。

（二）三棱镜治疗

利用先天性运动性眼球震颤的特点，通过配戴三棱镜来减轻或抑制眼球震颤，消除代偿头位，从而提高视力。具体方法包括以下。

（1）同向三棱镜：在双眼放置方向相同的三棱镜，基底方向与静止眼位相反，尖端指向静止眼位的健侧。通过这种方式，将静止眼位从侧方移向正前方，从而消除患者为了改善视力而形成的代偿头位。

（2）异向三棱镜：在双眼放置基底向外的三棱镜，诱发集合反射，从而抑制眼球震颤的发生。

（三）手术治疗

对于先天性眼球震颤且存在静止眼位和代偿头位的患者，可以通过手术将静止眼位从侧方移向中央。手术目的是改善或消除代偿头位，提高视力，但无法根治眼球震颤。手术前需进行三棱镜试验：如果双眼放置同向三棱镜，尖端指向健侧，能够使头位消除或明显改善，则提示手术后可能成功矫正头位。

第十二章 听觉障碍

第一节 耳 聋

耳聋（deafness）是听觉器官及听觉传导通路器质性或功能性病变导致不同程度听力损害的总称。程度较轻的听力损害有时也称重听（hard of hearing），显著影响正常社交能力的听力减退称为聋，因双耳听力障碍不能以语言进行正常社交者称为聋哑人或聋人。

一、病因及分类

根据耳聋发生的具体部位和性质，耳聋可以分为几种不同类型。当听力障碍是由于外耳或中耳病变阻碍了声波的传导时，这种情况称为传导性耳聋（conductive deafness）。而当听力障碍是由内耳、听神经或听觉中枢的病变导致声波的感受与分析出现问题时，则称为感音神经性耳聋（sensorineural deafness）。如果传导性耳聋和感音神经性耳聋同时存在，这种情况则称为混合性耳聋（mixed deafness）。

（一）传导性耳聋

耳部传音系统（包括外耳、中耳和内耳的液体传导）任何部位的功能障碍均可引起传导性耳聋。

1. 先天性耳聋 先天性外耳道闭锁（膜性外耳道闭锁或骨性外耳道闭锁）、中耳畸形（鼓室发育不全、听骨链畸形、前庭窗解剖异常或缺如）等，致使声波无法传入内耳。

2. 后天性耳聋 外耳道耵聍或异物堵塞、胆脂瘤、瘢痕性狭窄或闭锁、创伤或中耳炎所致的鼓膜穿孔、急慢性非化脓性中耳炎、急慢性化脓性中耳炎、粘连性中耳炎、鼓室硬化症、耳硬化症、中耳结核、肿瘤等均可妨碍声波的传导。

（二）感音神经性耳聋

听觉感音系统（耳蜗螺旋器、听神经、听觉神经系统的中枢传导路径及听觉皮质）有病变时，可引起感音神经性耳聋。

1. 先天性耳聋 可分为先天获得性耳聋和先天遗传性耳聋。先天获得性耳聋是由于胚胎形成过程中，受母体或外界因素影响，损害内耳致使耳聋，如妊娠期应用各种耳毒性抗生素及奎宁、水杨酸盐、依他尼酸、呋塞米、沙利度胺等药物，可使胎儿在出生前中毒致耳聋；分娩时胎儿机械性损伤（使用产钳、产伤）、早产、难产、子痫等可引起内耳或脑组织出血或缺氧而致耳聋；妊娠期（特别是妊娠早期）患各种传染病，如风疹、流行性感冒、腮腺炎、脊髓灰质炎、乙型脑炎、病毒性肝炎等可致耳聋；妊娠期患糖尿病、毒血症等可使胎儿发生内耳出血而致耳聋。先天遗传性耳聋是由遗传物质即染色体和基因异常，引起内耳发育不全所致。

2. 后天性耳聋

（1）感染引起的感音神经性耳聋：脑膜炎、流行性腮腺炎、流行性感冒、麻疹、带状疱疹（包括耳带状疱疹）、伤寒、疟疾、梅毒等。

（2）药物中毒性耳聋：链霉素、庆大霉素、卡那霉素、妥布霉素等氨基糖苷类抗生素以及奎宁是较为多见的致聋药物，此外呋塞米、依他尼酸、水杨酸盐、砷剂、含铅的化妆品、磷、汞、土荆芥油、苯、苯胺、煤气、烟草、乙醇等也有耳毒性作用。

（3）全身慢性疾病：高血压、动脉硬化、糖尿病、甲状腺功能减退、恶性贫血、白血病、慢性肾功能不全等。

（4）创伤性感音神经性耳聋：颅脑外伤、迷路震荡、迷路窗破裂、气压创伤以及急性或慢性声创伤等。

（三）混合性耳聋

混合性耳聋是指中耳和内耳同时存在病变，导致声波传导和感受功能受损，从而引发的听力障碍。混合性耳聋的发病机制可以是同一疾病同时或先后累及中耳和内耳的传导与感音系统，例如耳硬化中期、爆震声导致的鼓膜穿孔及内耳损伤、急性或慢性化脓性中耳炎并发迷路炎等，这些情况下耳聋兼具传导性耳聋和感音神经性耳聋的特点。混合性耳聋也可以由不同疾病分别引起中耳和内耳的功能障碍，如分泌性中耳炎合并老年性耳聋、听骨链中断合并突发性耳聋、粘连性中耳炎合并梅尼埃病等。混合性耳聋的表现形式多样，可能以传导性耳聋为主，也可能以感音神经性耳聋为主，或者传导性耳聋和感音神经性耳聋的成分大致相等或相似。

二、症状

（一）突发性耳聋

突发性耳聋患者在发病前常有过度劳累、精神抑郁、焦虑、情绪激动、受凉或感冒等诱因。该疾病可能出现以下症状。

（1）听力下降：听力突然下降是首发症状，可在数分钟、数小时或一天内降至最低点，少数患者在3天内达到最低点。

（2）耳鸣：约90%的患者会出现耳鸣，通常为高音调，可能在听力下降前或同时出现，且经治疗后可能长期存在。

（3）耳闷胀感：约50%的患者会感到耳部闷胀。

（4）眩晕或头晕：约30%的患者可能出现眩晕，多为旋转性，少数表现为不稳感，可伴有冷汗、恶心、呕吐。

（5）听觉过敏或重听：部分患者对声音过度敏感或出现重听现象。

（6）耳周感觉异常：全聋患者更常见。

（7）精神心理症状：部分患者可能出现焦虑、睡眠障碍等，影响生活质量。

（二）先天性耳聋

先天性耳聋分为遗传性和非遗传性两大类，其中，遗传性耳聋又可分为非综合征型和综合征型。非综合征型遗传性耳聋仅表现为耳聋，占遗传性耳聋的70%。而综合征型遗传性耳聋除了耳聋外，还伴有其他器官或系统的病变，占遗传性耳聋的30%，例如：

（1）下颌面骨发育不全综合征（Treacher-Collins综合征），伴有骨骼畸形。

（2）颅面骨发育不全综合征（Crouzon综合征），影响颅面骨骼发育。

（3）瓦登伯格综合征（Waardenburg综合征），以感音神经性耳聋和全身色素异常改变为主要特征。

这些疾病均属于先天性遗传性耳聋。

三、诊断步骤

（一）病史采集

病史采集是耳聋诊断的重要环节，通过了解耳聋的发病时间，可以判断是先天性耳聋还是后天性耳聋。发病的急缓对诊断具有参考价值。例如，耳硬化症和老年性耳聋通常呈隐匿性起病，而突发性耳聋和急性声创伤则多为突然发病。听神经瘤引起的听力损失通常是渐进性的，梅尼埃病的听力损失则多表现为波动性。

在耳聋的类型方面，噪声性耳聋、药物中毒性耳聋、流行性脑膜炎和麻疹所致耳聋多为双侧性，而流行性腮腺炎引起的耳聋常为单侧性。此外，还需询问患者是否有耳部外伤史、耳毒性药物使用史、传染病史以及耳聋家族史，同时了解是否存在心血管疾病、内分泌疾病等全身性疾病。其他相关症状如耳痛、耳流脓、耳鸣、眩晕、恶心或耳内闷胀感等也需详细询问。

通过仔细询问病史，有时可以初步判断耳聋的性质。例如，传导性耳聋患者由于骨导听力相对较好，说话时声音往往较小；而感音神经性耳聋患者因骨导和气导听力均受损，说话时可能声音较大。感音神经性耳聋患者常要求对方说话慢一些，而存在重振现象（如耳蜗性感音神经性耳聋）的患者则可能要求对方不要大声说话，甚至对尖锐的碰击声（如洗碗碟时的声音）感到厌烦。此外，耳硬化症患者可能出现Willis误听现象，即在嘈杂环境中自觉听力有所改善。

（二）耳鼻咽喉检查及影像学检查

在耳科检查中，需仔细观察外耳道及鼓膜是

否存在畸形、异物、耵聍栓塞、新生物、外伤或炎症等情况，同时检查鼓膜是否有穿孔、瘢痕、钙化斑、内陷或鼓室积液等异常表现。此外，还需进行咽鼓管功能检查和前庭功能检查。由于鼻部和咽部（尤其是鼻咽部）与中耳的解剖关系密切，因此需要进行全面且细致的检查。

影像学检查方面，颞骨病变的评估以高分辨率CT（high resolution CT，HRCT）为首选，MRI用于评估内耳膜迷路、神经及软组织病变，数字减影血管造影（digital subtraction angiography，DSA）仅用于怀疑血管性病变时使用。

（三）听力检查

听力检查是耳聋诊断中极为重要的环节，通过多种检测方法，可以明确耳聋的程度和性质。现代听力检测技术不仅能够确定听觉系统中传导部分和感音部分的病变，还能进一步对听觉神经传导通路的病变进行定位诊断，明确是耳蜗病变、蜗后病变还是中枢病变。

1. 语音检查法 语音检查法包括耳语检查和话语检查，其中耳语检查法最为常用。检查应在安静的房间内进行，受检者距检查者6米，受检者耳朝向检查者，另一耳用微湿棉球堵住，并同时闭眼，检查者用耳语发音，嘱受检者重复，若受检者不能复诵，则检查者可重复一两次，若受检者仍不能重复，则检查者走近受检者，直到受检者可以复诵为止，并记录距离。记录时，以6为分母，所测的结果为分子，例如，被检者在1米处听到，则记录为1/6。

2. 秒表检查法 秒表检查法应在安静环境中进行，使用听距约1米的秒表（如比赛用秒表）。正常人能够听到1米距离的秒表声。

3. 音叉检查法 音叉检查法已有一百多年的历史，尽管现代电测听仪和其他检测手段能够提供更精确的诊断，但音叉检查因其简便实用，仍是耳科诊断中不可或缺的方法之一。

（1）Weber试验：又称骨导偏向试验，用于比较双耳的骨导听力强弱，从而辨别传导性耳聋和感音神经性耳聋。将击响的256 Hz音叉置于受检者前额正中，比较两侧耳的骨导听力。正常情况下，双耳骨导听力相等，音叉声响居中无偏向。传导性耳聋者，病侧骨导听力更强，音叉声响偏向病侧；感音神经性耳聋者，病侧骨导听力较弱，音叉声响偏向健侧。但若感音神经性耳聋伴有重振现象，音叉声响可能也会偏向病侧。

（2）Rinne试验：又称骨气导比较试验，用于比较同侧耳的骨导听力和气导听力，以区分传导性耳聋和感音神经性耳聋。使用击响的256 Hz音叉分别检查双耳的气导听力和骨导听力，并进行比较。正常情况下，气导听力强于骨导听力（Rinne试验阳性）。传导性耳聋者，骨导听力强于气导听力（Rinne试验阴性）。感音神经性耳聋者，尽管听力减退，但气导听力仍强于骨导听力（Rinne试验阳性）。此外，轻度传导性耳聋者，骨导听力可能与气导听力相等（Rinne试验中性）。对于一侧重度感音神经性耳聋者，由于越边听力的影响，可能出现Rinne试验假阴性。此时，对对侧耳进行噪声掩蔽可以避免假阴性结果的出现。

（3）Schwabach试验：又称骨导对比试验，通过比较患者与正常人的骨导听力来判断耳聋类型。具体方法是使用击响的256 Hz音叉，交替测试患者和正常人（如检查者）的骨导听力。如果患者的骨导听力持续时间比正常人延长（试验阳性），则提示为传导性耳聋；如果患者的骨导听力持续时间较短（试验阴性），则提示为感音神经性耳聋。

（4）Bing试验：基于堵耳效应原理，用于判断耳聋类型。正常人或感音神经性耳聋患者在堵住外耳道口时测试骨导听力，会感觉骨导声音增强（Bing试验阳性）。而传导性耳聋患者在相同条件下，骨导声音不会增强（Bing试验阴性）。

（5）Gelle试验：用于判断镫骨底板是否固定。在测试骨导听力的同时，使用鼓气耳镜对外耳道进行加压和减压交替操作。如果镫骨活动正常，患者会感受到声音强弱的波动变化（Gelle试验阳性）。如果镫骨固定，患者则不会感受到声音强弱的变化（Gelle试验阴性）。

4. 纯音电测听法 纯音电测听法是一种通过电声学仪器测试听觉功能的方法。在隔声室内，使用电测听仪分别测试患者的气导和骨导听阈，并将结果绘制成听力图。通过听力图的表现，可以较为准确地判断耳聋的性质和程度。

（1）耳聋程度的判断：根据气导听阈曲线，可以判断耳聋的严重程度。听阈不超过10 dB为正常听力；听阈不超过25 dB者，在日常生活中听轻微的语声没有困难；听阈在25～40 dB为轻度耳聋；听阈在40～70 dB为中度耳聋；听阈在70～90 dB为重度耳聋；听阈超过90 dB为极重度耳聋，患者即使听放大的语声也难以理解。

（2）耳聋性质的判断：根据听力图的形态，可以判断耳聋的类型。①传导性耳聋：听力图多呈上升型，即低频听力损失较轻，高频听力损失较重，且气导与骨导之间存在差距（气骨导间距）。②感音神经性耳聋：听力图多呈下降型，即高频听力损失更为明显，且气导与骨导曲线基本重合（气骨导间距消失）。重度感音神经性耳聋患者的听力图可能呈现为岛状或全聋。③混合性耳聋：骨导听阈虽然有所提高，但气骨导间距仍然存在。

在某些特殊情况下，耳聋性质的判断可能会受到干扰，如当耵聍因潮湿膨胀而触及鼓膜，或鼓室内存在积液时，中耳传音结构的质量增加，导致高频传导受阻。尽管这些情况属于传导性耳聋，但高频听力可能明显降低。在一些疾病（如梅尼埃病）中，由于迷路积水导致耳蜗僵硬度增加，虽然属于感音神经性耳聋，但听力图可能表现为低频听力损失较重。

5. 超听阈检查法 超听阈检查法（又称阈上听力检查法）是利用高于听阈强度的声信号进行听觉功能测试的方法。它可以对听觉系统的神经传导通路病变进行定位诊断，并从听力学角度区分耳蜗性聋、蜗后性聋和中枢性聋。常用的测试设备包括纯音测听仪、Bekesy 自描测听仪、言语测听仪、声导抗测听仪和电反应测听仪。

（1）双耳响度平衡试验：双耳响度平衡试验用于检测病耳是否存在重振现象。重振是指病耳在声音强度增加时，响度异常迅速增长的现象。在高强度声音下，聋耳和健耳可能感到响度相等。这种现象是内耳毛细胞损伤的表现，常见于感音神经性耳聋的耳蜗性聋，而蜗后性聋和传导性耳聋则无此现象。

（2）短增量敏感指数检查法：短增量敏感指数（short increment sensitivity index，SISI）检查法用于测试病耳对声音强度微小变化的感知能力。测试时，在 20 dB 感觉级的载音基础上，每 5 秒增加一个 200 ms、1 dB 的短增量音，共增加 20 次。将听到的短增量音次数乘以 5% 即可得出短增量敏感指数。耳蜗性聋患者对声强变化极为敏感，指数通常在 70% 以上；正常耳或非耳蜗性聋患者指数较低，通常在 30% 以下。指数在 30%～70% 之间则无明确诊断意义。

（3）音衰变试验：音衰变试验用于评估病耳在持续性听阈或阈上声强刺激下听敏度的下降程度。测试方法多样，其中 Carhart 音衰变试验的判定标准为：正常耳和传导性耳聋的音衰变不超过 10 dB；音衰变在 25 dB 以内提示耳蜗病变；音衰变超过 30 dB 则提示蜗后病变。

6. 自描测听法 自描测听法是一种通过 Bekèsy 测听仪进行的听力测试方法。该仪器能够自动变换频率和声强，测试过程中由患者自行控制操作，从而自动描记出听力曲线。根据连续音与脉冲音描记曲线之间的关系，Jerger 将其分为五种类型。

（1）Ⅰ型：连续音和脉冲音的曲线完全重叠。这种模式常见于正常耳或传导性耳聋，有时也出现在耳蜗性聋中。

（2）Ⅱ型：在低频和中频区域，连续音和脉冲音的曲线重叠。但在 1000 Hz 左右及更高频率时，连续音曲线逐渐低于脉冲音曲线，且两者差距不超过 20 dB。这种模式多见于耳蜗性聋。

（3）Ⅲ型：从最低频率开始，连续音曲线就低于脉冲音曲线，并且随着频率升高，两者差距逐渐增大。这种模式通常提示蜗后病变。

（4）Ⅳ型：从 500 Hz 开始，连续音曲线低于脉冲音曲线，且两者差距超过 20 dB。这种模式也提示蜗后病变。

（5）Ⅴ型：连续音曲线始终高于脉冲音曲线。这种模式多见于非器质性聋（功能性聋）患者。

7. 声导抗测听法 声导抗测听是一种客观评估听觉功能的方法，对判断耳聋性质及病变部位的定位诊断具有重要价值。

（1）静态声顺值测定：静态声顺值是指中耳在静态条件下的声学顺应性，正常范围为 0.3～1.65 ml，中位数为 0.67 ml。低声顺型（高阻抗型）中耳病变（如耳硬化症、分泌性中耳炎等）的声顺值低于正常范围。高声顺型（低阻抗型）中耳病变（如听骨链中断、鼓膜萎缩等）的声顺值高于正常范围。由于不同中耳病变的声顺值可能存在重叠，且个体间差异较大，单独使用静态声顺值测定的临床意义有限，需结合其他检查结果进行综合分析。

（2）鼓室压测定（鼓室功能测定、鼓室导抗测量）：通过鼓室压图（鼓室功能图、鼓室导抗图、声顺图）可以客观评估鼓室传音功能及耳聋类型，具有重要的临床应用价值。鼓室压图通常分为以下五种类型：①A 型（正常型），曲线呈较高的峰形，最大声顺点在 ±49 daPa 范围内，见于中耳功能正常或感音神经性耳聋。②As 型（低峰型），曲线呈较低的峰形，最大声顺点仍在 ±49 daPa 范围内，见于耳硬化症或鼓室硬化症患者。③Ad 型（超限型），曲线形式与 A 型相似，但峰顶极高，超出记录表范围，见于听骨链中断或鼓膜异常松弛者。④B 型（平坦型），曲线平坦无峰，提示中耳积液或分泌性中耳炎。⑤C 型（负压型），曲线呈峰形，最大声顺点位于负压区（低于 -98 daPa），提示咽鼓管功能不良。

（3）声反射检查（镫骨肌反射检查）：声反射检查通过强声刺激同侧或对侧耳，观察镫骨肌反射性收缩情况，有助于中耳病变、耳蜗性聋、蜗后性聋、脑干病变及中枢病变的定位诊断，具体表现如下。①双侧传导性耳聋：气导听力损失大于 35 dB 时，双耳的同侧（非交叉）及对侧（交叉）声反射均消失。②单侧传导性耳聋：患耳的同侧及交叉声反射消失，而健耳的同侧声反射可引出，交叉声反射消失（倒 L 型）。③耳蜗性感音神经性耳聋：因重振现象，声反射阈降低，仅需听阈上 40 dB 左右的刺激音即可引出声反射（正常需听阈上 70~90 dB）。④蜗后性感音神经性耳聋（如听神经瘤）：常出现反射衰减现象。单侧蜗后性聋患者，患耳同侧声反射消失，交叉声反射存在；对侧耳则相反，同侧声反射存在，交叉声反射消失（对角线型）。⑤脑干性感音神经性耳聋（脑干中线病变）：由于听觉交叉通路障碍，可表现为纯音听阈正常，双耳同侧声反射存在、交叉声反射消失（水平型）。⑥皮质（颞叶）病变所致感音神经性耳聋：双侧声反射均存在。

8. 电反应测听 电反应测听是一种通过检测声刺激诱发的听觉系统电位来评估听觉神经系统传导功能的客观测听方法。

（1）耳蜗电图测定：耳蜗电图用于评估耳蜗功能，不同类型的耳聋表现出不同的电生理特征。①传导性耳聋：表现为动作电位的反应阈值升高，振幅-强度函数曲线与正常耳平行，但整体向右移位。②耳蜗性感音神经性耳聋：微音电位阈值显著升高或消失，动作电位增宽并可能出现切迹。当声强增大时，可能出现双相波形，振幅-强度函数曲线变得陡直（提示重振现象）。梅尼埃病患者表现为 SP 波（总和电位）增大。③蜗后性感音神经性耳聋：动作电位明显增宽，常伴有微音电位增大。可能出现微音电位存在但动作电位消失的情况，或者动作电位阈值优于主观听力阈值。④中枢性聋：对耳蜗电图的影响不明显。

（2）脑干诱发电位测听：脑干诱发电位测听用于评估听觉传导通路的功能，不同类型的耳聋表现出不同的特征。①传导性耳聋：波 V（听觉诱发电位的主要波形）的反应阈值升高，潜伏期-强度函数曲线向右移位。②耳蜗性感音神经性耳聋：可能出现重振现象，表现为波 V 反应阈值升高，但潜伏期-强度函数曲线比正常更陡直，最终潜伏期可能达到正常范围。③蜗后性感音神经性耳聋（如听神经瘤）：波 V 潜伏期延长或波 V 消失。对于较小的肿瘤，波 V 潜伏期可能正常，但双耳潜伏期差值增大（> 0.4 ms）；对于超过 4 cm 的大肿瘤，所有波形可能全部消失。④中线脑桥占位性病变：脑干听觉诱发电位可能完全消失。

（3）皮质诱发电位测听：皮质诱发电位测听主要用于评估大脑皮质的听觉功能，但由于其受精神因素、镇静剂和睡眠等因素的影响较大，临床上应用较少。然而，该方法对皮质功能的评估仍具有一定的价值。

9. 耳声发射检测法 耳声发射（otoacoustic emission, OAE）是一种由耳蜗产生的声能，最早由 Kemp 于 1978 年通过高灵敏度的微音器在人外耳道内记录到。目前，多数学者认为耳声发射可能源于耳蜗螺旋器中外毛细胞的主动运动，并通过内耳、中耳逆行传播至外耳道。因此，耳声发射能够直接反映耳蜗，尤其是毛细胞的功能状态，为感音神经性耳聋的鉴别诊断提供了重要依据。

耳声发射分为两大类：自发性耳声发射（spontaneous OAE, SOAE）和诱发性耳声发射（evoked OAE, EOAE）。诱发性耳声发射根据刺激声的种类不同，又分为瞬态诱发性耳声发射（transiently evoked OAE, TEOAE）、刺激频率耳声发射（stimulus frequency OAE, SFOAE）和畸变产物耳声发射（distortion product OAE, DPOAE）。

诱发性耳声发射的阈值与主观听阈呈正相关。在听力正常人群中，瞬态诱发性耳声发射的出现率可达 90%~100%。对于耳蜗性聋患者，当听力损失超过 20 dB 时，诱发性耳声发射通常会消失。当中耳传音系统发生病变时，外耳道内也难以记录到耳声发射。然而，如果蜗后病变未影响耳蜗的正常功能，诱发性耳声发射仍可能保持正常。

由于诱发性耳声发射检测具有客观、简便、快速、无创和灵敏等优点，目前已广泛应用于婴幼儿的听力筛查，并在耳蜗性聋（如药物中毒性聋、噪声性聋、梅尼埃病等）的早期诊断中具有重要参考价值。畸变产物耳声发射由于其较强的频率特性，有望为耳蜗功能的精细评估提供支持。总之，耳声发射检测为耳蜗功能状态的评估提供了一种全新的客观手段。

10. **婴幼儿听力检查法** 通过观察婴幼儿对声响的行为反应，可以初步判断其听觉功能状态。3个月以内的婴儿在受到声响刺激时，常表现出眨眼、眼周肌肉收缩、惊吓或手部及头部运动等反应。3~6个月的婴儿在声刺激下会出现定向反应，例如将头转向声源方向。到2岁时，婴幼儿可以通过定向反应进行听敏度测试。

对于6个月至3岁的婴幼儿，可采用条件反射测试来评估听觉功能，例如视觉强化条件反射测听和定向条件反射测听。3~6岁的儿童则可以使用玩具测听法，如配景测听和游戏测听等方法。

此外，声导抗测听、电反应测听和耳声发射检测能够客观地评估婴幼儿的听觉功能，并对耳聋的定性及定位诊断提供重要的参考依据。

（四）突发性耳聋的确诊依据

突发性耳聋的诊断需首先排除一些严重的潜在疾病，如脑卒中、鼻咽癌、听神经瘤等。此外，还需排除常见的局部或全身性疾病，如梅尼埃病、各种类型中耳炎、病毒感染（如流行性腮腺炎、耳带状疱疹）等。

对于双侧突发性耳聋，需重点考虑全身性因素：①免疫性疾病（如自身免疫性内耳病、Cogan综合征等）；②内分泌疾病（如甲状腺功能减退等）；③神经系统疾病（如颅内占位性病变、弥散性脑炎、多发性硬化等）；④感染性疾病（如脑膜炎等）；⑤血液系统疾病（如红细胞增多症、白血病、脱水症、镰状细胞贫血等）；⑥遗传性疾病（如大前庭导水管综合征等）；⑦外伤、药物中毒、噪声性聋等。

（五）先天性耳聋的确诊依据

在对先天性耳聋进行诊断时，需系统性收集患者的病史、个人史和家族史，并进行全面的临床体格检查和听力学检查。此外，结合必要的影像学、血液学、免疫学和遗传学等实验室检测，可为明确先天性耳聋的病因和类型提供科学依据。

四、鉴别诊断

（一）传导性耳聋

传导性耳聋是由于外耳或中耳的病变导致声音传导受阻而引起的听力下降。其听力检查的共同特点包括：①Rinne试验阴性，Weber试验偏向患侧或较重侧，Schwabach试验延长，Bing试验阴性。②听力图显示气导听阈不同程度提高（通常不超过60 dB），骨导听阈正常，且气骨导间距存在。③言语接受阈与纯音言语频率气导听阈一致，言语识别率高。④无明显音衰变及重振现象。⑤自描测听呈Ⅰ型曲线。⑥听骨链中断者鼓室压图为Ad型，声反射消失；中耳积液者呈B型鼓室压图；中耳负压者呈C型鼓室压图。

1. **外耳道疾病** 外耳道炎、疖肿、耵聍栓塞、狭窄、真菌病、异物或肿瘤等引起的外耳道堵塞，可导致轻度听力减退和耳阻塞感。通过病史和耳镜检查，诊断通常较为明确。先天性骨性外耳道闭锁会导致较重的听力损失（50~60 dB），常伴有耳郭和中耳畸形。若听力损失超过60 dB且骨导听阈明显提高，需考虑合并内耳畸形。

2. **中耳疾病**

（1）先天性中耳畸形：包括鼓膜、鼓室壁、听骨链、面神经、卵圆窗、圆窗、咽鼓管和乳突等部位的畸形，其中以听骨畸形最为常见。患者可能伴有外耳或其他器官畸形。通过病史分析、耳部检查、听力检查、颞骨X线检查及手术探查可明确诊断。气导听力损失通常大于30 dB，骨导听力正常。若气导听力损失未超过50 dB，镫骨可能正常存在；若骨导听力损失超过10 dB，可能伴有镫骨足板固定或镫骨缺如。若气导听力损失大于60 dB且骨导听阈提高，需考虑合并内耳畸形。先天性中耳畸形须与耳硬化症鉴别：前者出生后即有明显传导性耳聋，耳聋为非进行性；后者多在20~40岁发病，耳聋呈进行性加重，多为双侧性，且常有家族史。

（2）中耳外伤：患者有外伤史，伤后可能出现耳痛、耳鸣、听力减退，甚至眩晕。鼓膜破裂时可能伴有少量出血。

1）外伤性鼓膜穿孔：穿孔多呈裂隙状，位于鼓膜前下方或后下方。单纯鼓膜穿孔者通常表现为轻度传导性耳聋。

2）听骨链外伤：多有头颅外伤或气体爆炸史，听力损失较重，气导听力损失可达 50 dB，骨导听力基本正常。声导抗测听（鼓膜裂伤已愈合者）表现为静态声顺值增大，Ad 型鼓室压图，声反射消失。若合并内耳损伤，可能出现混合性耳聋或感音神经性耳聋，手术探查可最终确诊。

（3）急性非化脓性中耳炎：患者常有近期上呼吸道感染史，表现为听力减退、耳内堵塞感、低音调耳鸣及自听增强。症状在打哈欠或擤鼻时可短暂缓解。耳镜检查可见鼓膜内陷、失去光泽，鼓室内积液时鼓膜呈淡黄色或棕黄色，液平面或气泡隐约可见。听力检查多为轻度传导性耳聋。早期气导听阈以低频为主；中期鼓室积液时，低频和高频均受影响；晚期鼓室负压缓解，气导听阈以高频为主。声导抗测听，早期无积液时为 C 型鼓室压图，鼓室积液时为 B 型鼓室压图。

（4）慢性非化脓性中耳炎：常继发于急性非化脓性中耳炎，症状呈隐袭性、渐进性，表现为耳聋、低音调耳鸣，耳聋程度随气候变化而改变，晚期症状不再进展。部分患者可能出现 Willis 误听现象，但不如耳硬化症明显，还可能伴有耳内闷胀感或自听增强。耳镜检查可见鼓膜内陷、增厚、萎缩、粘连或钙化斑。听力检查多为传导性耳聋，晚期可呈混合性耳聋。声导抗测听表现为无显著顶峰的平坦型鼓室压图，镫骨肌反射可能消失。

（5）分泌性中耳炎：是一种非化脓性中耳疾病，常伴有中耳积液。起病隐匿，患者多有反复上呼吸道感染史。听力减退常在不知不觉中发生，儿童患者尤其容易忽视自觉症状，往往由家长或老师发现其反应迟钝或注意力不集中。患者常有耳闷胀感或堵塞感，自听增强，有时伴有持续性或搏动性耳鸣，头部摆动时耳内作响。一般无耳痛，少数患者可能有轻微耳痛。耳镜检查可见鼓膜内陷、混浊，呈毛玻璃状，积液时鼓膜呈淡黄色或棕黄色，液平面或气泡可见。听力检查多为传导性耳聋，若积液影响两窗活动度，可能表现为感音神经性耳聋或混合性耳聋。Rinne 试验阴性，Weber 试验偏向病侧或较重一侧。纯音电测听呈平坦型，听力损失 10～40 dB，气骨导间距明显，有时 4000 Hz 处出现凹陷，但积液排出后可消失。声导抗测听显示鼓室压图平坦，声顺变化幅度小，且偏于负压侧（左移）。鼓膜穿刺术可明确诊断。

（6）急性化脓性中耳炎：起病急，全身症状明显，小儿常伴有急性胃肠炎症状。耳痛和耳聋是主要症状，初期耳内有闷胀感，随后出现剧烈耳痛，呈搏动性跳痛，随病情加重而加剧。耳聋为传导性耳聋，逐渐加重，鼓膜穿孔流脓后症状迅速缓解。耳镜检查可见鼓膜充血甚至膨隆，穿孔时脓液呈搏动性外溢。

（7）慢性化脓性中耳炎：起病隐匿，主要症状为耳流脓、听力减退及鼓膜长期穿孔。耳聋程度因鼓膜穿孔部位和大小、听骨链是否完整以及内耳是否受累而异。鼓膜前方小穿孔时，听力可能接近正常；后方大型穿孔时，听力减退较重。耳流脓时，听力可能暂时改善，因为脓液阻挡圆窗，维持两窗之间的压力差。听力损失一般在 45 dB 以内，若超过 50 dB，可能伴有听骨链病变。听骨链完全中断或固定时，听力损失可达 50～60 dB；若仅剩镫骨或镫骨足板，听力损失常超过 60 dB。镫骨固定或被肉芽堵塞时，骨导听力受影响，尤其在 2000 Hz 处出现下降（Carhart 切迹）。圆窗完全堵塞时，气导和骨导听力均下降。偶尔，中断的听骨链被胆脂瘤连接，患者听力可接近正常，称为"胆脂瘤听力"。若病变累及内耳，可引起混合性耳聋或感音神经性耳聋。耳镜检查，单纯型可见鼓膜紧张部穿孔，脓液无臭味；肉芽骨疡型和胆脂瘤型可见鼓膜边缘性或松弛部穿孔，中耳内有肉芽或息肉，胆脂瘤型穿孔内可见白色豆渣样物，脓液有臭味。X 线乳突摄片，肉芽骨疡型乳突呈硬化型，鼓窦区可有透光区；胆脂瘤型鼓窦入口及鼓窦区扩大，呈典型透光空腔，边缘整齐浓密。

（8）耳硬化症：耳硬化症是一种常见的传导性耳聋疾病，通常具有家族遗传背景，多在青春期起病，发病过程较为隐匿。患者主要表现为双耳慢性、进行性听力下降，通常一侧耳先发病，随后累及另一侧。在妊娠期或哺乳期，耳聋症状可能会加重。此外，患者常出现 Willis 误听现象（即在嘈杂环境中听力反而有所改善），多伴有耳鸣，少数患者可能出现眩晕。

1）听力检查时，耳硬化症患者通常表现为：① Rinne 试验阴性，表明骨导听力优于气导听力；② Weber 试验偏向患侧或听力较差的一侧耳；③ Gelle 试验阴性，提示镫骨活动受限或固定。

2）纯音电测听检查：早期听力图呈上升型，主要表现为低频气导听力下降；中期听力图呈平坦型，骨导听力在 2000 Hz 处出现谷形切迹（Carhart

切迹）；言语听力图与正常人基本平行，但随着病情进展，晚期可能出现混合性耳聋，言语听力图偏离正常范围。

3）声导抗测听表现为低声顺型，静态声顺值低于正常（通常在 0.2~0.4 ml），鼓室压图多为 As 型（低峰型），双侧镫骨肌反射通常无法引出。

4）耳镜检查时，鼓膜外观一般正常，但在部分患者中，透过鼓膜可在后部看到红色点状区域，称为 Schwartze 征，这可能是由于耳硬化症导致的内耳血管扩张所致。

（二）感音神经性耳聋

感音神经性耳聋是由耳蜗螺旋器及其以上听觉感音系统的病变引起，其听力检查特征如下。

（1）听力试验表现：① Rinne 试验结果为阳性。② Weber 试验时，声音偏向健侧或听力损失较轻的一侧。③ Schwabach 试验显示骨导时间缩短。④ Bing 试验结果为阳性。

（2）听力图特点：①听力损失程度从轻度到全聋不等。②多数情况下表现为高频听力损失较重的下降型曲线，也可能为平坦型或低频听力损失较重的类型。③气导和骨导的听力曲线间距消失。

（3）言语听力差异：蜗后性病变患者，言语接受阈与纯音言语频率气导听阈不一致，且言语识别率较低。

（4）其他听力特征：①耳蜗性聋患者存在重振现象，短增量敏感指数较高，音衰变通常不超过 30 dB（一般在 25 dB 以内）。②蜗后性聋患者多无重振现象，短增量敏感指数较低，音衰变超过 30 dB。

（5）自描测听曲线：①耳蜗性聋患者的听力曲线多为Ⅱ型。②蜗后性聋患者的听力曲线多为Ⅲ型或Ⅳ型。

（6）声反射表现：①耳蜗性聋患者的声反射阈降低。②蜗后性聋患者常出现反射衰减现象。③单侧蜗后性聋患者，患耳同侧声反射消失，而交叉声反射存在；对侧耳则相反，同侧声反射存在，交叉声反射消失（呈现对角线型）。④脑干性感音神经性耳聋患者，双耳同侧声反射存在，但双耳交叉声反射消失（呈现水平型）。⑤皮质（颞叶）中枢性感音神经性耳聋患者，双侧声反射均存在。

1. 先天性耳聋 先天性耳聋分为先天获得性耳聋和先天遗传性耳聋。先天获得性耳聋是指患者在出生时即存在听力障碍，常常由于母亲在妊娠期使用耳毒性抗生素或药物、妊娠早期感染风疹等病毒，以及分娩时出现难产、子痫或产伤等情况而导致耳聋。听力减退通常为双侧对称性，且高频听力损失较重。

先天遗传性耳聋的患者通常有家族史，其父母可能有近亲婚配史。听力减退为双侧对称性，可能表现为高频、中频或低频听力损失。耳聋可能在出生时出现，但也有不少患者在年龄较大时才发病，部分患者还可能伴有外耳、皮肤、眼、肾、神经系统或骨骼等其他器官的畸形综合征。

（1）遗传性耳聋

1）综合征性遗传性耳聋：综合征性遗传性耳聋常以综合征形式在儿童期出现，具体如下。

① Alport 综合征：表现为肾衰竭、感音神经性耳聋、视网膜病变，通常在 10 岁以内发病。

② Treacher-Collins 综合征：一种常染色体显性遗传的颅面发育异常，导致外耳畸形、外耳道闭锁、听小骨畸形（传导性耳聋），还可能伴有睑裂下斜、睑裂缺损、颌发育不良及腭裂。

③ Pendred 综合征：常染色体隐性遗传，表现为感音神经性耳聋和弥漫性甲状腺肿大，约 5% 的儿童会出现耳聋。

④ Usher 综合征：一种先天性疾病，引起感音神经性耳聋和前庭功能障碍，伴随进行性色素性视网膜炎和共济失调，通常在儿童晚期或青春期发病。患者可能伴有学习困难、白内障或青光眼。

⑤ Waardenburg 综合征：一种听觉-色素综合征，表现为先天性感音神经性耳聋，皮肤、毛发和眼睛缺乏黑色素细胞，导致色素异常。患者还可能有内眦移位和肢体异常。

⑥神经纤维瘤病 2 型（NF2）：常染色体显性遗传，由 NF2 基因失活突变引起，较为少见，占神经纤维瘤病的 5%~10%。NF2 与 NF1 的主要区别在于 NF2 的高致病性和死亡率，NF2 的诊断标准以 Manchester 标准最为敏感。NF2 的 Manchester 标准包括：双侧前庭神经鞘瘤；一级亲属患有 NF2 且有单侧前庭神经鞘瘤，或括号中任意两点（脑膜瘤、神经鞘瘤、胶质瘤、神经纤维瘤、后囊下晶状体混浊）；多发性脑膜瘤（2 个或以上）且有单侧前庭神经鞘瘤，或括号中任意两点（神经鞘瘤、胶质瘤、神经纤维瘤、白内障）。

NF2 患者的前庭神经鞘瘤多为双侧性，约 95%

的成人NF2患者会出现，平均发病年龄为22岁，罕见于50岁以后。症状通常包括耳鸣、听力改变或前庭症状。18%的NF2患者在儿童期发病，常以脑膜瘤、脊髓或皮肤肿瘤为首发表现。前庭神经鞘瘤的生长速度极不规律，部分单侧或双侧NF2患者进展缓慢，可能无症状或仅有轻微、长期稳定的症状。大多数NF2患者最终会发展为完全性耳聋，部分患者可能出现进行性失明（白内障）或其他肿瘤相关疾病。NF2的死亡率较高，平均死亡年龄约为40岁，诊断后平均存活15年，常见死因为颅内压增高或脑干移位。

2）非综合征性遗传性耳聋：非综合征性遗传性耳聋是最常见的遗传性耳聋类型，多为常染色体隐性遗传，也可表现为常染色体显性遗传或X连锁遗传，其中隐性遗传占75%以上儿童病例。

（2）线粒体性耳聋

1）线粒体综合征性耳聋：线粒体综合征性耳聋是由线粒体基因突变引起的综合征性听觉受损，常见综合征如表12-1所示。

2）线粒体非综合征性耳聋：线粒体基因突变也可导致非综合征性听觉丧失，其具体机制尚不明确。目前已知的突变类型包括1555A→G、17445A→G、7472insC、7510T→C和7511T→C。

①1555A→G突变：携带者对氨基糖苷类抗生素（即使在正常剂量下）极为敏感，容易导致感音神经性耳聋。

②7472insC突变：可导致从单纯进行性感音神经性耳聋到严重神经系统综合征（如共济失调、构音障碍或罕见的肌阵挛）的广泛表现。同一家庭成员可能表现出不同程度的症状，因此需要特别关注直系家族史。

3）线粒体疾病的诊断：线粒体疾病的诊断依赖于模式识别和适当的检查。然而，由于其异质性和阈值效应，个体之间以及同一家庭不同成员之间的表型可能存在显著差异。大多数线粒体综合征在40岁之前发病。诊断时需了解患者是否存在糖尿病、甲状旁腺功能减退、心肌病、心脏传导阻滞或胰腺功能障碍等合并症。家族史非常重要，尤其是母系家族史，携带者可能表现为轻微症状或无症状。需要注意的是，即使没有家族史，也不能排除线粒体疾病的可能性［如Kearns-Sayre综合征（KSS）］。诊断检查包括如下。

①血液检查：血常规、电解质［KSS和线粒体脑肌病伴高乳酸血症和卒中样发作（MELAS）可能伴有肾小管性酸中毒］、肌酸激酶（可能升高）、血乳酸和丙酮酸（休息时升高，中度活动后更高）。

②脑脊液检查：KSS和肌阵挛性癫痫及破碎红纤维（MERRF）患者脑脊液蛋白质可能升高（罕见超过1 g/L）。

③心电图（ECG）：MERRF和KSS患者可能出现预激综合征或心脏传导阻滞。

④脑电图（EEG）：MERRF和MELAS患者可能出现癫痫发作。

⑤MRI：MELAS患者T2加权像显示高信号，

表12-1 线粒体综合征性耳聋

类型	主要表现	附加表现	其他特征	流行病学	实验室标志
线粒体脑肌病伴高乳酸血症和卒中样发作（MELAS）	耳蜗起源的对称性渐进性感音神经性耳聋	脑病（头痛、痴呆）、卒中样发作、线粒体肌病	身材矮小，早期精神运动发育正常，反复头痛和呕吐	常于10岁以内发病，但也可在10~40岁发病	肌肉活检显示破碎红纤维，乳酸水平升高
肌阵挛性癫痫及破碎红纤维（MERRF）	对称性渐进性感音神经性耳聋	肌阵挛、癫痫发作、小脑综合征、肌病	身材矮小、痴呆、视神经萎缩、心肌病、WPW综合征（预激综合征）、周围神经病变	常在儿童期发病，但也可在成年期发病	肌肉活检显示破碎红纤维，乳酸水平升高
Kearns-Sayre综合征（KSS）	对称性渐进性感音神经性耳聋	色素性视网膜炎、眼肌麻痹	心脏传导阻滞、小脑综合征、身材矮小、智力受损	通常在20岁以前发病，大多数为散发性	肌肉活检显示破碎红纤维，乳酸水平升高，脑脊液（CSF）蛋白质水平升高

多累及后部，不符合单一血管支配区域；基底节钙化常见于线粒体综合征；KSS 患者可能伴有白质脑病，而 MERRF 患者更常见脑萎缩。

⑥神经传导和 EMG：可证实神经病变（常为轴索型）或肌病。

⑦肌肉活检：可发现破碎红纤维。MELAS 和 KSS 患者细胞色素 C 氧化酶（COX）染色可能阴性。MELAS 患者的特征性表现为平滑肌和肌内血管内皮细胞线粒体增多。

⑧分子遗传学检测：可发现常见的线粒体突变。突变可能仅在某些组织中检测到（如骨骼肌、皮肤成纤维细胞或口腔黏膜），而不在白细胞中。

4）线粒体间接受累的疾病：线粒体间接受累导致线粒体功能障碍，可能导致耳聋，其机制尚有争议。

① Mohr-Tranebjaerg 综合征：一种 X 连锁隐性遗传病，表现为进行性感音神经性耳聋、肌张力不全和精神症状。该病由线粒体蛋白输入机制突变引起。

② Friedreich 共济失调：耳聋是该病的偶见表现，由 FRDA 基因中 GAA 三核苷酸重复扩增引起。该基因编码的 frataxin 蛋白靶向线粒体，参与铁稳态调节。

2. 后天性耳聋

（1）感染引起的感音神经性耳聋：感染性疾病可导致感音神经性耳聋，多见于儿童，但成人也可能发病。患者通常有明确的感染性疾病病史，伴有发热、上呼吸道感染或胃肠道症状。耳聋可能在感染性疾病发病期间或之后出现。以下是几种常见感染性耳聋的特点。

1）麻疹性聋：多为双侧中度感音神经性耳聋，高频听力损失较重。听力图呈轻度下降型，听力损失范围通常在 45～50 dB。耳聋常在全身症状消退后出现。

2）流行性腮腺炎性聋：多为单侧性，表现为重度聋或全聋。耳聋可发生在腮腺炎发病期间或之后。

3）耳带状疱疹性聋：多为单侧性，常在夏秋季节发病。发病时伴有耳痛，可伴随面瘫和眩晕。耳部可见成簇的疱疹。

4）流感性聋：起病急骤，耳聋通常在流感发病后突然出现。

5）脑膜炎性聋：多为双侧重度聋或全聋，听力恢复困难。

6）伤寒性聋：可能缓慢起病或突然发病，部分患者听力可恢复正常。

7）中耳炎后迷路炎性聋：患者有中耳炎病史和体征。突然发作眩晕，瘘管试验多为阳性。

（2）药物中毒性耳聋：某些药物或化学制剂（特别是氨基糖苷类抗生素）可引起前庭蜗神经中毒性损害，导致感音神经性耳聋。患者通常有使用、注射或接触耳毒性药物或化学制剂的病史。以下人群更容易发生药物中毒性耳聋：已有耳聋、噪声暴露史、孕妇、儿童、45 岁以上人群以及肾功能不全患者。

药物中毒性耳聋的发病过程多为缓慢进展，但也可表现为突发性耳聋，通常为双侧性，常伴有高音调耳鸣和轻度头晕。听力检查显示典型的感音神经性耳聋，主要表现为 4000 Hz 以上高频听力下降，可能伴有前庭功能减退。

常见药物中毒性耳聋的特点如下所述。

1）链霉素：是最常见的耳毒性药物。患者可能先出现口周麻木，听力损失多从高频开始，早期不易察觉。当影响到言语频率时，患者才会感到明显的听力下降。有些患者在停药后一段时间才出现耳聋，甚至停药后耳聋仍可能加重。易感者可能仅接受 1～2 g 链霉素即出现重度耳聋，这种易感性通常与遗传因素有关，常有家族史。局部应用链霉素（如关节囊内注射、烧伤创面敷用、腹腔注射、喷雾吸入、肛门直肠灌注、耳内滴药等）也可能引起耳聋。

2）新霉素：除耳聋外，常同时引起肾损害。

3）阿司匹林（水杨酸盐）：所致耳聋多为双侧性，且通常是可逆的。停药后听力多可恢复正常。

4）奎宁：所致耳聋以低频听力损失较重，且多为不可逆性。

5）依他尼酸：单独使用时，耳聋多为暂时性。若与氨基糖苷类抗生素联合使用，由于药物协同作用，可能引起永久性耳聋。

（3）创伤性感音神经性耳聋：创伤性感音神经性耳聋主要包括噪声性聋和头部外伤性聋。

1）噪声性聋：噪声性聋分为急性声创伤和慢性声创伤两种类型。

①急性声创伤：患者有明确的强噪声暴露史，如射击声、汽笛声、鞭炮声等。暴露后突然出现耳聋和耳鸣，有时可能伴有短暂的眩晕。耳镜检查可

能发现鼓膜充血,甚至鼓膜破裂。

②慢性声创伤:患者有长期暴露于 90 dB 以上噪声环境的工作或生活史,例如在工厂、机场或矿山工作。初期通常表现为耳鸣,随后耳聋逐渐加重。耳镜检查多无明显异常发现。听力图特征为 4000 Hz 处出现"谷形切迹",随着噪声暴露时间延长,听力损失逐渐扩展至中频和低频,最终可能导致全聋。重振试验通常为阳性。除耳聋外,患者还可能出现头痛、头晕、失眠、多梦、记忆减退、注意力不集中、乏力、心悸等神经衰弱症状。

2)头部外伤性聋:头部外伤也可能导致感音神经性耳聋,患者通常有明确的外伤史。

①颅底骨折或颞骨岩部骨折:较严重的头部外伤可导致颅底骨折或颞骨岩部骨折。骨折线若波及骨迷路,可能引起严重的永久性耳聋,同时患侧前庭功能也会丧失。听力图改变与噪声性聋相似。

②头部挫伤:头部受到钝性外力冲击后,可能导致双侧对称性的感音神经性耳聋,程度相对较轻。部分患者可能伴有前庭症状。

③迷路震荡:有头部受击或下颌受击史。听力损失通常为暂时性,一般在数周内可恢复。

④迷路窗破裂:常发生在咳嗽、呕吐、喷嚏、擤鼻、用力等动作引起的颅内压增高后,或飞行、潜水等中耳压力突然改变后,以及打耳光或头部外伤后。耳聋为突发性,常伴有头晕。鼓室探查可能发现圆窗膜或镫骨底板破裂,外淋巴液外溢。

(4)自身免疫性耳聋:免疫介导的内耳疾病(immune-mediated inner ear disease,IMIED)是一种系统性自身免疫性疾病的已知表现,但其确切发病机制尚未明确。IMIED 的临床特征包括如下几点。①起病形式:IMIED 的听力丧失通常呈亚急性(数周到数月),部分病例可能隐匿起病(长达数年),或突然发作。②病程特点:倾向于进行性加重,但病情可能有波动。③听力特点:听力丧失多累及高频,大多数为双侧性,但通常不对称且不同步,两侧耳可能间隔数周或数月分别受累。④伴随症状:常伴有耳胀、耳鸣、头晕及眩晕等前庭和听觉症状,这些症状可能与梅尼埃病相似,容易混淆。

IMIED 是一种重要的可逆性耳聋,诊断主要依赖临床病史和排除其他原因的感音神经性耳聋。与其他感音神经性耳聋的区别在于其对类固醇的反应性——听力障碍在治疗后可改善,停药后可能加重。治疗方案与其他自身免疫性疾病类似,通常使用皮质类固醇。如果症状加重或仅部分反应,可改用或联合使用血浆置换,也可加用环磷酰胺、氨甲蝶呤或硫唑嘌呤。未经治疗的患者可能发展为永久性神经性耳聋,但对于无反应的患者,无须过度积极地使用免疫抑制剂。治疗反应通常有波动,激素减量时可能复发,因此可能需要长期免疫抑制。对治疗有反应的患者预后较好。

(5)代谢性耳聋:代谢性耳聋是指由代谢性遗传疾病引起的耳聋,这些疾病常伴有神经系统表现。以下是两种常见的代谢性耳聋相关疾病。

1)Refsum 病:Refsum 病是一种常染色体隐性遗传病,是由于机体缺乏植烷酸辅酶 A-羟化酶(PHYH)导致支链脂肪酸植烷酸堆积所致。患者无法正常代谢植烷酸,导致其在组织中积聚。症状通常始于儿童期、青春期或成年早期。

①主要临床表现:常伴有感音神经性耳聋。色素性视网膜炎导致视力下降,夜盲是早期症状。小脑功能障碍表现为共济失调、步态不稳等。感觉运动神经病变,主要影响四肢远端,呈对称性,表现为下肢和上臂的无力、反射消失和多种感觉障碍。其他表现有心肌病、胫部鱼鳞癣等。部分患者在主要症状出现前数年可能出现嗅觉丧失。

②检查:脑脊液(CSF)蛋白质水平可能升高。所有患者血中植烷酸浓度显著升高。

③疾病进展:未经治疗时,疾病呈稳定进展,但可能有明显的加重或缓解期。通过限制饮食中植烷酸的摄入,可停止疾病进展甚至实现临床改善。明确诊断后,血浆置换可加速临床改善。

2)黏多糖贮积病:黏多糖贮积病是一组溶酶体酶缺乏症,导致黏多糖在组织中积聚,并通过尿液排出。这些疾病通常在儿童期发病。

①主要临床表现:感音神经性耳聋是其突出表现之一,其他表现包括面容粗糙、角膜混浊、脏器增大、骨骼和关节异常、矮身材,以及精神运动迟滞。

②检查:血涂片中可发现空泡淋巴细胞。尿液中黏多糖排出增加。诊断需通过白细胞或培养皮肤成纤维细胞的特殊酶活性检测来确诊。

(6)其他

1)神经结节病:神经结节病(neurosarcoidosis)是结节病累及神经系统的表现。在迄今为止报道的最大一组病例中，72% 的患者出现脑神经麻痹，其中视神经受损最为常见，而前庭蜗神经麻痹导致的听力或前庭功能障碍占 5%。耳聋在早期报道中占 7%，通常由肉芽肿性血管炎引起缺血，或因肉芽肿浸润导致神经受压。诊断线索包括颈部淋巴结肿大、皮肤病变、腮腺肿胀以及胸部 X 线异常。

2）Susac 综合征：Susac 综合征是一种罕见疾病，以脑病、视网膜病变和听力丧失为临床三联征。该病多见于年轻女性，感音神经性耳聋是最常见的表现，但可能为亚临床表现。通过纯音测听确诊，耳聋可为单侧或双侧，常伴有前庭症状或耳鸣。视网膜病变表现为多发性视网膜分支动脉阻塞，脑病表现为认知障碍（如记忆障碍）和精神症状。受累结构的病理学提示为非炎症性血管病变。抗炎和抗血小板治疗有时有效，但疾病初期常有波动，之后呈自限性。

3）浅层铁质沉着症：浅层铁质沉着症（superficial siderosis，SS）是一种罕见疾病，主要表现为感音神经性耳聋和缓慢进展的小脑共济失调，部分病例还可能出现锥体束征、痴呆和膀胱功能障碍。病因尚有争议，过去认为与血色素沉着症类似的代谢性疾病有关，但目前多认为与慢性蛛网膜下腔出血有关。临床诊断较为困难，但 MRI T2 加权像可显示颅后窝结构及大脑沟周围的黑色边缘（含铁血黄素沉积）。

4）突发性耳聋：突发性耳聋多见于青年和中年人，病因不明，可能与病毒感染或内耳供血障碍有关。发病急骤，通常在数小时或数天内突发感音神经性耳聋，耳聋多在 48～72 h 达到最严重程度，常伴有耳鸣，有时伴有眩晕。耳聋程度可轻可重，多为单侧性，但也可为双侧性，部分患者可自行恢复。耳镜检查多无异常发现，听力检查通常为中度或重度感音神经性耳聋。发病初期无重振现象，后期可能出现重振现象。短增量敏感指数可高可低，自描听力曲线多为Ⅱ型或Ⅲ型曲线，声导抗测听为正常鼓室压图，单侧性耳聋者声反射检查呈对角线型。

5）老年性耳聋：老年人出现原因不明的高频感音神经性耳聋应考虑为老年性耳聋。耳聋发展缓慢，听力图多呈高频损失较重的斜坡型，也可呈平坦型。纯音听力损失和言语听力损失可能不一致，部分患者有重振现象。患者常伴有其他器官的老化表现。

6）梅尼埃病：梅尼埃病又称膜迷路积水，多发生于中年人，以发作性眩晕、恶心、呕吐、耳聋和耳鸣为特征。症状通常在数小时或数天后消失，间隔数周、数月或数年再次发作。耳聋多为单侧性，早期常不自觉，发作数次后才逐渐察觉。耳聋呈波动性，发作期加重，恢复期减轻，常有复听现象（患耳听到的音调与健耳不同）。患者对高频音感到刺耳，不能耐受大声，常表现为"小声听不见，大声受不了"。此外，病侧头部或耳内有胀满感。耳镜检查鼓膜多无异常发现，听力检查为感音神经性耳聋，早期听力图低频区损失较重，后期多呈平坦型或下降型。有重振现象，声强辨别阈低，短增量敏感指数增高，自描听力曲线为Ⅱ型，甘油试验常阳性，前庭功能可能减退。

7）听神经瘤：听神经瘤（acoustic neuroma）是小脑脑桥角最常见的肿瘤，占该部位肿瘤的 70%，多见于 30～50 岁，通常为单侧性。耳聋特点为单侧渐进性听力减退，偶有突发耳聋。患者言语辨别能力较差，常伴有持续性耳鸣、头晕、摇摆不稳感，部分患者有短暂眩晕。耳镜检查多无异常发现，纯音听力图为高频损失较重的感音神经性耳聋曲线，无重振现象，短增量敏感指数低（0～35%），言语识别率极低（0～30%），可有回跌现象。自描听力曲线为Ⅲ型或Ⅳ型，声导抗测听显示明显的镫骨肌反射衰减或无法引出镫骨肌反射。脑干诱发电位检查显示波Ⅴ潜伏期及波Ⅰ～Ⅴ间期较健侧明显延长，甚至波Ⅴ消失。患者可能出现第Ⅴ、Ⅶ、Ⅸ～Ⅺ对脑神经受累症状，以及颅内压增高表现。患侧前庭功能减退，X 线检查（包括 CT）有助于早期诊断。

（三）中枢听觉疾患

1. **中枢性聋** 中枢性聋是由耳蜗核、听觉传导通路或颞叶（皮质）病变引起的耳聋。患者除耳聋外，通常还伴有其他神经系统症状和体征。听力检查特点如下：①听力检查表现为感音神经性耳聋（但颞叶病变者纯音听力多正常）。②短增量敏感指数较低。③ Carhart 音衰变试验显示音衰大于 30 dB。④言语测听结果显示言语识别率低，并有"回跌现象"（即在增加言语测试难度后，识别率进一步下降）。⑤声反射检查，脑干中线病变者表现为水平型（双耳同侧声反射正常，交叉声反射消失），一侧上橄榄核附近的病变可出现单侧型（即 4 个声反射中仅患侧的交叉声反射异常），颞叶病变者双耳交叉及同侧刺激声反射均存在。⑥耳蜗电图通常不受影响。⑦脑干诱发电位测听显示波Ⅳ、波Ⅴ出现异常，甚至消失。

2. 功能性聋 功能性聋又称非器质性聋或精神性聋，其特征是听觉器官无明显器质性异常，患者常有其他癔症症状。耳聋特点如下：①单侧或双侧重度聋或全聋。②无耳鸣及眩晕。③发病和恢复可能突然发生。④语音音量不会因耳聋而改变。⑤纯音测听反复检查时，前后听阈有较大误差。⑥纯音听力损失通常比言语听力损失更严重。⑦言语接受阈和言语识别率变化不定。⑧自描听力曲线为V型。⑨声导抗测听显示镫骨肌反射阈正常。⑩耳蜗电图及脑干诱发电位测听均正常。

3. 皮质聋 皮质聋（cortical deafness）是由皮质损害引起的声音感知丧失。患者表现出耳聋，但其注意力缺陷往往难以评估。对声音的反应不一致性是常见表现。电测听通常异常，但脑干听觉诱发电位（brainstem auditory evoked potential，BAEP）正常。皮质聋通常由双侧颞上回病损引起，多累及双侧初级听觉皮质（颞横回）。最常见的病因是双侧颞叶卒中，病变通常呈阶梯状分布。

4. 听觉失认 听觉失认（auditory agnosis）是指在感觉功能正常的情况下，患者无法识别环境中的刺激。患者对某些复杂声音的感知出现紊乱，但听力本身是正常的。听觉失认分为非言语听觉失认和言语听觉失认。实际上，单纯非言语听觉失认在临床上很少见，大多数患者为混合性同时存在。

听觉联合皮质受损将导致听觉性识别障碍。单纯非言语听觉失认患者的皮质损伤位于右侧颞叶；言语和非言语声音的识别障碍同时存在时，大多数为双侧颞叶损伤。听觉感知的评估通常包括对语言、环境刺激和音乐的一系列测试，以区分简单声音感知和更高水平认知功能的障碍。

五、治疗

（一）突发性耳聋的治疗

突发性耳聋应被视为耳科急症，需要在临床治疗中综合制订合理的方案，并尽可能在耳聋早期开始治疗。治疗方案应根据突发性耳聋的可能病因选择不同的药物组合。对于合并高血压、高脂血症或糖尿病等基础疾病的患者，应同时进行内科治疗以控制原发病。如果病因主要与内耳供血障碍相关，则应以扩张血管、降低血液黏度、提高血氧分压的药物为主。由于多数患者的病因不明，多为特发性耳聋，治疗主要依赖经验性疗法。以下是几种常用的治疗方法。

1. 低钠饮食 有助于减轻可能的膜迷路积水，从而缓解内耳压力。

2. 糖皮质激素治疗 糖皮质激素是治疗突发性耳聋的常用药物，具有抗炎、抗病毒和免疫抑制作用，可缓解血管内皮水肿，改善内耳血流。

3. 血管扩张药 此类药物包括钙离子通道拮抗剂（如尼莫地平）、组胺衍生物（如氟桂利嗪）以及活血化瘀的中药等，主要用于改善内耳微循环。

4. 溶栓和抗凝药物 研究发现，突发性耳聋患者常伴有血浆纤维蛋白原水平升高、红细胞聚集和血浆黏稠度增加，提示纤维蛋白水平在发病中可能起重要作用。常用的药物包括降纤酶和蝮蛇抗栓酶等。使用这些药物时，需定期检查纤维蛋白原水平，并根据结果调整用药剂量。有出血倾向、严重肝肾功能不全或高血压的患者应禁用。

5. 高压氧治疗 临床观察显示高压氧治疗对突发性耳聋有一定疗效，可通过提高血氧分压改善内耳微环境。

6. 后续处理 经过治疗后，如果患者的听力仍无法恢复，可考虑佩戴助听器以改善听力。对于极重度耳聋患者，在排除禁忌证后，可选择人工耳蜗植入术以恢复听力功能。

（二）先天性耳聋的预防及治疗

1. 预防 预防耳聋比治疗更为重要且有效，以下是具体的预防措施。

（1）遗传咨询与基因筛查

1）开展遗传咨询：广泛宣传优生优育的重要性，提高公众对遗传性耳聋的认识。

2）应用现代科技手段：利用生物芯片、蛋白质组学等先进技术，完善耳聋基因检测与筛查体系。

3）产前诊断：通过遗传性耳聋的产前诊断，降低遗传性耳聋的发病率。

（2）孕期与产期保健

1）加强妇幼保健：在孕期和产期提供全面的保健服务，积极预防和治疗妊娠期疾病。

2）减少产伤：通过科学的产科管理，降低分娩过程中对新生儿的损伤。

3）早期听力筛查：对新生儿和婴幼儿进行听力测听筛查，实现听力障碍的早期预警和干预。

（3）疾病预防与健康生活方式

1）防治传染病和营养缺乏症：通过疫苗接种、合理饮食等措施，减少传染病和营养缺乏症的发生。

2）减少有害因素接触：尽量避免接触强噪声、有害物理因素和化学物质。

3）健康生活方式：抵制烟酒等不良嗜好，保持规律的体育锻炼，增强体质，提高机体对致聋因素的抵抗力。

（4）合理用药与听力监测

1）避免使用耳毒性药物：在医疗过程中，尽量避免使用可能损害听力的药物。

2）严格掌握用药指征：如果必须使用耳毒性药物，应严格掌握适应证，尽量采用小剂量、短疗程的用药方案。

3）加强听力监测：在用药期间定期进行听力监测，一旦发现听力受损的征兆，应立即停药并进行积极治疗。

2. 干预与治疗 在干预与治疗听力障碍方面，关键在于早期发现和及时诊治。通过早期干预，可以恢复或部分恢复已丧失的听力，同时尽量保存并充分利用残余听力。对于部分因先天性中耳畸形导致的传导性耳聋，可以通过手术进行矫治。然而，先天性感音神经性耳聋目前尚无有效的药物或手术矫治方法。对于有残余听力的患者，应根据具体情况尽早佩戴合适的助听器。如果符合植入式助听设备的适应证，可以选择植入式助听器，并尽早开展听力言语康复训练。

第二节 耳 鸣

耳鸣（tinnitus）是指在没有任何外界声源刺激的情况下患者听到的一种鸣响感，可呈发作性，也可呈持续性，听觉传导通路上任何部位的刺激性病变都可引起耳鸣。耳鸣分为主观性耳鸣和客观性耳鸣，前者指患者自己感觉而无客观检查发现，后者指患者和检查者都可听到，用听诊器听患者的耳、眼、头、颈等处常可听到血管杂音。

一、病因及分类

耳鸣的分类方法很多，以下是几种常见的分类方式。

（一）主观性耳鸣与客观性耳鸣

根据耳鸣是否能被他人听到，耳鸣可以分为两类：主观性耳鸣和客观性耳鸣。

1. 主观性耳鸣 只有患者自己能感知到的耳鸣，这是临床上最常见的类型。

2. 客观性耳鸣 患者和他人均能听到的耳鸣，相对较少见。

（二）生理性耳鸣与病理性耳鸣

1. 生理性耳鸣 在安静环境中，正常人可能会感受到耳鸣，例如活动时或侧卧位时听到的血管搏动声，这种耳鸣属于正常生理现象，也称为体声。

2. 病理性耳鸣 即由炎症、肿瘤、畸形、外伤等疾病引起的耳鸣，通常需要进一步的诊断和治疗。

（三）根据病因分类

根据引起耳鸣的原因，可以分为以下几类。

（1）炎症、肿瘤、外伤和畸形：如中耳炎、耳硬化症等。

（2）代谢性疾病：如甲状腺功能异常、贫血等。

（3）免疫性疾病：如多发性硬化等。

（4）耳毒性药物中毒：某些药物可能导致耳鸣。

（5）老年因素、噪声暴露：如长期暴露于噪声环境。

（6）心理精神因素：如焦虑、抑郁等。

（7）其他疾病：如高血压、高血脂、肾病等。

此外，通过现有的检查手段（包括耳部检查、听力检查、影像学检查和实验室检查等）未发现明显异常，或异常结果与耳鸣之间缺乏明确的因果关系，称为特发性耳鸣。

（四）根据耳鸣产生的部位分类

1. 耳源性耳鸣 耳鸣产生的部位位于听觉系统

内，包括外耳、中耳、内耳、听神经、脑干及听觉中枢等。

（1）外耳、中耳病变：外界环境噪声通常会掩盖体内的生理性杂音。当外耳或中耳病变阻碍声波传入内耳时，这种掩蔽作用减弱，导致体内生理性杂音相对增强，引起耳鸣。例如，鼓室内颈静脉球体瘤、耳硬化症、中耳积液等可引起与脉搏节律一致的搏动性耳鸣。

（2）耳蜗病变：耳蜗病变引起耳鸣的机制尚不完全清楚，但多数学者认为与病变部位的自发性放电活动有关。受损的毛细胞处于持久去极化状态，引发神经元兴奋，产生异常信号。

（3）蜗后病变：主要发生在内耳道及小脑脑桥角，与前庭蜗神经密切相关。例如，听神经瘤、血管异常等病变可能压迫前庭蜗神经，导致异常神经冲动，从而引发耳鸣。

（4）听觉中枢病变：包括脑干及听觉皮质的病变，如肿瘤、血管病变、炎症等。当这些病变累及听觉中枢的蜗核、传出神经纤维或传入神经纤维时，可导致耳鸣。

2. **非耳源性耳鸣**　非耳源性耳鸣是指耳鸣的产生部位在听觉系统之外，多为体声。

（1）血管源性耳鸣：由颅内外血管病变引起，如乙状窦憩室、动静脉瘘、动脉瘤等，可导致与脉搏节律一致的搏动性耳鸣。

（2）肌源性耳鸣：腭肌阵挛是客观性耳鸣的常见原因，患者可听到与软腭痉挛性收缩同步的不规则咯咯声。此外，中耳肌（如镫骨肌或鼓膜张肌）痉挛性收缩可产生节律性咔嗒声。

（3）咽鼓管病变：咽鼓管异常开放时，患者可能会听到与呼吸节律同步的耳鸣声。

（4）颞下颌关节病变：颞下颌关节炎或牙齿咬合不平衡时，患者在张口或闭口时可能会听到咔哒声。

（五）根据有无器质性病变分类

1. **功能性或精神性耳鸣**　无器质性病变的耳鸣，例如，有癔症倾向的人在受到重大精神打击后可能出现精神性或癔症性耳鸣，或由其他原因引起的幻听。

2. **伪装性或夸大性耳鸣**　属于欺骗行为，患者可能夸大或伪装耳鸣症状。

二、诊断步骤

耳鸣是耳科常见的症状，其病因复杂多样，从耳部疾病到全身系统性疾病均可引起。此外，耳鸣还可能受到多种促发因素和心理因素的影响，甚至形成恶性循环，因此其诊断较为困难。部分患者即使经过全面检查，仍难以明确病因。耳鸣的诊断目标是明确耳鸣的发生部位、病因以及严重程度分级，即实现"定位、定因、定量"。诊断过程需结合详细的病史采集、全面检查以及精神心理学评估。

（一）病史采集

1. **耳鸣的类型**　确定是主观性耳鸣（只有患者能感知）还是客观性耳鸣（他人也能听到）。

2. **耳鸣的性质**　描述耳鸣的音调（高调、中调或低调）、音色（单音调或多音调），具体如蝉鸣、哨音、汽笛声、呼呼声、隆隆声、电流声、咔嗒声或拍击声等。判断是否为搏动性耳鸣（与脉搏同步），是否与呼吸节律相关，以及音调是否随时间变化。

3. **耳鸣的特点**　包括耳鸣的侧别和部位、是持续性还是间断性、间断的时间规律以及是否有变化。

4. **耳鸣的病程**　记录耳鸣的出现时间、持续时间、变化过程、既往诊治情况以及目前的状态。

5. **耳鸣的响度**　与环境声音或日常声音进行比较，评估其相对响度。

6. **耳鸣与听力损失及眩晕的关系**　了解耳鸣是否伴有听力下降或眩晕，以及三者出现的时间顺序。

7. **耳鸣的严重程度**　评估耳鸣对情绪、工作、生活、学习和睡眠的影响，是否导致患者出现焦虑、抑郁等负面情绪，以及患者是否能够逐渐适应。常用的评估工具包括耳鸣障碍量表［如耳鸣残疾量表（THI）、耳鸣反应问卷（TRQ）、耳鸣问卷（TQ）、耳鸣严重程度指数（TSI）、耳鸣残疾问卷（THQ）和耳鸣功能指数（TFI）］，其中耳鸣残疾量表（THI）最为常用。

8. **耳鸣的触发或加剧因素**　记录可能诱发或加重耳鸣的因素，以及缓解或控制耳鸣的方法。

9. **耳鸣的可能原因**　结合既往耳科病史、全身疾病史（如耳毒性药物史、噪声暴露史、头外伤史、心脑血管疾病史、糖尿病史、过敏性疾病史等），分析耳鸣的潜在病因。

10. 家族史 了解与耳鸣相关的家族病史。

（二）耳鼻喉科及全身检查

在耳鸣的诊断中，首先需要进行全面的耳鼻喉科检查和全身检查。检查内容包括以下。

（1）观察外耳道有无病变，鼓膜是否存在内陷、钙化斑、穿孔等情况。

（2）进行神经系统检查，以排除神经系统相关疾病。

（3）颞骨X线检查（包括CT），可用于评估中耳、内耳等结构是否存在异常。

（4）对于怀疑肌肉阵挛引起的肌源性耳鸣，可进行肌电图检查，以了解肌肉活动时的电位变化与耳鸣之间的关系。

（5）对于血管源性耳鸣，可通过X线血管造影检查，明确是否存在血管畸形、动静脉瘘等异常。

（三）听力检查

听力检查是耳鸣诊断的重要组成部分，因为耳鸣与耳聋关系密切，耳聋的病因有时也是耳鸣的病因。听力检查方法包括以下。

（1）音叉检查：用于初步判断听力损失的类型。

（2）纯音电测听：测量不同频率下的听力阈值。

（3）超听阈检查：评估高于正常听力阈值的听力情况。

（4）言语测听：评估言语识别能力。

（5）声导抗测听：用于评估中耳功能。

（6）电反应测听：通过记录听觉诱发电位来评估听觉通路的功能。

（四）耳鸣的测定

耳鸣的测定主要用于评估耳鸣的频率、强度以及相关特征，常用的方法包括以下。

（1）使用耳鸣测听仪（附有耳鸣模拟器）或普通电测听仪，测定耳鸣的频率、强度，以及是否存在后效抑制现象（即耳鸣掩蔽后耳鸣减轻或消失的情况）。

（2）测定方法通常使用纯音、宽带噪声或窄带噪声进行耳鸣音调匹配和响度平衡。常用的检查方法包括：①强度平衡测试，即通过调整声音强度，使耳鸣与测试声音的响度达到平衡。②耳鸣掩蔽检查，即使用纯音、杂音或频拍振荡器进行掩蔽测试，观察耳鸣的变化。③疲劳试验检查，即通过长时间的耳鸣刺激，观察耳鸣的变化。

（3）测定耳鸣频率时，通常使用高于或低于耳鸣音调的声音进行匹配，逐渐缩小差距，最终确定与耳鸣相符的音调。

（4）测定耳鸣强度时，可采用双耳交替响度平衡法或单耳响度平衡法，通过调整与耳鸣频率相同的声音强度，使其与耳鸣的响度匹配，最终计算出耳鸣的响度。耳鸣的响度通常在10 dB以下，多在5～15 dB（感觉级）。

（5）需要注意的是，这些测定方法主要依赖受试者的主观反应，缺乏严格一致的评判标准。随着听觉生理研究的发展，听觉诱发磁场测定等客观手段也被用于耳鸣的评估。

（6）对于客观性耳鸣，可通过助听器或听诊器进行检查。例如：①软腭肌肉收缩或咽鼓管咽肌收缩引起的耳鸣，可听到嗒嗒声，有时还能观察到软腭的收缩活动（频率为175～200次/分）。②血管源性耳鸣可听到类似吹风样或波动性的声音。

（五）精神心理学评估

由于耳鸣与焦虑、抑郁等心理因素互为因果，因此需要与心理科医师合作，对患者进行全面的精神心理学评估，以明确心理因素对耳鸣的影响，并制订相应的干预措施。

三、鉴别诊断

（一）思路要点

耳鸣的鉴别首先是区别主观性与客观性耳鸣。若为客观性耳鸣或存在蜗后病变，应行影像学检查，观察有无局灶病变。若患者为常见的主观性耳鸣：第一步，明确听力损害，避免服用违禁药品及耳毒性药物；第二步，若测定识别为耳蜗病损，应确定其耳部病理，若为蜗后病变，应明确有无存在肿瘤或其他中枢神经系统病变。以下8项可作为鉴别诊断的参考。

1. 耳鸣的性质 一般低音调耳鸣（轰轰声或嗡嗡声）多在传导系统病变时（如中耳疾病）出现，高音调耳鸣（蝉鸣音或汽笛声）多在内耳迷路、前庭蜗神经、中枢病变时发生，心血管疾病所引起的耳鸣常为波动性耳鸣。持续性耳鸣多为感音系统病变，间歇性耳鸣多属传导系统病变。疾病早期常为间歇性耳鸣，久病者多为持续性耳鸣。

2. **耳鸣的侧别** 单侧耳鸣多为传导系统病变，双侧耳鸣多为感音系统疾病，但是听神经瘤多为单侧，高血压引起的耳鸣一般为双侧性。

3. **发病缓急** 突然发病者，病因较易明确，在传导系统病变中以咽鼓管阻塞、急性中耳炎引起的耳鸣较为多见，在感音系统病变中以急性声创伤、耳毒性药物中毒、外伤、梅尼埃病等多见。起病缓慢者多因感音系统病变或全身性疾病所致。

4. **诱因** 中耳感染、中耳手术、耳毒性药物中毒、颅脑外伤、急性及慢性声创伤、梅尼埃病、烟酒过度、精神紧张等常是耳鸣的直接诱因，如果诱因明确，耳鸣病变部位较易确定。

5. **耳鸣与耳聋的关系** 耳鸣与耳聋常常同时出现，有60%~70%的耳鸣患者在经电测听仪检查后患有耳聋，因此确定耳聋病变的性质有助于耳鸣的诊断。感音系统病变时多先出现耳鸣，继而出现耳聋，因此耳鸣往往是感音神经性耳聋的先兆，如单侧性耳鸣可能是该侧听神经瘤的先兆。耳毒性药物引起的耳聋常先出现耳鸣，因此耳鸣可能是耳毒性药物中毒的危险信号，应予重视。耳鸣可以是耳硬化症最早的症状，耳硬化症的耳鸣特别明显，有时给患者带来的苦恼甚于耳聋，成为患者最痛苦的症状。耳鸣可以是噪声性聋的先兆症状，噪声所致的耳鸣，其频率在4000 Hz左右，与听力损失的频率相近。不伴有耳聋的耳鸣可能为全身性疾病（如高血压、低血压、贫血）所致。

6. **耳鸣与听力损失类型的关系** 耳鸣的频率常相当于听力图下降最多的区域，且同一病因所引起的耳鸣常伴有同样的频谱，因此根据听力图有时可以间接判定耳鸣的病变部位，但由于耳鸣发生的机制非常复杂，其频率和疾病、听力之间并不存在简单的相互关系。

7. **耳鸣与眩晕的关系** 耳鸣与眩晕关系密切，耳源性眩晕常伴有耳鸣。动脉硬化、椎基底动脉供血不足等可以导致前庭中枢及耳蜗供血不足，发生较长时间的耳鸣与眩晕。

8. **试验性治疗** 试验性治疗对耳鸣的诊断有一定意义。如经过咽鼓管吹张后，耳鸣减轻或消失，可能为非化脓性中耳炎所致的耳鸣。高血压、动脉粥样硬化经合理治疗后耳鸣减轻者，则可考虑为高血压、动脉硬化所致的耳鸣。

耳鸣还应与听幻觉相鉴别。听幻觉常可听到乐器的奏乐、说话声、唱歌声等具体内容的声音，可见于神经精神疾病。耳鸣则为单纯的音调或噪声，如轰轰声、嗡嗡声、蜂鸣声、蟋蟀声、蝉鸣声、响铃声、汽笛声、吹哨声及浪涛声。

（二）客观性耳鸣的鉴别诊断

客观性耳鸣通常起源于颅内、头颈部或胸腔的血管结构，多因血流增加或血管狭窄引起。根据起源，客观性耳鸣可分为动脉性和静脉性两类。通过轻压颈内静脉可以区分这两类耳鸣：该手法对动脉性客观性耳鸣的强度无影响，但可以使静脉性客观性耳鸣立即消失。静脉性客观性耳鸣不仅可能源于原发性静脉异常，还可能因颅内压升高导致硬脑膜静脉窦改变而发生。非血管源性客观性耳鸣相对较为少见。

1. **动脉性原因**

（1）颈动脉粥样硬化：这是大于50岁患者中最常见的动脉性客观性耳鸣病因，尤其在伴有动脉粥样硬化、高血压、心绞痛、高脂血症、糖尿病或吸烟等危险因素的患者中更为常见。客观性耳鸣通常是颈动脉粥样硬化的首发症状，源于颈动脉狭窄段湍流产生的杂音。同侧颈动脉杂音和颈动脉双功超声检查有助于确诊。对于怀疑颈动脉粥样硬化性血管病变的患者，头颅磁共振血管成像（MRA）非常有帮助。此外，中年个体动脉性客观性耳鸣的另一常见原因是颈内动脉或颅内血管扭曲。

（2）颅内血管异常：虽然较为少见，但误诊可能导致严重后果。常见的异常包括硬脑膜动静脉瘘（arteriovenous fistula，AVF）、动脉瘤以及颈动脉或椎动脉夹层。

1）硬脑膜AVF：通常在50~60岁发病，横窦和乙状窦是最常受累的部位，其次是海绵窦。与动静脉畸形（arteriovenous malformation，AVM）不同，AVF通常是获得性的，可能由硬脑膜静脉窦血栓形成引起。血栓可能自发形成，或继发于创伤、阻塞性脑积水、肿瘤、手术和感染。客观性耳鸣属于动脉性，伴有受累硬脑膜静脉窦的杂音。

2）夹层动脉瘤：较为罕见，最常累及颈内动脉，其次为椎动脉。患者可能出现客观性耳鸣、疼痛、短暂性脑缺血发作（TIA）和脑神经病变，还可能伴有 Horner 综合征和蛛网膜下腔出血。突然的头部旋转可能是诱发因素。此外，肌纤维发育不良、Marfan 综合征和骨生长不全也是潜在的诱发因素。

2. 静脉性原因

（1）假性脑瘤综合征（特发性颅内高压）：这是静脉性客观性耳鸣最常见的病因，其特征是颅内压升高但无神经系统定位体征。该综合征也称为良性颅内高压，大多数病例是良性和自限性的，但约25%的患者可能转为慢性。临床表现包括头痛、视觉障碍，客观性耳鸣可单独出现或伴有听力下降、头晕和耳胀。大多数患者表现为肥胖，且常伴有视盘水肿，但缺乏视盘水肿并不能排除该病。头颅 CT 或 MRI 检查常见空蝶鞍或脑室缩小，脑沟增宽。腰椎穿刺（LP）可证实脑脊液压力 > 200 mmH$_2$O，而脑脊液成分正常即可确诊。其诊断标准（改良 Dandy 标准）包括：①颅内压增高的症状和体征；②无神经系统定位体征，偶见脑神经Ⅵ、Ⅶ麻痹；③意识清楚；④脑室系统无畸形、移位或阻塞，除颅内压升高外无其他异常；⑤无其他颅内压升高的原因。

多数患者表现为耳鸣或感音神经性听力下降，需与梅尼埃病相鉴别。压迫颈内静脉可使客观性耳鸣立即停止或听力恢复正常，约 1/3 的患者脑干听觉诱发电位（BAEP）异常。

（2）静脉嗡鸣：这是一种特发性客观性耳鸣，常见于 20~40 岁的女性。其可能原因是颈内静脉因环椎侧突压迫而产生湍流，导致类似"飕飕声"的耳鸣。

3. 非血管源性原因

（1）镫骨肌阵挛：这是客观性耳鸣的常见原因之一，可导致尖锐的"嗒嗒声"，持续数秒至数分钟。与动脉性客观性耳鸣不同，镫骨肌阵挛引起的耳鸣与脉搏率不一致，但与肌电图（EMG）检测到的动作电位一致。

（2）咽鼓管异常开放：可导致在吸气或呼气时出现杂音。

（3）自发性耳声发射（SOAE）：较为罕见。大多数患者会听到这些声音并主诉耳鸣。SOAE 是由外毛细胞的纤毛运动产生的。尽管许多正常人存在 SOAE，但大多数人并未察觉到这些声音的存在。这些声音通常不会被他人听到，但在某些情况下，声音强度可能足够大，被检查者听到。

四、治疗

尽管耳鸣的病因复杂多样、常难以确诊，但大多数患者通过合理的治疗，即使耳鸣无法完全消失，也能得到有效控制，从而不再对工作和生活造成困扰。耳鸣治疗应采用个体化方案，针对病因明确的患者进行对因治疗；对于病因不明的患者，则根据具体情况采取药物治疗、声治疗等综合措施。研究显示，耳鸣与精神心理紊乱互为因果，相互加重，因此心理治疗也非常重要。通过耐心解答患者的疑问、解除其担忧，帮助患者建立克服耳鸣的信心，消除消极情绪，从而阻断病情的恶性循环发展。

（一）病因治疗

对于病因明确且可有效治疗的患者，通过针对性的药物治疗或手术干预，耳鸣大多可以减轻甚至消失。例如，由外耳道耵聍栓塞、中耳积液、乙状窦憩室、耳硬化症等引起的耳鸣，可通过相应治疗得到改善。

（二）耳鸣习服疗法

耳鸣习服疗法（tinnitus retraining therapy，TRT）是基于 Jastreboff 的耳鸣神经生理学理论设计的一种综合治疗方法，被认为是目前效果较好的疗法之一。该疗法通过长期训练，促使神经系统重新整合，重建听觉系统的过滤功能，降低中枢神经系统的兴奋性，增加抑制作用，从而减少对耳鸣的感知，帮助患者逐渐适应耳鸣。TRT 包括下述两部分。

1. **咨询** 由专业人员进行初步心理诊断和治疗，耐心解释耳鸣的相关问题，缓解患者的担忧和负面情绪。

2. **声治疗** 使用低音量的自然声音（如雨声、海浪声、流水声）、音乐、歌曲或其他中性声音（包括窄带或宽带噪声）来干扰耳鸣，转移患者的注意力。与掩蔽疗法不同，声治疗选择的多为中性声音，且患者可自行选择。疗程通常为 12~24 个月，疗效较为稳定，复发率低。

（三）助听器佩戴

对于伴有听力下降的持续性耳鸣患者，建议进行助听器评估。研究表明，助听器不仅可以改善听力损失,还能通过降低对耳鸣的关注度,从而提高患者的生活质量。

(四)认知行为疗法

认知行为疗法(cognitive behavioral therapy,CBT)是目前推荐用于治疗持续性耳鸣的方法之一。该疗法最初用于治疗抑郁和焦虑,已被证实对缓解耳鸣带来的痛苦有显著效果。通过帮助患者识别导致压力的消极想法,并将其转化为积极想法,从而减轻耳鸣对生活的影响。

(五)药物治疗

目前有多种药物用于耳鸣的治疗,但尚无一种药物被证实可以彻底治愈耳鸣。研究表明,对于病程在3个月以内的耳鸣患者,药物治疗可能有一定效果。常用的药物包括以下。

(1)抗焦虑药和抗抑郁药:如多塞平和艾司唑仑。这些药物可能有不同程度的副作用,甚至加重耳鸣,因此需谨慎使用,避免过量。

(2)抗惊厥药:如卡马西平、氯硝西泮、氨基氧醋酸、拉莫三嗪等。

(3)血管扩张剂:用于改善内耳微循环,如倍他司汀、前列腺素E_2、钙离子拮抗剂等。

(4)局部麻醉药:如普鲁卡因、利多卡因,短期内对耳蜗或蜗后病变引起的耳鸣有治疗作用。

(六)其他治疗方法

1. **掩蔽疗法** 通过特定的声音掩盖耳鸣,减轻患者的主观感受。

2. **生物反馈疗法** 通过训练患者调节自主神经系统,减轻因耳鸣引起的心理压力。

3. **电刺激疗法** 通过电刺激改善耳鸣症状。

4. **重复经颅磁刺激** 利用磁刺激调节大脑神经活动,缓解耳鸣症状。

第十三章 感觉及运动障碍

第一节 肢体麻木

麻木是感觉障碍的常见临床症状之一。"麻"是一种主观性感觉障碍,即在没有任何外界刺激的情况下自觉肌肤有如蚁走感;"木"是在主观感觉异常的基础上出现了客观感觉障碍,对外界刺激表现出不正常的反应,按之不知、掐之不觉,即感觉减退。肢体麻木(limb numbness)是肢体浅感觉障碍的一种典型临床表现。许多神经系统疾病早期可出现感觉异常,例如周围神经疾病、皮神经炎、神经根炎、神经卡压、脊髓疾病、急性或慢性脊髓炎、慢性脊膜脊髓炎、多发性硬化、脊髓压迫性疾病。脑血管病的偏瘫患者往往伴有偏身麻木。在临床实践中,肢体麻木与肢体无力均为常见症状,而不同的伴随症状为肢体麻木的定位诊断提供了重要的理论依据和临床诊断思路。

一、病因

在临床实践中,肢体麻木常与其他症状同时出现,但也可能单独发生,这给诊断带来一定的挑战。根据现代医学研究,引起肢体麻木的原因主要包括以下几类。

(一)营养缺乏和代谢障碍性麻木

患者可能有长期胃肠功能紊乱、消化不良或严重营养缺乏的病史,这些情况可能导致体内 B 族维生素严重缺乏,或引发糖尿病周围神经病变,从而引起肢体麻木。

(二)中毒性神经性麻木

患者可能有长期接触汞、砷、铅、有机磷等重金属或农药,以及呋喃类、异烟肼等化学药品的历史。这些化学物质可引起中毒性神经炎,早期表现为肢体远端麻木,常伴有疼痛或皮肤蚁行感。

(三)感染引起的神经炎性麻木

这类麻木是由于细菌分泌的神经毒素或病毒直接侵犯神经系统所致,常见疾病包括白喉性神经炎、麻风性神经炎等,主要表现为肢体麻木和感觉丧失。

(四)急性多发性神经根炎性麻木

患者通常先出现发热和类似上呼吸道感染的症状,1~2 个月后出现肢体远端麻木,呈对称性分布,同时可能伴有肢体无力,严重者可出现瘫痪或呼吸困难。

(五)脊椎骨质增生性麻木

这种麻木在老年人中较为常见,主要由于脊椎骨质增生压迫椎管内的神经所致。患者可能伴有肢体疼痛等症状。

(六)骨髓病性麻木

某些骨髓病早期可能出现自下而上的肢体麻木,随着病情加重,麻木感可向上蔓延,最终导致肢体活动不便。

(七)动脉硬化性麻木

多见于患有脑动脉硬化的老年人。由于大脑组织(尤其是大脑皮质)缺血,大脑的感觉和运动中枢出现功能性障碍,从而导致相应部位的肢体麻木。这种麻木多为一侧上肢或下肢,甚至半身麻木，持续时间从数小时到数天不等。若不及时治疗，可能发展为半身不遂。

（八）自主神经功能紊乱性麻木

这种麻木的部位通常不固定，呈游走性，症状时轻时重。患者常伴有焦虑、烦躁、失眠、多梦、记忆力减退、心慌气短、全身乏力等症状，一般可自行缓解。

在各类原因引起的肢体麻木中，动脉硬化性麻木、脊椎骨质增生性麻木、营养缺乏和代谢障碍性麻木较为常见，其发生机制多与感觉径路受到刺激或兴奋性增高有关。

二、症状

肢体麻木的症状轻重不一。轻者仅表现为指（趾）端麻木，而重者可扩展至整个手掌、足部、四肢，甚至全身。患者常描述麻木部位有困胀感，屈伸困难，运动不灵活，类似"蚂蚁爬行"或"针刺样"感觉。部分患者还会出现"袜套"或"袖套"型的异常感觉，自觉皮肤变厚、感觉迟钝。许多患者在夜间睡眠时症状发作，甚至被麻木感惊醒，或者在早晨起床时感到双手困胀、麻木不适、僵硬，稍作活动后症状可缓解。这些症状在受寒或劳累后往往加重，并常伴有神疲乏力、手脚怕凉等表现。个别患者还会出现复杂的异常感觉，例如脚底有踩棉花或鹅卵石样的异样感，触物时有刺痛感、烧灼感或触电感。在病情严重时，可能出现肌萎缩。不过，多数患者在疾病初期肢体运动功能正常，一般不影响日常工作和生活，神经系统检查通常无明显损害或病变（个别患者肌电图可能异常）。本病多呈慢性进展过程，病程可长达数年至十余年。

三、诊断步骤

（一）病史采集

1. **症状描述**　询问患者麻木的具体部位、起病时间、持续时间、进展速度，以及是否伴有其他症状（如疼痛、无力、感觉异常等）。

2. **既往病史**　了解患者是否有糖尿病、甲状腺疾病、慢性肾病、肝病等可能导致周围神经病变的疾病。

3. **家族病史**　询问家族中是否有类似的神经系统疾病患者。

4. **药物和饮酒史**　了解患者是否长期服用某些药物（如维生素 B_6 过量）或有饮酒史。

（二）体格检查

1. **神经系统检查**　重点检查感觉功能（包括痛觉、触觉、温度觉、压觉等）、运动功能和反射情况。

（1）痛觉检查：充分暴露受检部位，使用大头针在其两侧对称部位均匀轻刺皮肤，询问患者是否感到疼痛。若患者痛觉异常，可进一步在上、下部位对比，以确定痛觉障碍的范围。

（2）触觉检查：用棉签轻轻触碰患者皮肤，询问其是否有感觉，以判断触觉是否正常。

（3）温度觉检查：准备两支试管，分别装有5～10℃的冷水和40～50℃的热水，交替接触患者皮肤，观察其是否能辨别冷热。若无法区分，即为温度觉障碍。正常人通常能感知10℃以上的温度差异。

（4）压觉检查：用手指或钝物交替轻触和按压皮肤，让患者分辨压迫的轻重程度，以评估压觉功能是否正常。

2. **定位麻木区域**　确定麻木的分布模式，如是否为单肢、多肢、对称性或不对称性分布。

（三）辅助检查

1. **电诊断检查**　如神经传导速度测定和肌电图，用于评估周围神经和神经根的病变。

2. **影像学检查**　①MRI：用于检查脑部或脊髓的病变。②CT：在MRI不可用时作为替代检查。

3. **实验室检查**　根据病史和体格检查结果，可能需要进行血常规、血糖、甲状腺功能、维生素 B_{12} 水平等检查。

（四）周围神经病变引起肢体麻木的确诊依据

周围神经病变所致的肢体麻木通常表现为四肢末梢手套或袜套样感觉异常，或单肢感觉障碍（深、浅感觉均受累）。慢性肢体麻木常见于以下几类疾病。

1. **糖尿病性多发性周围神经病的特征性症状**

（1）慢性起病，逐渐进展：主要表现为肢体感觉异常（如烧灼感、麻木、手套或袜套样感觉异常或过敏）和自主神经症状（如直立性低血压）。

（2）运动症状较轻或无：糖尿病性周围神经病变主要累及感觉系统，运动系统通常不受累，这是其主要临床特点。

（3）病变对称性分布：通常为对称性，下肢症状重于上肢，远端重于近端，常从下肢远端开始发展。

（4）体格检查：下肢深感觉、浅感觉和腱反射减弱或消失。

2. 甲状腺功能减退性脊神经病变的特征性症状

（1）四肢远端感觉异常：出现麻木、刺痛、烧灼感等感觉异常。

（2）甲状腺功能减退的全身症状：患者可能出现面色苍白、表情淡漠、怕冷、非凹陷性水肿等全身性症状。

（3）治疗反应：经甲状腺素治疗后，症状可明显改善。

3. 急性砷或铊中毒的特征性症状

（1）感觉异常：多为痛性麻木，通常为多发性神经病变的最早表现。

（2）其他特征：迅速进展的对称性双下肢无力，远端重于近端。

4. 乙醇性多发性神经病变的特征性症状

（1）起病形式：急性或慢性起病，表现为对称性肢体远端麻木，双下肢先受累。

（2）自主神经功能障碍：可伴有直立性低血压、多汗、小便功能障碍、阳痿等。

（3）合并其他乙醇相关神经疾病：合并韦尼克脑病、科萨科夫综合征等疾病。

（4）病史：患者有长期饮酒史。

（5）治疗反应：戒酒和补充维生素 B_1 可延缓症状进展。

5. 单上肢或下肢麻木　单上肢或下肢麻木常见于臂丛或腰丛损伤，常累及所有感觉类型（包括浅感觉和深感觉），并伴有相应神经支配区的肌肉无力或其他症状。

（五）脊髓病变引起肢体麻木的确诊依据

脊髓病变引起的肢体麻木症状复杂多样，常见表现包括分离性感觉障碍（深浅感觉分离）、感觉与运动分离，以及病变平面以下所有感觉障碍等。这些症状主要见于脊髓炎、脊髓肿瘤、外伤、脊髓空洞症、多系统联合变性等疾病。

1. 偏侧节段性分离性感觉障碍　病变侧出现节段性痛觉和温度觉障碍，但触觉或深感觉仍正常。这种情况多见于脊髓后角病变，如脊髓内肿瘤。

2. 双侧节段性分离性感觉障碍　双侧对称性节段性痛觉和温度觉障碍，但触觉或深感觉正常。这种表现多见于前连合受累，如脊髓空洞症或脊髓肿瘤早期。

3. 对侧节段性分离性感觉障碍　病变对侧平面以下痛觉和温度觉障碍，但触觉或深感觉正常。这种情况多见于脊髓丘脑侧束受损，如脊髓肿瘤或外伤。

4. 深浅感觉分离和运动感觉分离　累及一侧脊髓侧索时，病变同侧损伤平面以下出现上运动神经元性瘫痪（痉挛性瘫痪）和对侧浅感觉障碍，同侧损伤平面以下 1～2 个节段痛觉和温度觉缺失。

如果发生一侧脊髓的半切，病变同侧损伤平面以下会出现上运动神经元性瘫痪和深感觉障碍；对侧肢体在病变平面以下 1～2 个节段出现痛觉和温度觉缺失，但深感觉正常。这种症状群称为布朗-塞卡综合征（Brown-Sequard syndrome，又称脊髓半切综合征），常见于脊髓炎、髓外占位性病变或外伤。

5. 完全性感觉缺失　病变平面以下所有感觉均缺失或减弱，同时伴有截瘫或四肢瘫痪，以及大小便功能障碍。这种表现多见于横贯性脊髓损伤，如脊髓炎、脊髓肿瘤或外伤。

（六）脑干病变引起肢体麻木的确诊依据

脑干病变的特征性临床表现是交叉性感觉障碍，这是脑干病变最常见且具有诊断意义的症状。交叉性感觉障碍多见于脑桥和延髓背外侧的病变，而中脑和延髓内侧病变相对少见。脑干病变的常见病因包括脑血管病、炎症和肿瘤。

脑干病变的感觉障碍机制与头面部浅感觉传导通路密切相关。具体传导路径如下：第一级神经元的胞体位于三叉神经节内，其周围突组成三叉神经感觉支，分布于头面部皮肤和黏膜的感受器；中枢突则组成三叉神经的感觉根，进入脑干后终止于三叉神经脑桥核和三叉神经脊束核。第二级神经元由三叉神经脑桥核和脊束核组成，其轴突交叉到对侧，形成三叉丘系，最终投射至丘脑外侧核（腹后内侧核）。第三级神经元从丘脑外侧核发出，组成丘脑皮质束，经内囊后肢投射至大脑皮质中央后回下部。

脑干病变的特征性症状包括以下几方面。

1. 交叉性感觉障碍　病变同侧面部浅感觉障碍，同时伴有对侧肢体浅感觉障碍。其机制是：延髓外侧或脑桥下部病变可损害脊髓丘脑束、三叉脊髓束及其核团。由于面部感觉尚未完成交叉，因此表现为同侧面部感觉减退；而躯体感觉在脊髓内已完成交叉，因此出现对侧肢体感觉减退或障碍。这种特征性临床表现常见于脑桥下部和延髓背外侧病变。

2. **深浅感觉分离性障碍** 延髓内部病变可损害内侧丘系，导致对侧深感觉障碍；而延髓外侧的脊髓丘脑束未受损，因此痛觉和温度觉正常，从而出现深浅感觉分离性障碍。

3. **对侧面部及半身各种感觉障碍** 脑桥上部和中脑病变时，内侧丘系、三叉丘系和脊髓丘脑束已逐渐合并，因此损伤时可出现对侧面部及半身各种感觉障碍。脑桥上部和中脑病变与基底核区病变引起的偏侧感觉障碍的鉴别要点在于：脑桥上部和中脑病变常伴有同侧脑神经麻痹，如复视、面瘫等。

（七）丘脑病变引起肢体麻木的确诊依据

丘脑病变引起的肢体麻木具有以下特征性症状。

1. **对侧偏身和面部完全性感觉缺失或减退** 患者可出现对侧身体和面部的感觉障碍。

2. **深感觉和触觉障碍更明显** 深感觉（如关节位置觉、振动觉）和触觉障碍通常比痛觉和温度觉障碍更严重。此外，肢体及躯干的感觉障碍比面部更显著，远端肢体的感觉障碍比近端更重。

3. **常伴有丘脑痛** 患者可能出现对侧偏身自发性疼痛，疼痛部位弥散且不固定，疼痛性质难以描述，情绪刺激可能会加剧疼痛。这种情况多见于脑血管病。

（八）基底核病变引起肢体麻木的确诊依据

基底核病变引起的肢体麻木主要表现为对侧肢体麻木（包括面部），常伴有运动障碍和视野缺损，即"三偏综合征"。这种情况多见于脑血管病，尤其是大脑中动脉深穿支（豆纹动脉）或颈内动脉分支（脉络膜前动脉）的病变。

1. **大脑中动脉深穿支病变的特征性症状**

（1）对侧偏身感觉障碍：包括面部在内的对侧身体出现完全性感觉缺失或感觉减退。

（2）常伴有三偏综合征：即偏瘫、偏盲、偏身感觉障碍。

2. **脉络膜前动脉病变的特征性症状**

（1）对侧肢体感觉障碍：患者可出现对侧肢体的感觉异常。

（2）对侧肢体轻度瘫痪：对侧肢体瘫痪程度较轻且持续时间较短。

（3）对侧肢体舞蹈症或共济失调：对侧肢体可能出现不自主的舞蹈样动作或共济失调。

（九）皮质受累引起肢体麻木的确诊依据

大脑皮质中央后回是皮质感觉中枢，受损后可引起感觉障碍，这种情况多见于脑血管病。皮质受累的特征性症状包括以下几点。

1. **复合性感觉障碍** 主要表现为病变对侧的复合性感觉障碍，如实体觉、图形觉、两点辨别觉、定位觉以及对各种感觉强度的比较障碍。

2. **痛觉与温度觉障碍较轻** 与深感觉和触觉障碍相比，痛觉和温度觉障碍相对较轻。

3. **多为单肢感觉障碍** 感觉障碍通常局限于单侧肢体。

4. **刺激性病灶的表现** 如果病灶为刺激性病变，患者可能出现局限性感觉性癫痫（发作性感觉异常）。如果病变扩散至中央前回运动区，可引起部分性运动性发作，甚至发展为全身抽搐和意识丧失。

5. **常伴有运动功能障碍** 除了感觉障碍外，患者还可能出现运动功能受损。

四、治疗

（一）治疗原则

康复治疗主要包括基于 Bobath 法和运动再学习的功能训练，结合针对浅感觉、深感觉和复合觉障碍的个性化训练。对于有明显感觉障碍的患者，康复训练的重点包括以下几方面。

1. **上肢运动功能恢复** 通过抓握不同粗糙度的物体，刺激末梢感觉，提高中枢神经的知觉能力。

2. **患侧上肢负重训练** 加强对患肢不同质地物质的刺激，可以促进感觉反馈的形成，改善感觉功能。功能恢复过程中，需要大量功能训练和再学习，有助于激活潜在的突触并促进侧支发芽。

3. **深感觉障碍训练** 深感觉障碍主要表现为位置觉和运动觉障碍。训练需结合感觉训练和物理治疗运动训练，如挤压关节、负重，利用健侧引导患肢完成正确动作。研究表明，躯体活动在缺血性脑损伤恢复和功能重组中具有重要作用。训练时可结合振动觉刺激，使用弹性绷带加压后进行主动和被动运动，以提高本体感觉。

4. 浅感觉障碍训练 以触觉刺激为主，如使用疼痛、触觉、冰-温水交替温度刺激，触摸不同质地的物体（从粗糙到细腻），促进浅感觉恢复。可结合 Rood 疗法，通过触觉和温度刺激、牵拉肌肉、轻叩肌腱等手段诱发肌反应，但需避免过度刺激导致痉挛或异常运动模式。

5. 实体觉训练 由于实体觉丧失，需借助视觉输入辅助恢复。例如，让患者先通过视觉和双手触摸辨认物体，随后在不透明暗箱中触摸辨认物体。还可通过图片提示和经皮神经电刺激，减轻偏瘫后的本体感觉障碍。

（二）物理治疗

1. 电脑中频治疗

（1）电极放置：病灶表浅时采用并置法，病灶较深时采用对置法。

（2）治疗时间和频次：每次 20～30 min，每日 1 次，15～20 次为一个疗程，可根据病情重复多个疗程。

2. 超声波疗法

（1）作用机制：改善组织营养和代谢，增强细胞膜通透性，加速新陈代谢，促进组织再生和骨痂生长，松解粘连，软化瘢痕，同时具有镇痛、解痉作用。

（2）频度和疗程：急性病 6～8 次为一个疗程，慢性病 12～15 次为一个疗程；常用每日 1 次或隔日 1 次，较少用每日 2 次。

3. 共鸣火花疗法

（1）方法：①移动法，即在皮肤上撒少量滑石粉（头部除外），使电极与皮肤保持微小间隙，产生火花，电极在病灶区缓慢移动；②固定法，即电极固定不动，适用于耳部、穴位或体腔治疗。玻璃真空电极需在治疗后用蒸馏水和乙醇消毒。

（2）剂量：根据输出强度和火花强度确定，分为弱剂量（轻微麻感）、中剂量（清晰触、麻感）和强剂量（针刺样轻触痛感）。治疗时患者需避免与他人或导体接触，防止电流冲击。

（3）时间和疗程：固定法 3～10 min，移动法 10～15 min；每日 1 次，15～20 次为一个疗程。

（三）药物治疗

可酌情选用维生素类神经营养剂，严重者可给予抗癫痫药。

五、预后

肢体麻木的预后因病因和个体差异而异。早期诊断、及时治疗以及积极的康复训练是改善预后的关键。对于一些病因明确且可逆的疾病（如维生素缺乏、中毒），预后通常较好；而对于中枢神经系统损伤（如脑卒中、脊髓病变），预后可能较差，但通过康复训练仍可部分恢复功能。

第二节 肢体无力

肢体无力是临床各科特别是神经科最常见的症状，是指各种原因所致的肌肉、神经肌肉接头、离子通道、周围神经、脊髓、脑干、基底核和皮质等功能障碍，导致肢体随意运动功能降低或丧失。临床上分为单肢无力、双肢无力（双下肢无力、双上肢无力、偏侧肢体无力、交叉性肢体无力）和四肢无力。

一、病因与病变

（一）单肢无力

单肢无力的病变部位从下到上依次为周围神经、脊髓、脑桥、基底核和皮质。

1. 周围神经 主要见于周围神经病变，上肢无力多由臂丛神经病变引起，下肢无力多由马尾神经病变引起，如腰椎间盘突出或颈椎病压迫周围神经根。

2. 脊髓 单下肢无力的脊髓病变多位于 T_2 节段以下，常见病因包括炎症（如脊髓炎）、压迫（如外伤、肿瘤）、椎管内动静脉畸形等。

3. 脑桥 最常见于脑血管病，也可由炎症或肿瘤引起。

4. 基底核 常见于基底核的大脑中动脉深穿支病变，如血管狭窄或闭塞引起的梗死，或血管破裂引起的出血。

5. **皮质** 多见于脑血管病，尤其是脑栓塞。单上肢无力病变位于中央前回下部，责任血管为大脑中动脉上皮质分支；单下肢无力病变位于中央前回上部（旁中央小叶），责任血管为大脑前动脉的胼缘动脉分支。

（二）双下肢无力

双下肢无力的病变部位从下到上依次为周围神经、脊髓、脑桥、第三脑室周围及双侧旁中央小叶。

1. **周围神经** 常见于代谢性疾病，如B族维生素代谢障碍（维生素B_1缺乏引起韦尼克脑病、维生素B_{12}缺乏引起多系统联合变性）、重金属中毒（砷、铅、铊、锰）以及遗传性疾病（腓骨肌萎缩症）。吉兰-巴雷综合征早期也可表现为双下肢无力。

2. **脊髓** 双下肢无力多见于T_2以下脊髓病变，包括炎症（脊髓炎）、压迫（外伤、肿瘤、硬脊膜动静脉瘘）、动脉缺血（如主动脉夹层）、动脉粥样硬化和栓塞。其他病因还包括遗传性疾病（遗传性痉挛性截瘫）和副肿瘤综合征。

3. **脑桥** 最常见于脑血管病，也可由炎症或肿瘤引起。

4. **第三脑室周围** 凡是影响第三脑室周围压力、导致锥体束缺血的因素，如脑室带蒂肿瘤或常压性脑积水，均可引起双下肢无力，常呈反复发作性。

5. **旁中央小叶** 见于双侧旁中央小叶病变，如上矢状窦肿瘤、大脑镰脑膜瘤或"大脑前动脉优势"引起的脑栓塞。

（三）双上肢无力

双上肢无力的病变部位从下到上依次为周围神经、脊髓、脑桥。

1. **周围神经** 常见于多灶性运动神经病和腕管综合征。

（1）多灶性脱髓鞘性运动神经病：一种主要累及运动神经末端的慢性周围神经脱髓鞘疾病。

（2）腕管综合征：正中神经运动支支配前臂旋前和第1、2、3指屈曲，感觉支支配第1、2、3指掌侧和背侧末节以及第4指桡侧半感觉。

2. **脊髓** 常见于运动神经元病（如肌萎缩侧索硬化、进行性肌萎缩）和副肿瘤综合征（如副肿瘤性脊髓炎）。

3. **脑桥** 最常见于脑血管病，也可由炎症或肿瘤引起。

（四）偏侧肢体无力

偏侧肢体无力的病变部位从下到上依次为脊髓、脑干、基底核。

1. **脊髓** 常见于炎症（脊髓炎）、压迫（外伤、肿瘤），病变多位于一侧颈胸髓（T_2节段以上）。

2. **脑干** 脑桥和延髓背外侧病变最常见于脑血管病，也可由炎症或肿瘤引起。中脑病变（如韦伯综合征、德热里纳综合征）导致的偏瘫多见于炎症和肿瘤，罕见于脑血管病，因为中脑血供丰富。延髓前部由脊髓前动脉供血，该动脉不发生动脉粥样硬化，血管病变罕见。

3. **基底核** 主要见于脑血管病，涉及3组血管病变。

（1）大脑中动脉深穿支（内侧豆纹动脉和外侧豆纹动脉）：血栓形成或出血，可导致基底核区的缺血性或出血性损伤。

（2）脉络膜前动脉：该动脉是颈内动脉后交通段分支，为基底核供血。该动脉的栓塞可导致基底核区的缺血性损伤。

（3）脉络膜后动脉：该动脉来源于大脑后动脉，为丘脑内侧和外侧供血。该动脉栓塞、血栓形成或出血可导致基底核区的缺血性或出血性损伤。

（五）交叉性肢体无力

交叉性肢体无力多见于脑桥病变（脑血管病、炎症、肿瘤），理论上也可发生于延髓病变，但临床上罕见。脑桥锥体束广泛分布于脑桥前部和中部，若发生脑血管病，可能出现交叉性瘫痪（同侧脑神经麻痹和对侧肢体瘫痪）。

（六）四肢无力

四肢无力可由以下6种不同部位的病变引起，这些病变部位从外到内依次为肌肉、神经肌肉接头、离子通道、周围神经、脊髓和脑桥。

1. **肌肉病变** 包括多发性肌炎、多发性皮肌炎、副肿瘤性肌炎或皮肌炎、甲状腺功能亢进性肌病等。

2. **神经肌肉接头病变** 包括重症肌无力、兰伯特-伊顿肌无力综合征。

3. **离子通道病变** 主要见于周期性瘫痪（低钾型最常见，高钾型和正常钾型少见）和继发性低钾麻痹（如甲状腺功能亢进、原发性醛固酮增多症、肾小管性酸中毒等）。

4. 周围神经病变 包括脱髓鞘疾病（吉兰-巴雷综合征）、代谢性疾病（韦尼克脑病、多系统联合变性）、重金属（如铅）中毒。

5. 脊髓病变 包括上颈髓、颈膨大的横贯性损伤，如炎症（脊髓炎）、压迫（外伤、肿瘤）和副肿瘤综合征（亚急性坏死性脊髓病）。

6. 脑桥病变 包括闭锁综合征（locked-in syndrome）。

二、症状

（一）运动功能异常

1. 力量减退 患者可能感到肢体沉重、难以抬起或无法完成日常动作（如握持物品、行走）。

2. 活动范围受限 关节活动度下降，动作迟缓或不协调。

3. 精细动作障碍 如写字、系扣子等精细操作困难。

（二）伴随症状

1. 麻木或刺痛 常与神经病变相关，如周围神经炎或脊髓病变。

2. 疼痛 可能由肌肉、骨骼或神经损伤引起。

3. 疲劳感 患者可能感到肢体易疲劳，活动后加重。

4. 肌萎缩 长期无力可能导致肌肉体积减小。

（三）特殊表现

1. 单侧或双侧无力 单侧无力常见于脑卒中或局部神经损伤，双侧无力可能提示全身性疾病（如多发性硬化、重症肌无力）。

2. 突发或渐进性无力 突发无力可能与急性事件（如脑卒中）相关，渐进性无力多见于慢性疾病（如肌营养不良）。

3. 晨轻暮重 如重症肌无力患者，症状在傍晚或活动后加重，晨起或休息后减轻。

三、诊断步骤

（一）病史采集

1. 症状描述 询问肢体无力的起始时间、进展速度，是否伴有疼痛、麻木或其他感觉异常。

2. 既往病史 了解患者是否有慢性疾病（如糖尿病、甲状腺疾病）、药物使用史、外伤史或家族史。

3. 伴随症状 注意是否存在发热、关节痛、皮肤变化、性功能变化等系统性症状。

4. 生活方式 询问患者的吸烟、饮酒习惯，以及近期是否有感染、疫苗接种或药物使用史。

（二）体格检查

1. 肌力检查 通过检查肢体的抗阻力运动能力，评估肌力减退的程度。

2. 肌张力检查 判断是否存在肌张力增高（如痉挛性瘫痪）或肌张力减低。

3. 反射检查 如膝跳反射、跟腱反射等，反射亢进或减弱有助于判断病变部位。

4. 病理征检查 如巴宾斯基征阳性提示锥体束受损。

5. 感觉检查 包括浅感觉（如痛觉、触觉）、深感觉（如位置觉、振动觉）和复合觉（如两点辨别觉）。

6. 特殊体征

（1）胡佛征：用于诊断功能性下肢无力。症状表现为健侧下肢做抗阻力屈曲时，患侧下肢出现无意识伸展。

（2）手指外展征：用于诊断功能性上肢无力。症状表现为健侧手指抗阻力外展时，患侧手指出现无意识外展。

（三）辅助检查

1. 影像学检查

（1）头颅 CT 或 MRI：用于诊断脑血管病（如脑出血、脑梗死）、脑肿瘤等。

（2）脊髓 MRI：用于诊断脊髓病变（如脊髓炎、脊髓压迫症）。

2. 神经电生理检查 肌电图（EMG）和神经传导速度（NCV），用于诊断周围神经病变（如吉兰-巴雷综合征、运动神经元病）。

3. 实验室检查

（1）血常规：排查感染或贫血。

（2）电解质：评估钾、钙、镁等电解质水平。

（3）血糖和糖化血红蛋白：评估糖尿病。

（4）甲状腺功能：评估甲状腺疾病。

（5）肌酶谱：如肌酸激酶（CK），评估肌肉损伤。

(6) 自身抗体：排查自身免疫性疾病（如重症肌无力、多发性肌炎）。

4. 其他检查：

(1) 腰椎穿刺：用于诊断中枢神经系统疾病（如多发性硬化、感染）。

(2) 肌肉活检：用于诊断肌肉疾病（如肌营养不良）。

（四）单肢无力的确诊依据

单肢无力的诊断需结合病史、体格检查和影像学检查等手段，明确病变部位和病因。以下是不同病变部位的特征性症状及鉴别诊断要点。

1. 周围神经病变

(1) 临床表现：①无力：受累肢体无力，通常为单侧。②感觉障碍：受累肢体浅感觉减退，感觉和运动障碍同时存在。③腱反射减弱：受累肢体腱反射减弱或消失。④病理征阴性：无锥体束受损的病理征（如巴宾斯基征）。⑤神经根受压征：牵拉试验可诱发周围神经根受压刺激征，如腰痛（直腿抬高试验阳性）、臀部痛（梨状肌压迫试验阳性）或颈肩疼痛。

(2) 诊断要点：常见于神经根压迫（如腰椎间盘突出、颈椎病）或周围神经损伤。

2. 脊髓病变

(1) 临床表现：①运动感觉分离：一侧肢体无力，对侧肢体浅感觉减退。②腱反射异常：腱反射可亢进（锥体束受累）、减弱（累及腰膨大）或正常。③二便功能障碍：部分患者伴有小便功能障碍（如尿频、尿失禁）。

(2) 诊断要点：常见于脊髓炎、脊髓压迫症（如外伤、肿瘤）或脊髓血管病。

3. 脑桥病变

(1) 临床表现

1) 合并其他传导束受累：上脑桥受累常累及面神经核和展神经核，出现面瘫、复视；下脑桥受累常累及前庭神经核，出现眩晕、耳鸣、听力减退。

2) 特征性症状：①交叉性感觉障碍：对侧肢体及同侧面部浅感觉减退。②交叉性瘫痪：病灶侧脑神经周围性瘫痪和对侧肢体中枢性瘫痪。③共济失调：同侧肢体共济失调（中脑及以上为交叉性共济失调）。

(2) 诊断要点：常见于脑血管病（如脑桥梗死）、炎症或肿瘤。

4. 基底核区病变

(1) 临床表现：①单上肢无力：见于构音障碍-手笨拙综合征，伴有构音障碍，病变位于基底核内囊后肢的前端。②单下肢无力：常伴有双眼视野缺损，病变位于内囊后肢后端，累及视辐射。

(2) 诊断要点：构音障碍-手笨拙综合征基底核病变多见于高血压病。脑桥病变多见于糖尿病。

(3) 鉴别诊断：需与优势半球皮质病变（如单上肢无力伴运动性失语）相鉴别，后者多见于脑血管病（脑栓塞），责任血管为大脑中动脉上皮质分支。

5. 皮质病变

(1) 临床表现：①单上肢无力：伴言语障碍、中枢性面瘫。优势半球受累表现为运动性失语，非优势半球受累表现为构音障碍。②单下肢无力：伴小便障碍，表现为膝关节以下、足部和踝部无力，尿频或尿失禁。

(2) 诊断要点：常见于脑血管病（如脑栓塞），责任血管为大脑中动脉上皮质分支或大脑前动脉的旁中央动脉分支。

（五）双下肢无力的确诊依据

双下肢无力的病因复杂，涉及周围神经、脊髓、脑桥、第三脑室周围及旁中央小叶等部位的病变。以下是不同病因的特征性症状及鉴别要点。

1. 周围神经病变

(1) 韦尼克脑病

1) 肢体无力：维生素B_1缺乏累及周围神经，主要表现为双下肢无力。

2) 神经系统症状：①意识、精神和记忆力障碍：累及皮质和帕佩兹环路（海马环路）。②小脑性共济失调：累及小脑蚓部，Romberg征阴性。③复视：累及展神经核、动眼神经核。④头痛：累及丘脑和第三脑室导水管周围灰质。

(2) 多系统联合变性（亚急性脊髓联合变性）

1) 肢体无力：累及脊髓侧索和周围神经，主要表现为双下肢无力。

2) 神经系统症状：①深感觉性共济失调：累及脊髓后索，Romberg征阳性。②意识、精神和记忆力障碍：累及皮质和帕佩兹环路。③视力减退：营养性弱视。④常伴有贫血（巨幼红细胞性贫血）。

⑤莱尔米特征（Lhermitte sign）阳性：屈颈时出现脊背向下放射的触电感。

3）鉴别要点：①韦尼克脑病主要引起小脑性共济失调（Romberg征阴性）。②多系统联合变性引起深感觉性共济失调（Romberg征阳性）。

（3）急性砷或铊中毒

1）肢体无力：迅速进展的对称性双下肢无力，远端重于近端，伴感觉异常（常为痛性）。

2）其他症状：胃肠道紊乱和痉挛性腹痛。砷中毒表现为皮肤色素沉着和表皮脱落，指（趾）甲出现Mess线；铊中毒表现为鳞状皮疹和脱发。

（4）铅中毒：主要表现为双上肢无力（非对称性），双下肢无力相对较轻。

（5）慢性锰中毒

1）早期症状：双下肢无力。

2）进展症状：逐渐出现锥体外系症状（帕金森综合征）和精神症状。

（6）腓骨肌萎缩症

1）发病特点：青少年发病，男性多于女性，特点为慢性进行性对称性肢体远端肌肉无力和萎缩。

2）临床表现：①足下垂、跨阈步态、易绊倒（病程早期主要累及双下肢）。②"鹤腿"征：小腿和大腿下1/3肌群萎缩。③脊柱侧弯、弓形足、爪形手。④腱反射减弱或消失。⑤多有家族遗传史。

2.脊髓病变

（1）炎症、压迫和缺血

1）肢体无力：双下肢无力，常伴有感觉平面及平面以下所有感觉障碍。

2）反射异常：腱反射亢进（锥体束受累）或减弱（累及腰膨大）。

3）二便功能障碍：常伴有小便功能障碍。

4）神经根刺激痛：剧烈疼痛，多见于血管病和部分脊髓压迫症。

（2）遗传性痉挛性截瘫

1）发病特点：青少年起病，特点为缓慢进行性痉挛性截瘫。

2）临床表现：①双下肢僵硬，呈剪刀步态，易跌倒。②肌张力高，腱反射亢进，病理征阳性。③常伴有尿失禁或尿频。④多有家族遗传史。

（3）亚急性运动神经元病

1）肢体无力：双下肢无力，伴肌萎缩、肌束震颤、腱反射消失（下运动神经元损害）。

2）病情进展：病程多呈亚急性，进展较典型运动神经元病更快。

3）相关疾病：多见于骨髓瘤，可引起淋巴细胞增殖性肿瘤和POEMS综合征（多发性周围神经病、内脏肥大、内分泌紊乱、M蛋白增高、皮肤色素沉着）。

（4）亚急性坏死性脊髓病

1）发病特点：亚急性脊髓横贯性损伤，多以下肢无力起病，伴感觉障碍和二便障碍。

2）病情进展：受损平面可在数日内上升，累及颈段脊髓可致四肢瘫，甚至累及呼吸肌和自主神经系统。

3）相关疾病：多见于小细胞肺癌。

3.脑桥病变 除双下肢无力外，常伴有脑桥神经核团受累的症状，如面瘫、复视、眩晕等。

4.第三脑室周围病变

（1）发病机制：影响第三脑室周围压力，导致锥体束缺血。

（2）临床表现：双下肢无力，呈反复发作性，如脑室带蒂肿瘤、常压性脑积水等。

5.旁中央小叶病变

（1）肢体无力：以膝关节以下、足部和踝部无力为主。

（2）其他症状：①无感觉平面，与脊髓病变不同。②常伴有排尿、排便障碍。③可伴有下肢局限性癫痫发作。

（3）鉴别要点：①旁中央小叶病变的瘫痪特点为足部瘫痪严重，而膝关节以上肌肉不受影响。②脑性截瘫可伴有足部局限性癫痫发作、头痛、精神障碍等，脊髓性截瘫则有明确的感觉平面和整个下肢瘫痪。

（六）双上肢无力的确诊依据

双上肢无力的病因多样，主要包括周围神经病变、脊髓病变和脑桥病变。以下是不同病因的特征性症状及鉴别要点。

1.周围神经病变

（1）多灶性脱髓鞘性运动神经病：临床表现包括：①慢性进行性、非对称性肢体远端无力，以上肢为主。②感觉功能正常。③症状持续时间大于6个月。④常伴肌萎缩。

（2）腕管综合征（carpal tunnel syndrome，CTS）：俗称"鼠标手"，女性多于男性，常双侧受累，由正中神经在腕部受压引起。临床表现：①桡侧3个半手指麻木或刺痛，夜间加剧。②患侧鱼际肌和小鱼际肌萎缩，皮肤发亮，指甲增厚，甚至出现指端溃疡等神经营养障碍。③腕掌屈试验（Phalen test）阳性：腕部最大程度屈曲60 s后诱发症状，出现拇指、示指和中指的麻木、刺痛和烧灼感。④神经干叩击试验（Tinel sign）阳性：沿正中神经从前臂向远端叩击诱发症状，出现沿正中神经分布区域的麻木、刺痛或烧灼感。

2. 脊髓病变

（1）肌萎缩侧索硬化（ALS）：临床表现包括：①双上肢肌无力，远端起病，逐渐向近端发展。②明显的肌萎缩，双手呈"鹰爪手"。③常伴有肌束震颤。④锥体束征：肌张力正常或轻度增高，腱反射亢进，病理征阳性（如巴宾斯基征）。⑤无感觉障碍，但患者可能主诉麻木等主观感觉异常。⑥无二便功能障碍。

（2）进行性肌萎缩（progressive muscular atrophy，PMA）：严格意义上属于周围神经病变，但因累及脊髓前角细胞，常归入脊髓病变。临床表现包括：①双上肢肌无力，远端起病，逐渐向近端发展。②明显的肌萎缩，双手呈"鹰爪手"。③常伴有肌束震颤。④肌张力降低，腱反射减弱或消失，病理征阴性。⑤无感觉障碍。⑥无二便功能障碍。

（3）副肿瘤性脊髓炎（paraneoplastic myelitis）：临床表现包括：①慢性进行性肢体无力和肌萎缩，多累及双上肢，可呈对称性或不对称性。②最常见于小细胞肺癌，约一半患者血清或脑脊液中可检测到抗Hu抗体。③病情进展较快，与运动神经元病不同。

3. 脑桥病变 除双上肢无力外，常伴有脑桥神经核团受累的症状，如面瘫、复视、眩晕、共济失调等。

（七）偏侧肢体无力的确诊依据

1. 脊髓病变 脊髓病变导致偏侧肢体无力时，具有以下特征性症状。

（1）运动和感觉分离：患者通常会出现一侧肢体无力，而对侧肢体的浅感觉减退。

（2）腱反射异常：腱反射可能出现亢进、减弱或保持正常。例如，若一侧颈膨大受累，会出现同侧上肢周围性瘫痪，腱反射减弱；而同侧下肢则表现为中枢性瘫痪，腱反射亢进。若一侧颈膨大以上部位受累，同侧上、下肢均为中枢性瘫痪，腱反射均亢进。

（3）二便功能障碍：部分患者可能伴有或不伴二便功能障碍，尤其是小便功能障碍。

2. 脑干病变

（1）中脑病变：中脑病变的特征性症状主要见于韦伯综合征。患者表现为对侧中枢性面舌瘫、肢体瘫，同时还可能出现复视，这是由于同侧动眼神经受累导致同侧眼肌麻痹所致。

（2）脑桥病变：除偏瘫外，脑桥病变常伴有脑桥其他传导束受累的症状。

（3）延髓病变：延髓病变的特征性症状见于德热里纳综合征。患者表现为对侧肢体中枢性瘫痪，同侧舌肌瘫痪、饮水呛咳及构音障碍，这些症状是由于迷走神经受累所致。

3. 基底核病变

（1）大脑中动脉深穿支病变：其特征性症状包括：①对侧肢体偏瘫，包括中枢性面瘫和舌瘫。②对侧肢体浅感觉减退。③对侧同向偏盲。

（2）脉络膜前动脉病变：其特征性症状包括：①突发对侧肢体完全性瘫痪。②不伴感觉障碍，或仅有短暂而轻微的感觉障碍。

（3）脉络膜后动脉病变：其特征性症状包括：①对侧肢体短暂而轻微的瘫痪。②对侧肢体感觉障碍。③对侧肢体舞蹈症或共济失调。

此外，线粒体脑肌病伴高乳酸血症和卒中样发作（MELAS）也可能导致偏瘫症状。该病是由基底核的局灶性坏死和神经元丢失等引起。通常在儿童期起病，患者会出现卒中样发作，伴有偏瘫、偏盲或皮质盲、痫性发作、智力低下等症状。

（八）四肢无力的确诊依据

1. 肌肉病变

（1）肌炎

1）症状表现：四肢近端无力伴压痛，通常亚急性起病，呈进行性加重，数周至数月达到高峰。晚期可导致肌萎缩。

2）病因及关联疾病：多发性肌炎和多发性皮肌炎患者病前多有感冒或发热病史，这通常是病毒感染诱发的免疫反应。少数病例可能继发于其他自身免疫性疾病，如类风湿关节炎、系统性红斑狼疮、干燥综合征等。少数病例继发于恶性肿瘤，如肺癌、卵巢癌、乳腺癌、胃癌等，这种情况被称为副肿瘤性肌炎、皮肌炎。中老年人出现肌炎、皮肌炎时，需特别注意排查恶性肿瘤。

3）多发性皮肌炎的特殊表现：多发性皮肌炎伴有皮肤损害，典型的皮肤损害包括眶周和上下眼睑水肿性淡紫色斑以及 Gottron 征（四肢关节外侧面水肿性红斑）。

4）治疗效果：激素治疗对肌炎有良好的疗效。

（2）甲状腺功能亢进性肌病

1）症状表现：在甲状腺功能亢进的基础上，患者会出现对称性四肢近端肌肉无力和萎缩，伸肌无力通常比屈肌无力更加严重，病情多呈慢性缓慢进展。不伴有感觉障碍。少数患者的肌肉萎缩可能会伴有肌纤维颤动。

2）病情关联：病情与甲状腺功能亢进的控制相关性不大。

2. 神经肌肉接头疾病

（1）重症肌无力：患者会出现波动性肌无力，四肢近端无力较为严重。这种肌无力的特点是活动后加重，休息后减轻。患者常出现复视，这是由于眼外肌受累导致的"跷跷板样"双眼交替受累。然而，眼内肌通常不受累，因此瞳孔大小和对光反射正常。

（2）兰伯特-伊顿肌无力综合征：同样表现为波动性肌无力，四肢近端无力较为严重，但与重症肌无力不同的是，其肌无力在短时间内（大约15 s）波动。反复肌肉收缩后，肌无力症状会减轻，而持续收缩后肌无力又会加重。这种情况与突触前膜受累有关，与重症肌无力的突触后膜受累所致的肌无力不同。本病一般不累及眼外肌，因此没有复视症状。

3. 离子通道病变

（1）周期性瘫痪（低钾型周期性瘫痪）

1）症状表现：患者会出现反复发作的弛缓性瘫痪。这种瘫痪通常在饱餐后或休息后发作，为对称性不同程度的无力或完全瘫痪，下肢受累通常比上肢更严重，近端受累比远端更严重。肌无力通常持续数小时至数日，但在补钾后可以迅速缓解。发作间歇期患者完全正常。

2）遗传及鉴别：本病为常染色体显性遗传病，但可以表现为家族遗传性，也可以是散发的。需要注意与继发性低钾麻痹进行鉴别。

（2）继发性低钾麻痹：除具有低钾麻痹本身的症状外，还会表现出原发病的特殊症状，如甲状腺功能亢进、原发性醛固酮增多症、肾小管性酸中毒等。

4. 周围神经病变

（1）吉兰-巴雷综合征

1）症状表现：急性起病，症状多在2周左右达到高峰，表现为四肢对称性远端无力。因为下肢承重，所以早期能明显感觉到双下肢无力。脑神经受累最常累及面神经，导致双侧周围性面瘫。疾病的中晚期可累及自主神经，出现呼吸和二便功能改变。无感觉平面，所谓感觉平面是指该平面以下的所有运动和感觉功能全部受累，而不是胸腰部的条带样感觉障碍。条带样感觉障碍是肋间神经受累的表现，为肋间神经根脱髓鞘疾病常见的症状，这一症状常被神经科医生忽视。

2）脑脊液检查：脑脊液的蛋白细胞分离现象可见于多种疾病，无特异性。脑脊液细胞数通常不超过50，且无分叶状核细胞。如果细胞数超过50或者见到分叶状核细胞，则常见于感染而非炎症。这一细胞数值标准也适用于中枢性脱髓鞘病变，如多发性硬化。

（2）铅中毒

1）症状表现：出现非对称性进展性肢体无力，双上肢通常比双下肢更严重，且通常无感觉障碍。可能出现急性脑病症状，如烦躁、嗜睡、精神障碍等。

2）特殊体征：患者会出现典型的铅线，即牙龈边缘变色，颜色可呈蓝灰色或蓝黑色。

5. 脊髓病变

（1）上颈髓横贯性损伤（$C_{1\sim4}$）：表现为四肢中枢性瘫痪。在急性期常表现为脊髓休克症状。受损平面以下各种感觉缺失，出现二便功能障碍。呼吸肌瘫痪（$C_{3\sim5}$）表现为呼吸肌无力或完全性瘫痪。如果三叉神经脊束核受损，会出现同侧面部外侧痛、温觉丧失。累及迷走神经、菱形窝时，会出现自主神经功能障碍，表现为发病早期即出现呼吸异常、心律失常、呃逆等症状。

（2）颈膨大横贯性损伤（$C_5\sim T_2$）：表现为双上肢呈周围性瘫痪，双下肢呈中枢性瘫痪。在急性期常有脊髓休克现象。受损平面以下各种感觉缺失，出现二便功能障碍。

（3）亚急性坏死性脊髓病：出现亚急性脊髓横贯性损伤征象，多以下肢无力起病，伴有感觉障碍和二便功能障碍（脊髓病变以胸髓受损最为严重）。受损平面在数日内上升，可累及颈段脊髓造成四肢瘫（脊髓全长受累），甚至累及呼吸（呼吸肌受累、自主神经受累）、心搏（自主神经受累）等，危及生命。多见于小细胞肺癌。

6. 脑桥病变 患者神志清楚，语言理解无障碍，这是因为未累及上行网状激活系统。可以睁眼和眼球上下活动，但眼球左右运动障碍，这是因为累及展神经核，而脑桥的滑车神经和中脑的动眼神经未受累。出现双侧中枢性瘫，包括四肢全瘫、双侧面瘫、构音及吞咽障碍，这是因为累及全部锥体束。患者总体表现为意识清醒、可以眨眼，但四肢不能动、不能讲话、不能吃东西。

四、治疗

四肢无力的治疗需要根据其具体病因进行针对性干预。以下是常见病因的治疗方法。

（一）肌炎

1. 糖皮质激素 是治疗肌炎的基础药物，初始剂量通常为泼尼松 $1\sim2$ mg/（kg·d），患者常在用药 $1\sim2$ 个月后症状开始改善，随后逐渐减量。

2. 免疫抑制剂 常用药物包括氨甲蝶呤、硫唑嘌呤、环孢素 A、他克莫司、霉酚酸酯及环磷酰胺等。对于中重度及难治性病例，可选择环孢素 A、他克莫司、霉酚酸酯及环磷酰胺。

3. 静脉注射免疫球蛋白（IVIg） 对于复发性和难治性病例，可考虑加用 IVIg，常规剂量为 0.4 g/（kg·d），每月用 5 天，连续用 $3\sim6$ 个月。

4. 生物制剂 近年来，抗 B 细胞抗体或 JAK 抑制剂等新型生物制剂逐渐应用于治疗常规激素联合传统免疫抑制治疗效果不佳的患者。

5. 其他治疗 包括配合理疗师进行肌肉锻炼，改变食物和进食方式以应对吞咽困难，以及使用药物预防类固醇的副作用。

（二）甲状腺功能亢进性肌病

甲状腺功能亢进性肌病的治疗主要针对甲状腺功能亢进本身。

1. 一般治疗 避免高糖饮食、饱食、寒冷、剧烈运动、情绪激动及感染。血清钾低于 3.5 mmol/L 者，可在抗甲状腺药物治疗的同时适量补钾。

2. 药物治疗 使用抗甲状腺药物如丙硫氧嘧啶、甲巯咪唑等控制甲状腺激素水平。对于甲状腺功能亢进性周期性瘫痪，发作时可给予口服或静脉补钾，同时使用氨苯蝶啶。

3. 放射治疗 对于药物治疗效果不佳的患者，可选择放射性碘治疗。

4. 手术治疗 甲状腺次全切手术适用于部分患者。

5. 对症治疗 慢性甲状腺功能亢进性肌病可使用三磷酸腺苷（ATP）、辅酶 A、肌苷以及维生素 E、B、C 等药物。

（三）重症肌无力

1. 胆碱酯酶抑制剂 如新斯的明，可改善神经肌肉传递。

2. 免疫抑制剂 如氨甲蝶呤、硫唑嘌呤等，用于控制免疫反应。

3. 静脉注射免疫球蛋白（IVIg） 用于难治性病例。

4. 血浆置换 适用于重症或药物治疗无效的患者。

5. 手术治疗 对于合并胸腺瘤的患者，可考虑胸腺切除术。

（四）周期性瘫痪（低钾型）

1. 急性发作期 发作时应立即补钾，可使用口服或静脉补钾。

2. 长期预防 避免诱发因素，如高碳水化合物饮食、剧烈运动等。必要时可使用乙酰唑胺等药物预防发作。

（五）吉兰-巴雷综合征

1. 免疫球蛋白治疗 是目前的主要治疗手段。

2. 血浆置换 适用于病情严重的患者。

3. 对症支持治疗 包括呼吸支持、营养支持等。

（六）中医治疗

中医治疗四肢无力主要通过调理气血、益气补虚、活血通络。常用的中药包括人参、黄芪、党参等益气补虚药物，以及川芎、红花、桃仁等活血通络药物。针灸也是常用的治疗手段。

（七）其他病因

1. 贫血 补充铁剂、维生素 B_{12} 或叶酸等。

2. 低血糖或低血压 调整饮食，补充葡萄糖。

3. 心脏疾病 使用强心药物如地高辛。

4. 肾病 使用抗生素控制感染。

第三节 肌萎缩

肌萎缩是指由于肌营养不良而导致的骨骼肌体积缩小，肌纤维变细甚至消失，通常是下运动神经元病变或肌肉病变的结果。临床上，肌萎缩主要分为神经源性肌萎缩和肌源性肌萎缩。肌萎缩可能引发肌无力，导致患者长期卧床、吞咽困难，甚至可能并发肺部感染、压疮等严重问题，不仅极大影响患者的生活质量，还对患者的生命安全构成严重威胁。因此，肌萎缩正日益受到医学界的广泛关注。

一、病因

（一）神经源性肌萎缩

神经源性肌萎缩是指由于神经肌肉接头之前的神经结构发生病变而引起的肌萎缩。这类肌萎缩的发病通常较为急骤，且进展速度较快，但其具体表现会因不同的病因而有所差异。

1. **脊髓前角细胞受损** 脊髓前角细胞受损时，受累肢体的肌萎缩会呈现节段性分布。患者会出现肌力减退、腱反射减弱以及肌束震颤等症状，但通常不会伴有感觉障碍。如果延髓运动神经核发生病变，患者可能会出现延髓麻痹、舌肌萎缩和肌束震颤。这种情况常见于急性脊髓灰质炎、进行性脊肌萎缩症和肌萎缩侧索硬化等疾病。

2. **神经根或神经干受损** 当神经根或神经干受损时，肌萎缩通常会呈现根性或干性分布。如果仅仅是前根受损，所引起的肌萎缩与脊髓前角细胞受损的表现相似；但如果后根同时受累，患者还会出现感觉障碍和疼痛。这种情况常见于腰骶部外伤和颈椎病等。

3. **多神经根或神经丛受损** 多神经根或神经丛受损时，通常会出现以近端为主的肌萎缩。这种情况常见于急性炎症性脱髓鞘性多发性神经病。

4. **单神经病变** 单神经病变时，肌萎缩会按照单神经支配的范围分布。在神经源性肌萎缩中，肌电图检查可显示病变部位存在纤颤电位或高大的运动单位电位。此外，肌肉活检可见肌纤维数量减少、变细，细胞核集中以及结缔组织增生等病理改变。

（二）肌源性肌萎缩

肌源性肌萎缩是由于神经肌肉接头突触后膜之后的结构（包括肌膜、线粒体、肌丝等）发生病变而引起的肌萎缩。肌萎缩的分布无法用神经节段性、干性、根性或某一周围神经支配范围来解释。通常不伴有皮肤营养障碍和感觉障碍，也不会出现肌束颤动。常见于进行性肌营养不良、强直性肌营养不良和肌炎等。

（三）废用性肌萎缩

废用性肌萎缩是一种继发性病变，主要是由于上运动神经元受损，导致肌肉长期无法充分运动，从而引起肌萎缩，也可能由全身消耗性疾病、关节固定、长期卧床等因素引起。

（四）其他原因所致的肌萎缩

肌萎缩的其他原因包括癌性神经肌病、恶病质性肌萎缩、内分泌性肌病（如慢性甲状腺毒症性肌病、甲状旁腺功能亢进性肌病、肢端肥大症晚期等）、慢性乙醇中毒性肌病、缺血性肌病、反射交感性营养不良等。

二、症状

肌萎缩的临床表现多样，常见症状包括肌萎缩、容易跌倒、肌肉功能发育迟缓、行走障碍，以及因不同类型肌萎缩而出现的特殊表现，如眼睑下垂、流涎等，具体表现如下。

（一）按肌萎缩程度分类的临床表现

1. **轻度萎缩** 肌纤维轻度减少。肌肉组织外观无明显凹陷，但触摸时感觉肌肉较为松弛。存在肌无力，但患者仍能进行抗阻力运动。

2. **中度萎缩** 肌纤维部分萎缩或缺失。肌肉组织外观出现凹陷，触摸时感觉肌肉纵向缩短、横向变窄。肌无力明显，患者无法进行抗阻力运动。

3. **重度萎缩** 大部分肌纤维萎缩，相关骨骼外露。肌肉组织仅存少量肌纤维。肌无力严重，患者丧失基本的协调运动能力。

4. **完全萎缩** 肌纤维完全萎缩，与该肌肉相关的运动功能完全丧失。

（二）按病因及病变部位分类的临床表现

1. 神经源性肌萎缩

（1）脑部病变：典型病变是脑血管病引起的偏瘫，随着时间推移，患侧肢体出现肌萎缩，以远端更为明显，通常不会呈进行性发展。顶叶病变时，常在其支配部位出现半身性肌萎缩。丘脑病变常表现为偏身萎缩，以上肢更为明显，常伴有肌力减退、毛发增多、出汗等自主神经症状。

（2）脊髓前角细胞或脑干脑神经运动核病变：肌萎缩呈节段性分布，远端和近端均可受累，但以肢体远端最为常见，可为单侧或双侧萎缩。慢性进行性疾病可能影响多个节段，有时脑干和脊髓同时受累，出现面肌、舌肌及肢体远端的肌萎缩。此类肌萎缩通常不伴有感觉障碍，但有肌束颤动。

（3）神经根或神经干损害：多呈根性或干性分布。①前根病变：与脊髓前角细胞受损的表现相似，肌萎缩呈节段性分布，无感觉障碍，常伴受累肌肉的抽动。②前、后根同时病变：肌萎缩伴有感觉障碍和疼痛。③多神经根或神经丛病变：常出现以近端为主的肌萎缩。

（4）周围神经病变：肌萎缩按周围神经的分布范围出现，常呈进行性发展。伴有感觉障碍、血管运动障碍及局部营养障碍等。

2. 肌源性肌萎缩
肌萎缩不按神经分布，通常以近端肌萎缩（如骨盆带肌和肩胛带肌）为主，常呈对称性，发展缓慢，少数为远端型。多伴有肌无力，但无感觉障碍和肌束颤动，神经系统其他检查无阳性发现。多发性肌炎或皮肌炎患者有时会伴有肌痛。

3. 其他
废用性肌萎缩由于长期制动或瘫痪，肌肉缺乏运动而引起。缺血性肌萎缩由于供应肌肉的血管栓塞导致肌肉无菌性坏死而引起。

三、诊断步骤

大多数肌萎缩患者可以通过病史和体格检查完成初步诊断。由于神经和肌肉对病变的反应方式较为有限，只有少数神经源性或肌源性肌萎缩在生化、电生理及组织学检查方面具有特征性改变。因此，病史和体格检查通常是诊断的主要依据。

（一）病史采集

病史采集主要包括家族遗传史、起病年龄、起病与病程演变方式、其他伴随症状及相关疾病。

1. 家族遗传史
家族遗传史对于诊断遗传性神经病或遗传性肌病至关重要。家族史阴性并不能排除常染色体隐性遗传、双亲之一有不完全外显的常染色体显性基因或新的突变。要证实家族遗传史为阴性，需要检查家族成员。例如，腓骨肌萎缩症患者可能在出现明显周围神经病症状前数年就已有足畸形，尤其是弓形足。对家族成员进行临床检查和（或）生化试验有助于发现常染色体隐性遗传或性连锁隐性遗传性肌病的杂合子形式。

2. 起病年龄

（1）遗传性神经病：几乎都在20岁前起病。

（2）先天性肌病和肌营养不良症：多发生于婴儿期。

（3）Duchenne型肌营养不良症：通常在儿童早期发病。

（4）Becker型、面肩肱型肌营养不良症：多在青少年期发病。

（5）肌强直性肌营养不良症、肢带型肌营养不良症及远端型肌营养不良症：可在成年期发病。

（6）多发性肌炎和皮肌炎：儿童和成人均可发病。

3. 起病与病程

（1）急性起病（数日至数周）：瘫痪及随后的肌萎缩常见于脊髓灰质炎、中毒性神经病、吉兰-巴雷综合征、急性皮肌炎和多发性肌炎。

（2）亚急性起病（数周至数月）：见于运动神经元疾病、某些代谢性或内分泌性肌病（如甲状腺肌病、类固醇肌病）以及大多数特发性多发性肌炎和皮肌炎。

（3）慢性隐袭起病（数年）：应考虑遗传性周围神经病和大多数典型肌营养不良症，但也可见于炎症性肌病和运动神经元病。有时神经肌肉疾病的起病可能与其他疾病相关，例如意外事故后卧床导致的废用和肌力减退，或者患者对疾病的代偿能力迅速减退，可能使隐匿的神经肌肉疾病暴露出来。多发性肌炎、脊髓灰质炎等疾病起病时可能伴有发热。脊髓灰质炎、吉兰-巴雷综合征和中毒性周围神经病在急性期后可能逐渐好转，而一些疾病（如慢性复发性多发性神经病、多发性肌炎）则呈缓解和复发病程。大多数神经肌肉疾病的病程是进行性的，但有些可能有稳定阶段，可持续数年，这通常是由于代偿机制，而非病变停止进展。

4. **其他症状** 患者是否有感觉障碍的陈述对诊断非常重要。感觉障碍包括感觉异常、感觉过敏或感觉减退等。四肢远端对称性的感觉障碍常见于多发性神经病，不对称的局部感觉障碍则可见于各种原因导致的单神经病、神经丛病和神经根脊髓损害。神经根脊髓损害时通常伴有脊髓部位的疼痛。肌痛提示肌肉炎症，也可能出现在周围神经病及骨关节病中。肌病时的持续性病程通常伴有肌无力。关节疾病和活动受限常见于关节病变。

肌萎缩部位出现肌束颤动或肌纤维颤搐，通常提示神经源性病变；而肌强直则见于强直性肌营养不良症。

（二）体格检查

1. **肌萎缩** 肌萎缩通常伴有肌无力，但肌无力不一定伴随肌萎缩。检查时需观察肌肉是否有萎缩，并注意其分布和范围。由于正常人肌肉体积存在较大差异，轻度肌萎缩有时难以确定，尤其是在幼儿和肥胖患者中，脂肪组织较多可能掩盖肌萎缩表现。当两侧肌肉不对称时，较容易识别肌萎缩；对于轻度萎缩，可使用卷尺测量两侧肢体相同部位的周径进行比较。正常情况下，两侧肢体周径也可能略有不同，但差异通常在 1 cm 以内。

面部、躯干、肢带及肢体远端的肌萎缩主要通过对比观察来识别。在全身消耗性疾病中，患者皮下脂肪和肌肉减少，表现为全身消瘦，但肌肉外形仍保持正常，且大多无肌力减退，这与肌萎缩不同。通常，躯干和肢带肌萎缩多见于肌病，肢体远端的肌萎缩则多为神经源性。广泛且对称的肌萎缩常见于运动神经元疾病、多发性神经病、肌营养不良症和多发性肌炎。不对称的局部肌萎缩大多由脊髓前角细胞、前根、神经丛或单神经病变引起。偏侧肌萎缩的体征通常局限于一侧，分界明显，可能伴有半身萎缩。

肌肉假肥大可见于 Duchenne 型和 Becker 型肌营养不良症，这是由于脂肪和结缔组织浸润所致，导致肌肉弹性减少和肌力减退。这种假肥大常见于腓肠肌，偶尔也出现在三角肌或肩胛带肌。检查时还应注意是否存在肌束颤动、肌纤维颤搐和肌强直。

2. **感觉障碍** 感觉障碍是神经源性肌萎缩常伴随的体征。仔细检查感觉减退的分布范围有助于确定神经损害的部位。例如，多发性神经病的感觉障碍通常呈手套袜套型分布，单神经病在其支配范围内呈条状分布，神经丛病变常累及整个肢体，前根或前角损害可能因同时累及后根或后角而出现节段性感觉减退。

3. **腱反射** 在神经源性肌萎缩的早期，腱反射可能消失。如果腱反射亢进，提示可能存在上、下运动神经元合并损害（如在运动神经元病中）。多数肌病患者的腱反射减低程度与肌无力程度呈正比，但腱反射通常仍能保留。废用性肌萎缩患者的腱反射通常保持正常。

（三）实验室检查

对于肌萎缩患者，实验室检查是明确病因和鉴别诊断的重要手段。根据病情需要，常见的检查包括肌电图（EMG）、神经传导速度测定、血清肌酶检测以及肌肉和周围神经活检。

1. **肌电图（EMG）** EMG 用于评估肌肉是否存在失神经支配，帮助鉴别肌萎缩是神经源性还是肌源性。

2. **神经传导速度测定** 当病史和体征提示可能存在周围神经损害时，神经传导速度测定能够提供帮助。它可进一步明确周围神经病变的性质，区分轴突性或脱髓鞘性神经病，以及嵌压性或压迫性神经病的具体位置。结合 H 反射、F 波及体感诱发电位的测定，还可协助诊断周围神经近端（包括神经根）的病变。

3. **血清肌酶检测** 当骨骼肌细胞受损时，某些原本在骨骼肌细胞内浓度较高的酶会释放进入血液循环，从而导致血清中这些酶的浓度升高。这一现象在临床上常被用作判断肌肉损害的指标之一。常见的检测酶包括血清谷草转氨酶、谷丙转氨酶、乳酸脱氢酶、醛缩酶和肌酸激酶。在肌肉发生活动性破坏时，这些酶的水平通常都会升高，其中肌酸激酶（creatine kinase，CK）的敏感性和特异性最高。因此，在评估神经肌肉疾病时，通常优先检测 CK。

肌酸激酶（CK）存在三种同工酶：CK-MM、CK-MB 和 CK-BB。CK-MM 主要存在于骨骼肌中，CK-MB 主要存在于心肌中，而 CK-BB 主要存在于脑组织中。在诊断肌肉疾病时，重点检测的是血清中的 CK-MM。当骨骼肌发生破坏时，血清中 CK-MM 的水平常常会超过 1000 U/dl，甚至可能高达 4000 U/dl 或更高（不同的检测方法可能导致正常上限有所不同，例如无机磷法的正常上限为 65～200 U/dl）。值得注意的是，在某些肌营养不良症的儿童患者中，CK-MM 水平可能在临床症状出现之前就已经升高。

在诊断骨骼肌破坏性疾病时，需要先排除其他可能引起 CK 升高的器官损害，如心肌梗死或脑梗死等。一般来说，血清 CK 升高 10 倍以上通常提示存在骨骼肌破坏性疾病，例如多发性肌炎或进行性肌营养不良症。而轻度 CK 升高则可能出现在许多轻度肌肉损害的神经肌肉疾病中，如某些脊髓性肌萎缩症和肌萎缩侧索硬化症，也可能在肌电图（EMG）检查后、乙醇中毒、甲状腺功能减退、甲状旁腺功能减退或剧烈运动后出现。对于进展缓慢的肌营养不良症和神经源性肌萎缩患者，血清 CK 水平可能保持在正常范围内。

4. **肌活检**　肌活检可用于鉴别肌源性与神经源性肌萎缩，并有助于进一步区分各种肌病。其适应证包括炎症性肌病、遗传性肌病、肌营养不良症及不明原因的近端肌萎缩。活检标本应取自轻至中度病变的肌肉，因为接近正常的肌肉可能缺乏诊断性病理改变，而严重病变的肌肉则可能因过多结缔组织而掩盖基本病变，经肌内注射或 EMG 检查后的肌肉则不适合进行活检。

5. **周围神经活检**　周围神经活检仅适用于少数特定的肌萎缩病例，例如遗传性周围神经病。

（四）肌肉病变所致肌萎缩的确诊依据

肌肉病变引起的肌萎缩通常主要累及四肢近端，尤其是肢带肌。其典型临床特征包括四肢均累及，肌固有反射减弱或消失的程度与肌萎缩的程度一致。患者还可能伴有胸锁乳突肌萎缩、面肌萎缩（"斧削脸"）、"翼状肩"、肌球（肌肉收缩后隆起）以及 Gower 征（患者从仰卧位起立时，需先俯卧，依次屈膝、屈髋，用手支撑至俯跪位，然后用手按压膝部，缓慢站起）等表现。

肌肉病变所致肌萎缩常见于以下疾病。

1. **Duchenne 型肌营养不良**　Duchenne 型肌营养不良（Duchenne muscular dystrophy，DMD）是进行性肌营养不良中最常见的类型，其特征性症状如下。

（1）典型的肌萎缩主要发生在疾病晚期，表现为髋、下肢、躯干、肩、上肢肌肉均明显萎缩。而在疾病早期，多表现为肌肉假性肥大，这是由于萎缩的肌纤维周围被脂肪和结缔组织替代，导致体积增大，但肌力减弱。

（2）多在 3～5 岁隐匿发病，患者表现为典型的 Gower 征。

（3）患儿通常在 12 岁左右不能行走（与 Becker 型肌营养不良不同，后者 12 岁时仍能行走）。

（4）约 30% 的患儿存在不同程度的智力障碍。

2. **Becker 型肌营养不良**　Becker 型肌营养不良（Becker muscular dystrophy，BMD）的临床表现与 Duchenne 型肌营养不良类似，但具有其特征性的临床表现。

（1）起病年龄稍晚，通常在 5～15 岁发病。

（2）病情进展缓慢，相对较轻，患者 12 岁以后仍能行走，存活期接近正常生命年限。

（3）患者智力正常。

3. **面肩肱型肌营养不良**　面肩肱型肌营养不良（facioscapulo-humeral muscular dystrophy，FSHD）的首发部位与 Duchenne 型肌营养不良和 Becker 型肌营养不良不同，其特征性症状如下。

（1）多在青少年期发病。

（2）面部和肩胛带肌肉依次最先受累。

（3）病情进展缓慢，仅少数患者需坐轮椅，生命年限接近正常人。

（4）具有家族史，常染色体显性遗传。

4. **肢带型肌营养不良**　肢带型肌营养不良（limb-girdle type muscular dystrophy，LGMD）的首发部位与其他类型不同，其特征性症状如下。

（1）多在 10～20 岁发病。

（2）首发症状多为骨盆带肌萎缩，随后逐渐发生肩胛带肌萎缩，面肌一般不受累。

（3）病情进展缓慢，患者平均在起病后 20 年左右丧失劳动能力。

（4）可有家族史，呈常染色体显性或隐性遗传。

5. **埃默里-德赖弗斯肌营养不良**　埃默里-德赖弗斯肌营养不良（Emery-Dreifuss muscular dystrophy，EDMD）是一种临床上比较少见的肌营养不良类型，其特征性症状如下。

（1）5～15 岁缓慢起病。

（2）疾病早期出现肘部屈曲挛缩、跟腱缩短、颈部前屈受限、脊柱强直而弯腰和转身困难。

（3）首先受累的肌群包括肱二头肌、肱三头肌、腓骨肌和胫前肌，随后出现骨盆带肌和下肢近端肌肉无力和萎缩。

（4）心肌损害明显。

（5）病情进展缓慢，患者常因心脏病而致死。

6. 强直性肌营养不良 强直性肌营养不良是肌营养不良中伴发肌张力增加的一种特殊类型，其特征性症状如下。

（1）中年缓慢起病，多在30岁以后隐匿起病。

（2）肌无力、肌萎缩、肌强直（肌强直可能在肌萎缩之前数年或同时发生），病情进展缓慢，病情严重程度差异较大，部分患者可无自觉症状。

（3）肌强直表现为肌肉用力收缩后不能正常松弛，遇冷加重，需重复运动数次才能放松（主要影响手的动作、行走和进食）。

（4）肌无力和肌萎缩常先累及手部和前臂肌肉，随后累及头面部肌肉，尤其是颞肌和咬肌萎缩最明显，呈"斧削脸"。

（5）肌球：用叩诊锤叩击四肢肌肉可见"肌球"，具有重要诊断价值。

（6）具有常染色体显性遗传家族史。

7. 多发性肌炎 多发性肌炎是一种病因不明的、由自身免疫性因素导致的弥漫性肌肉炎症性疾病，以肌无力、肌痛为主要表现，除对称性四肢近端、颈肌、咽部肌肉无力和肌肉压痛外，常伴血清酶增高。其特征性症状如下。

（1）肢体萎缩出现在疾病晚期（肌无力数年后出现肌萎缩）。

（2）亚急性起病的四肢近端无力伴压痛，进行性加重，数周至数月达高峰（常从骨盆带肌开始，逐渐累及肩带肌肉）。

（3）肾上腺糖皮质激素治疗有良好疗效。

8. 慢性甲状腺功能亢进性肌病 慢性甲状腺功能亢进性肌病是慢性甲状腺功能亢进伴发的肌肉病变，与其他类型的肌萎缩有所不同，其特征性症状如下。

（1）伸肌无力重于屈肌。

（2）进行性、对称性四肢近端肌萎缩与肌力下降。

（3）甲状腺功能亢进，但不伴感觉障碍。

（五）周围神经病变所致肌萎缩的确诊依据

周围神经病变引起的肌萎缩通常表现为受累神经支配的肌群出现弥漫性萎缩和无力，常伴有感觉障碍，但不伴有肌纤维颤动。这种情况常见于以下几种疾病。

1. 乙醇性多发性神经病 其特征性症状如下。

（1）出现对称性双下肢远端肢体无力和感觉障碍。

（2）发病早期即可出现肢体萎缩，肌萎缩主要发生在小腿肌群，且萎缩程度可能很明显。

（3）可能伴有自主神经症状，如直立性低血压、多汗、小便功能障碍、阳痿等。

（4）多发性神经病可能单独出现，也可能与其他乙醇相关性神经疾病（如韦尼克脑病、科萨科夫综合征等）同时发生。

（5）患者有长期饮酒史。

（6）戒酒和补充维生素 B_1 可能使症状的进展暂停。

2. 铅中毒性多发性神经病 其特征性症状如下。

（1）肌萎缩多发生在桡神经支配的肌群。

（2）出现非对称性（与大多数金属中毒引起的"对称性病变"不同）、进展性肢体无力，双上肢通常比双下肢更严重，且通常无感觉障碍。

（3）可能出现急性脑病症状，如烦躁、嗜睡、精神障碍等。

（4）患者可能出现铅线，即牙龈边缘变色，颜色可呈蓝灰色或蓝黑色。

3. 多灶性运动神经病 其特征性症状如下。

（1）慢性进行性非对称性肢体远端无力和萎缩，以上肢为主。

（2）感觉正常。

（3）症状持续时间大于6个月。

（4）电生理特征为运动神经存在持续性多灶性传导阻滞。

4. 腓骨肌萎缩症 其特征性症状如下。

（1）慢性进行性对称性肢体远端肌萎缩和无力，病程早期主要累及双下肢，表现为足下垂、跨阈步态、易绊倒，数年后可累及双上肢。

（2）出现"鹤腿"征，即肌萎缩累及小腿全部肌群和大腿肌群的下1/3。

（3）肌萎缩和无力通常从足和小腿开始，因此患者可能出现足下垂和弓形足。弓形足也可见于 Friedreich 型共济失调和 Rossy-Levy 综合征，这两种疾病都属于感觉性共济失调，在鉴别诊断中尤为重要。

（六）脊髓病变所致肌萎缩的确诊依据

脊髓病变通常会导致肢体远端的肌萎缩，而近端肌萎缩较为少见，即使出现，其程度也较远端轻。在脊髓病变导致的肌萎缩发展阶段，可能会伴随肌纤维颤动。脊髓病变导致的肌萎缩常见于以下疾病。

1. 肌萎缩侧索硬化（ALS） ALS是由于上运动神经元和下运动神经元损害导致的肢体肌萎缩，其特征性症状如下。

（1）发病年龄多在50岁左右，起病缓慢，病程进展以年为单位，双上肢肌萎缩，双手呈"鹰爪手"。

（2）常伴有明显的肌束震颤。

（3）双上肢肌无力，从远端开始，逐渐向近端发展。

2. 进行性肌萎缩（PMA） PMA的特征性症状如下。

（1）发病年龄早于ALS，通常在30岁左右起病，双上肢出现明显肌萎缩和无力，双手呈"鹰爪手"。

（2）常伴有肌束震颤。

3. 亚急性运动神经元病 亚急性运动神经元病（副肿瘤性运动神经元病）是一种与自身免疫相关的疾病，起病急骤或呈亚急性，其特征性症状如下。

（1）病程进展迅速，数月内可能出现双下肢无力、肌萎缩、肌束震颤、腱反射消失等下运动神经元损害表现（主要累及脊髓前角细胞）。

（2）多见于骨髓瘤和淋巴细胞增殖性肿瘤患者。

4. 副肿瘤性脊髓炎 副肿瘤性脊髓炎的特征性症状如下。

（1）慢性进行性肢体无力和肌萎缩，多累及双上肢，可呈对称性或不对称性。

（2）最常见于小细胞肺癌患者，近一半患者的血清或脑脊液中可检测到抗Hu抗体。

5. 青少年上肢远端肌萎缩 青少年上肢远端肌萎缩（平山病）是一种良性自限性运动神经元疾病，其特征性症状如下。

（1）青年期起病，发病年龄多在14~24岁。

（2）男性多见，男女比例约为20:1。

（3）肌萎缩发病特点：多为单侧上肢萎缩，起病隐匿，早期表现为手指力量减弱，随后手部肌肉萎缩并向前臂肌群蔓延。

（4）肌萎缩呈特殊分布：手部肌肉和前臂部分肌群受累（肱桡肌不萎缩），自前臂中点以下变细（上臂肌群不萎缩）。

（5）约半数以上患者有肌纤维颤动。

（6）无感觉障碍。

（7）自主神经障碍较为明显，寒冷时可出现局部发凉，呈冻僵状态（即寒冷性麻痹）。

（8）预后良好，病情通常在1~3年内停止进展。

（七）脑部病变所致肌萎缩的确诊依据

脑部病变引起的肌萎缩主要包括脑干的延髓、自主神经受累，以及肢体瘫痪晚期引起的失用性肌萎缩。临床上主要表现为延髓麻痹、舌肌萎缩、吞咽困难、饮水呛咳、构音障碍；面部肌萎缩，或伴有偏侧肢体肌萎缩；以及瘫痪肢体远端肌肉失用性萎缩，但不伴有肌纤维颤动。这种情况常见于运动神经元病的进行性延髓麻痹、进行性面部偏侧萎缩（Parry-Romberg综合征）和脑血管病。

1. 进行性延髓麻痹 进行性延髓麻痹是运动神经元病的一种类型，主要累及延髓疑核，引起一系列病变。其特征性表现如下。

（1）起病年龄：通常在50岁以后起病，较为少见。

（2）肌萎缩部位：多见于舌肌，临床上伸舌时可观察到舌表面凸凹不平。此外，还可能合并唇肌和咽喉肌萎缩，咽反射减弱或消失。

（3）伴随症状：伴有后组脑神经受累的症状，如构音障碍、吞咽困难、饮水呛咳、咀嚼无力等。

（4）分型：根据是否存在上运动神经元受累，分为真性和假性延髓麻痹。

（5）病程进展：进展较快，患者多在1~2年死于呼吸麻痹和肺部感染。

2. 进行性面部偏侧萎缩 进行性面部偏侧萎缩（Parry-Romberg综合征）是一种少见的皮肤、皮下组织及面肌发育障碍的进行性萎缩病。其特征性表现如下。

（1）起病特点：起病隐匿，多在少年期发病，部分患者成年后症状才变得明显，女性更为多见。虽然发病率较低，但在临床上仍可观察到一定数量的病例。

（2）肌萎缩部位：患侧面部肌肉体积变小，可累及软腭、舌、颈部及胸部，甚至导致进行性偏侧萎缩。

(3) 皮肤及外观变化：面部皮肤萎缩，毛发脱落，呈现"刀痕样"外观和"老人貌"。

(4) 自主神经受累表现：由于影响自主神经，部分患者可能出现霍纳综合征、汗腺分泌异常，以及眼部炎症和青光眼等。

(5) 病程进展：病情进展缓慢，有时会突然停止进展，具体机制尚不明确。

四、鉴别诊断

（一）鉴别诊断原则

在对肌萎缩患者进行诊断时，首先需排除是否存在废用因素，例如骨折后石膏固定、关节疾病或其他导致肢体活动受限的情况。面部偏侧萎缩症具有特殊的分布和表现，通常较容易诊断。其次，需要鉴别肌萎缩是神经源性还是肌源性。在临床实践中，脂质营养不良（lipodystrophy）常被误诊为肌萎缩，但二者有明显区别：脂质营养不良主要表现为皮肤和皮下脂肪萎缩，而肌力、腱反射和肌电图均正常，与肌萎缩不同。脂质营养不良是指脂肪组织的部分或完全减少，可分为局限性、部分性和广泛性三种类型。多数脂质营养不良病例是脂肪组织重新分布的结果，可能是一种代偿机制。脂质营养不良分为家族性（遗传性）和获得性两种。

表 13-1 可以大致区分神经源性肌萎缩、肌源性肌萎缩，以及废用性肌萎缩，但需注意其他原因引起的肌萎缩。临床上许多肌萎缩是由多种原因共同导致的，例如脊髓疾病所致的肌萎缩可能同时存在神经源性和废用性肌萎缩。

如果诊断为神经源性肌萎缩，需进一步通过神经系统症状和体征（尤其是感觉障碍），结合影像学等辅助检查，对脑干脑神经运动核、脊髓前角细胞、前根、神经丛、神经干及周围神经等部位进行定位诊断。然后，根据发病年龄、起病形式、发病前诱因、家族史、伴发疾病及辅助检查（影像学、神经活检等）进行病因诊断。

在神经源性肌萎缩中，无疼痛、感觉异常或感觉减退提示前角细胞或前根病变。但如果脊髓病变累及前角和后角，或脊椎病变损害前根和后根，则可能出现节段性感觉障碍。神经丛损害通常导致整个肢体瘫痪和肌萎缩，并伴有感觉障碍。单神经损害时，其支配范围内会出现感觉障碍和肌萎缩。多发性神经病则表现为四肢远端肌萎缩，感觉障碍呈手套袜套型，通常两侧对称。对于周围神经各个部位的损害，需综合分析感觉障碍分布、瘫痪和萎缩的肌肉以及腱反射改变进行定位，再根据可能病因

表 13-1 神经源性肌萎缩与肌源性肌萎缩、废用性肌萎缩的鉴别

鉴别要点	神经源性肌萎缩	肌源性肌萎缩	废用性肌萎缩
分布	多局限，对称性远端分布或按神经支配区域分布	不按神经支配区域分布，双侧对称性，近端较多	多较广，偏瘫、单瘫、截瘫或四肢瘫。主动肌、拮抗肌、协同肌及固定肌损害程度一致
起病	可迅速发生	多逐渐	多逐渐
萎缩程度	明显，多较重	迟而轻	多较轻
肌张力	减低	多正常或减低	因原发疾病而定
腱反射	减弱或消失	多正常，也可能减弱或消失	因原发疾病而定
病理反射	无	无	无，或视原发疾病而定
肌束震颤	可见	无	无
神经传导速度	减慢	正常	正常
肌电图	失神经电位（纤颤电位、束颤电位、正锐波）	低幅、短时限、多相波的运动单位动作电位，病理干扰相等	无失神经电位
感觉减退	常有	无	无
肌酶	正常或轻度增高	可明显增高	无变化
神经肌肉活检	有助于明确病变的性质与程度，需注意的是阴性结果并不能排除损害的可能		

进行鉴别诊断。

（二）以肌萎缩为主要表现的神经肌肉疾病的鉴别诊断

1. 运动神经元疾病 运动神经元疾病是一组主要累及上、下运动神经元的慢性变性疾病，通常不伴有感觉障碍和括约肌功能障碍。其主要临床表现包括肌萎缩、肌无力以及锥体束征（如肌张力增高、腱反射亢进等）。根据病变部位和临床表现的不同，运动神经元疾病又可分为以下几种类型。

（1）脊髓性肌萎缩症：以肌肉的进行性萎缩、无力和肌束颤动为特征。根据病因、发病年龄、病变部位可分为三型。

1）成年型（远端型）：多在中年起病，男性较为常见，病因尚不明确。通常从上肢远端开始，如双手肌萎缩无力，可伴有肌束颤动，随后逐渐向上发展，累及前臂、上臂和肩部肌肉，肌张力和腱反射减低。随着病情进展，下肢也会受到影响，萎缩从远端向近端发展。少数患者可能出现延髓麻痹。

2）少年型（近端型）：多在青少年或儿童时期起病，遗传方式为常染色体隐性或显性遗传。主要表现为肩胛带肌及骨盆带肌萎缩、无力，可有肌束颤动。通过肌电图和（或）肌肉活检可以与肌营养不良症进行鉴别。

3）婴儿型：为常染色体隐性遗传，多在胎儿期或出生后一年内发病。主要表现为四肢无力、活动减少、肌张力减低、腱反射消失。肌萎缩可能被皮下脂肪掩盖，但舌肌萎缩明显，且有肌束颤动。

（2）肌萎缩侧索硬化：病因尚未明确，多见于30～50岁人群，男性发病率高于女性。其临床表现与成年型脊髓性肌萎缩症相似，但伴有锥体束征，以下肢表现较为明显。

（3）进行性延髓麻痹：多在40～50岁起病，病变主要局限于脑干，尤其是延髓的运动神经核。主要表现为延髓麻痹，如吞咽困难、构音障碍等，以及明显的舌肌萎缩和肌束颤动。

2. 腓骨肌萎缩症 腓骨肌萎缩症（Charcot-Marie-Tooth病、遗传性运动感觉性神经病）是一种慢性进行性的周围神经遗传性疾病，为常染色体显性或隐性遗传。多在20岁前隐匿起病，最初表现为腓骨肌萎缩，随后累及胫前肌群、足骨间肌及小腿屈肌群，进一步可侵犯股下1/3伸肌。这种分布形式的肌萎缩使下肢呈现出上粗下细的"鹤腿"状或倒挂的瓶子状，具有特征性。病情严重时可累及上肢远端。四肢远端可出现感觉减退，主要是深感觉减退，腱反射消失。此外，运动及感觉神经传导速度也会变慢。

3. 肌营养不良症 肌营养不良症是一组由遗传因素引起的肌肉变性疾病，主要表现为骨骼肌萎缩和无力，肌电图及病理改变属于肌源性改变。根据遗传方式、发病年龄及肌萎缩分布的不同，可分为以下几种类型。

（1）Duchenne型：X连锁隐性遗传，患者几乎全是男性。疾病在出生时即存在，但症状通常在3～6岁时才变得明显，并逐渐加重。肌萎缩和无力首先从躯干和四肢近端开始，下肢症状较上肢更为严重。患者早期可能出现奔跑、登楼梯困难，随后行走时左右摇摆，呈鸭步。多数患者存在腓肠肌假性肥大。此外，常伴有不同程度的心肌病损、心电图（ECG）异常，血清肌酶水平也会升高。

（2）Becker型：X连锁隐性遗传，发病年龄范围较广，从1岁至中年都可能发病。起病时主要表现为骨盆带肌和大腿肌萎缩、无力，5～10年后累及肩胛带肌和上肢肌肉。患者也可能出现腓肠肌假性肥大和血清肌酶增高。与Duchenne型不同的是，Becker型的病情进展相对较慢，且心电图通常正常。

（3）面肩肱型：常染色体显性遗传，男女均可发病。发病年龄从儿童至中年不等，以青春期发病较为多见。面肌最先受累，主要累及眼轮匝肌、口轮匝肌及颧肌，导致闭眼无力、吹哨、鼓腮困难。由于肩胛带肌的胸大肌上半部、背阔肌、肱二头肌、肱三头肌萎缩无力，患者会出现翼状肩胛和举臂困难。下肢的胫前肌也常受累。此外，半数以上患者血清肌酸激酶（CK）水平升高。

（4）肢带综合征：指一组表现为进行性肩胛带肌、骨盆带肌及肢体近端肌萎缩无力的病例。与Duchenne型不同的是，男性有家族史者为常染色体隐性遗传，散发性患者血清肌酸激酶（CK）水平正常或轻度增高，且两者均无心电图改变。

4. 多发性肌炎和皮肌炎 多发性肌炎是一种自身免疫性疾病，可影响各个年龄段的人群，但在儿童和中年群体中更为常见，且女性的发病率大约是男性的2倍。这种疾病通常表现为肌肉无力，发病形式多样：部分患者可能以急性发热、肌痛和肢体无力起病，而大多数患者则是隐匿起病，在数周、数月甚至数年的时间内逐渐出现四肢近端肌群、躯干肌和颈屈肌的对称性、弥散性无力，但腱反射通常保持正常。此外，患者还可能出现吞咽困难、雷诺现象（手指遇冷变白后变紫）、肌痛以及游走性关节痛等症状。随着病情进展，部分患者可能会出现肌萎缩。

如果多发性肌炎同时伴有皮肤损害，则称为皮肌炎。皮肌炎的典型皮肤表现包括眼睑水肿、向光性脱色（暴露于阳光后皮肤颜色变浅），以及面部（呈蝴蝶状）、肩部、胸背部和肢体关节伸面的鳞屑性红斑疹。

（1）诊断要点：多发性肌炎的诊断主要依据以下四个关键特征。①对称性近端肌无力：四肢近端肌群（如髋部、肩部肌群）、躯干肌和颈屈肌的对称性无力是多发性肌炎的核心症状。②血清肌酶水平升高：肌酸激酶（CK）等肌酶水平升高是诊断的重要实验室依据。③特征性肌电图表现：肌电图检查可发现肌源性损害的特征性改变，如短时限、低电压、多相运动单位电位等。④肌肉活检病理改变：肌肉活检可发现肌炎的典型病理改变，如肌纤维变性、坏死，以及炎症细胞浸润等。

（2）相关疾病：多发性肌炎和皮肌炎除了可以作为特发性疾病出现外，还可能与其他疾病相关。①结缔组织病：多发性肌炎可伴发于其他结缔组织病，这种情况下称为重叠性多发性肌炎。②恶性肿瘤：皮肌炎与恶性肿瘤的关联性尤其值得关注。在40岁以后发病的皮肌炎患者中，超过50%的患者可能伴有恶性肿瘤，且相关症状通常在肿瘤被发现之前出现。因此，对于这类患者，需要进行仔细的随访和检查，以早期发现潜在的恶性肿瘤。

五、治疗

（一）功能锻炼

功能锻炼是肌萎缩治疗的重要组成部分，能够有效预防肌萎缩的发生，并促进萎缩肌肉的恢复。以下是功能锻炼的具体方法。

1. 肌力训练　肌力训练是通过针对性的锻炼方法，增强肌肉力量，延缓肌萎缩的进程。训练方法根据肌力大小和肌肉收缩方式分类如下。

（1）按肌力大小分类

1）传递神经冲动训练：适用于肌力为0～1级的患者。通过引导患者进行主观努力，利用意念尽力引起瘫痪肌肉的主动收缩，以刺激神经传导通路。

2）助力训练：适用于肌力为1～3级的患者。

①徒手助力训练：当肌力为1级或2级时，治疗者帮助患者进行主动锻炼，随着患者主动运动能力的改善，逐渐减少帮助。

②自助式或器械助力训练：患者可利用健侧肢体辅助患侧肢体运动，或借助滑轮、悬吊带、滑板、水的浮力等减轻重力进行运动。

③悬吊助力：当肌力为2～3级时，可采用范围较大的主动助力运动。悬吊是一种理想的方法，通过绳索、挂钩、滑轮等装置将运动肢体悬吊起来，减轻肢体自身重量，然后在水平面上进行运动锻炼。上、下肢均可进行垂直位和水平位悬吊练习，通过肌肉的主动收缩维持关节活动范围，延缓肌萎缩，提高肌力。

3）主动训练：当肌力达到3级时，患者可将需要训练的肢体放在抗重力的位置上进行主动运动。

4）抗阻力训练：当肌力增至4级或以上时，可进行抗阻运动，同时进行速度、耐力、协调性和平衡性的训练。常用的抗阻工具包括哑铃、沙袋、弹簧、橡皮条等，也可使用组合器械。增加肌力的抗阻运动方法有渐进抗阻运动、短暂最大负载等长收缩练习、等速练习等，其原则是大重量、少重复。

（2）按肌肉收缩的方式分类

1）等长训练：适用于肌力为2～5级的患者。等长训练是指肌肉收缩时，肌纤维长度保持不变，不产生关节活动，但通过产生较大张力增加肌力。由于等长运动无关节活动，力量增加的范围仅在完成收缩的位置上。为了增加关节活动全范围内的肌力，需将关节置于不同角度进行训练，每次抗阻力维持5～10 s。等长训练的形式包括以下。

①徒手等长训练：受训肢体不承担负荷，保持肌肉的等长收缩活动。

②肌肉固定训练：适用于固定在石膏或夹板中的肢体，要求肌肉收缩时不引起关节运动。

③利用器具等长训练：利用墙壁、地板、肋木、床等固定器械进行等长训练。

2）等张训练：适用于肌力为3～5级的患者。等张训练是指肌肉在抵抗阻力收缩时，长度缩短（向心性）或被拉长（离心性），关节发生运动，但张力不变。等张训练的形式包括以下。

①基本抗阻方法：如举哑铃、沙袋，通过滑轮及绳索提起重物，拉长弹簧、橡皮条等弹性物，使用专门的训练器械，或利用自身体重进行俯卧撑、下蹲起立、仰卧起坐等练习。

②渐进抗阻练习法：训练前先测定某一肌群对抗最大阻力完成10次动作的重量（10 RM），以该极限量为基准，分3组训练。第1组取10 RM的1/2量，重复练习10次；第2组取10 RM的3/4量，重复练习10次；第3组取10 RM的全量，重复练习10次。也可分为4组，分别以10 RM的1/4、1/2、3/4和全量进行训练，每组重复10次。每组训练之间休息1 min，每天训练1次，每周重新测定1次10 RM量。

3）等速训练：动作角速度保持不变，器械的阻力与练习者用力成正比，保证动作过程中肌肉始终受到最大负荷刺激。等速训练需要特定的等速运动设备，如CYBEX、BIODEX等系统。它结合了等张训练和等长训练的优点，能在整个动作范围内使用最大力量，训练效率和安全性优于传统方法。

2. 肌肉耐力训练 增强肌肉耐力的基本途径包括增强肌肉力量和提高心肺功能。肌肉耐力训练与肌力训练有所不同，具体如下。

（1）增加耐力的训练方法

1）正确选择患者训练姿势，避免患者发生替代运动。

2）运动模式的选择：除增强肌力的运动模式外，若需进行单一肌群耐力训练，应选择使用外在稳定阻力装置的运动模式。

3）动作的设计：康复早期多采用单一靶肌群的耐力训练，中后期则需结合功能性活动进行训练。

4）运动量的选择：

①训练顺序：耐力训练需有预备期（热身期），尤其是应用阻力时。

②训练频度：由于肌肉耐力训练强度低，应每日进行。一些训练（如姿势保持训练）可每日进行数次。抗阻形式的耐力训练需以足够频度、强度和时间完成，产生过度负荷而不致疲劳。过度疲劳可导致损伤或替代，需让患者了解疲劳的症状和体征，并据此调整运动。

③训练强度和时间：增加肌肉耐力的过度负荷方法包括增加重复次数或训练时间，一般采用多次重复、低阻力（≤25%最大自主收缩）的运动，可产生增加肌肉耐力的适应性改变。

（2）影响肌肉耐力的因素

1）肌力大小：肌肉耐力与肌力大小呈正相关。

2）肌纤维类型、肌红蛋白储备、某些酶的作用：这些因素可能影响肌肉耐力，但也可从肌力上反映出来。

3）运动强度：运动强度越大，耐力越小。

（3）增加肌肉耐力的原则：超负荷是肌肉耐力训练的基础，通过增加重复次数或训练时间，使肌肉在低阻力下多次重复收缩，从而提高肌肉耐力。

（二）电刺激治疗

电刺激是一种通过电流刺激引起肌肉收缩的治疗方法，能够帮助增强肌肉力量、改善血液循环，并在一定程度上延缓肌萎缩。以下是电刺激治疗的具体应用。

1. 低频电刺激 通常采用频率为50 Hz的低频电流进行治疗。每次治疗时间为30 min，每天可进行1~2次。低频电刺激能够模拟正常的神经肌肉传导，促进肌肉主动收缩，有助于维持肌肉功能。

2. 电脑中频电流治疗肌萎缩 利用电脑控制的中频电流进行治疗，每次30 min，每天1~2次。中频电刺激能够更深入地刺激肌肉，改善肌肉的营养状态。

3. 注意事项 对于处于炎性肌病活动期或伴有肌肉颤动的患者，应谨慎使用电刺激治疗，因为这可能会加重炎症反应或引起不适。

（三）压力疗法

1. 适应证 长期卧床患者容易出现下肢深静脉血栓形成和淋巴回流障碍。压力疗法可以有效促进静脉血和淋巴回流，预防深静脉血栓的形成，防止肌萎缩，并促进肢体水肿的消散。

2. 禁忌证 如果患者已经形成下肢深静脉血栓，则禁止使用压力疗法，因为这可能会导致血栓脱落，引发更严重的并发症。

3. 治疗参数 压力疗法的治疗压力一般为80~150 mmHg，每次治疗时间为20 min，每天进行1~2次。通常10次治疗为一个疗程。

（四）药物防治

目前，针对肌萎缩的药物防治主要有以下几类药物。

1. 促进合成代谢作用的激素类药物　生长激素是一种重要的激素,它可以通过生长因子Ⅰ促进蛋白质的合成,因此可用于防治废用性肌萎缩。研究还发现,将生长激素单独或与生长因子Ⅰ联合使用,并结合功能锻炼,可能会取得更好的防治效果。

2. 抑制氧化应激反应的抗氧化剂类药物　维生素E是一种高效抗氧化剂,生化实验表明,它能够保护生物膜免受过氧化物的损害,从而起到防止或减缓肌萎缩的作用。

3. 离子通道阻断剂　例如,硝苯地平可以通过对抗废用状态下细胞质和线粒体内的钙离子超载,维持细胞内钙离子(Ca^{2+})稳态,避免细胞的自溶反应和线粒体呼吸功能的损害,因此可能对防治废用性肌萎缩具有一定的作用。

4. 糖皮质激素抑制剂　这类药物可以对抗应激反应中糖皮质激素的促蛋白质分解和抑制蛋白质合成的作用,因此也可以考虑作为废用性肌萎缩的防治药物之一。

5. 蛋白同化激素　苯丙酸诺龙是一种蛋白同化激素,使用方法为每周进行一次深部肌内注射,剂量为100 mg。它既能促进氨基酸合成蛋白质,又能抑制氨基酸分解为尿素,从而纠正负氮平衡。其同化作用比甲基睾酮更强大且持久,而雄激素作用相对较弱。它可以促进钙、磷、钾、硫和肌酸的蓄积,有助于骨骼肌的发育、躯体骨骼的生长以及体重的增加。然而,它可能会引起轻微的男性化作用,因此儿童和妇女应谨慎使用。此外,患有高血压、前列腺癌的患者禁用该药物。患有心脏、肝、肾疾病以及癌骨转移、糖尿病、前列腺增生的患者也应慎用。

第四节　共济失调

共济运动是指在前庭、脊髓、小脑和锥体外系共同参与下完成运动的协调和平衡。共济失调是指深感觉、前庭、小脑功能障碍所致的自主运动笨拙、不协调和不规则,肢体随意运动的幅度与协调发生紊乱,以致肢体和躯体失去维持平衡的功能,主要临床症状包括行走不稳、容易摔倒、双手持物困难、定向困难、书写不协调,以及语言连贯性差等。

一、病因

共济失调病因多种多样,主要包括以下几方面。

1. 周围神经病变　各种原因引起的周围神经炎可能导致共济失调。周围神经负责传递大脑和脊髓的指令到肌肉,当这些神经受损时,肌肉的协调性会受到影响。

2. 脊髓后索病变　脊髓后索是传递感觉信息的重要结构,其病变可能导致共济失调。常见病因包括脊髓结核、亚急性联合变性等。这些病变会干扰身体对位置和运动的感知,进而影响协调能力。

3. 前庭迷路病变　前庭迷路是内耳的一部分,负责感知头部的位置和运动。前庭迷路炎症等病变会影响平衡感,从而导致共济失调。患者可能会感到眩晕、站立不稳。

4. 小脑病变　小脑是负责协调运动的重要部分,其病变是共济失调的常见原因之一。小脑病变可能由多种原因引起,包括小脑出血、小脑梗死、小脑肿瘤、小脑炎症等。这些病变会直接影响运动的协调性,导致患者动作笨拙、步态不稳。

5. 大脑皮质病变　大脑的额叶、颞叶、顶叶、枕叶以及胼胝体等部位的病变也可能导致共济失调。这些病变可能由出血、缺血、炎症、肿瘤等多种病理过程引起。大脑皮质的损伤会干扰运动指令的传递和执行,从而影响身体的协调能力。

二、症状

共济失调是一种运动协调障碍,主要表现为身体运动的不协调和平衡能力的下降。根据病变部位的不同,共济失调可分为小脑性、大脑性、感觉性和前庭性共济失调,每种类型都有其独特的临床表现。

（一）小脑性共济失调

小脑性共济失调是由于小脑本身、小脑脚的传入或传出联系纤维、红核、脑桥或脊髓的病变引起。其主要表现包括以下。

1. 姿势和步态异常 小脑蚓部病变会导致头和躯干的共济失调，表现为平衡障碍和姿势、步态异常。患者站立不稳，步态蹒跚，行走时两腿分开以保持平衡。上蚓部病变时患者向前倾倒，下蚓部病变时向后倾倒。小脑半球控制同侧肢体的协调运动，一侧小脑半球受损时，患者行走时会向患侧倾倒。

2. 随意运动协调障碍 小脑半球病变会导致同侧肢体的共济失调，表现为动作易超过目标（辨距不良），接近目标时震颤明显（意向性震颤），精细运动协调障碍，如书写时字迹逐渐变大且笔画不均匀。

3. 言语障碍 由于发声器官（如口唇、舌、咽喉）的肌肉共济失调，患者说话缓慢、发音不清，声音断续、顿挫或呈暴发式，表现为暴发性或吟诗样语言。

4. 眼球运动障碍 眼外肌共济失调可导致眼球运动障碍，表现为粗大眼震，少数患者可能出现下跳性眼震或反弹性眼震。

5. 肌张力减低 小脑病变常导致肌张力降低，腱反射减弱或消失。患者坐位时，叩击腱反射后小腿会像钟摆一样不停摆动，称为钟摆样腱反射。

（二）大脑性共济失调

大脑性共济失调是由于大脑额、颞、枕叶与小脑半球之间的联系纤维受损引起。其主要表现包括以下。

1. 额叶性共济失调 由额叶或额桥小脑束病变引起，症状出现在对侧肢体，表现为类似小脑性共济失调的症状，如体位性平衡障碍、步态不稳、向后或一侧倾倒，但症状较轻。常伴有肌张力增高、病理反射阳性、精神症状等额叶损害表现。

2. 颞叶性共济失调 由颞叶或颞桥束病变引起，表现为对侧肢体的共济失调，症状较轻，早期不易发现。可伴有颞叶受损的其他症状，如同向性象限盲和失语。

3. 顶叶性共济失调 表现为对侧肢体不同程度的共济失调，闭眼时症状明显，深感觉障碍多不重或呈一过性。两侧旁中央小叶后部受损可出现双下肢感觉性共济失调及大小便障碍。

4. 枕叶性共济失调 由枕叶或枕桥束病变引起，表现为对侧肢体的共济失调，症状较轻，常伴有深感觉障碍，闭眼时加重。可同时伴有枕叶受损的其他症状，如视觉障碍。

（三）感觉性共济失调

感觉性共济失调是由于深感觉障碍引起，患者无法辨别肢体的位置及运动方向。其主要表现包括以下。

（1）站立不稳，迈步远近无法控制，落脚不知深浅，有踩棉花感。

（2）睁眼时症状较轻，黑暗中或闭目时症状加重。

（3）无眩晕、眼震和言语障碍，多见于脊髓后索和周围神经病变，也可见于其他影响深感觉传导通路的病变。

（四）前庭性共济失调

前庭性共济失调是由于前庭损害导致失去身体的空间定向能力而引起。其主要表现包括以下。

（1）站立不稳，改变头位时症状加重，行走时向患侧倾倒。

（2）伴有明显的眩晕、恶心、呕吐、眼球震颤。

（3）四肢共济运动及言语功能正常，多见于内耳疾病、脑血管病、脑炎及多发性硬化等。

三、诊断步骤

（一）病史采集

对于主诉肢体动作不协调、行走不稳且可能患有共济失调的患者，病史采集是诊断重要的第一步。

1. 日常活动协调性 询问患者在进行穿衣、系扣、进食、取物这些日常活动时是否感到困难，动作是否准确协调。例如，患者是否难以系扣子、拿东西时是否容易掉落等。

2. 行走相关问题 询问患者在黑暗环境中行走时是否感到特别困难，是否需要依赖视觉来保持平衡。患者在行走时是否有踩在棉花上的感觉，这种感觉通常提示深感觉障碍。在坐、站立或行走时，患者是否感到身体摇晃、不稳定或向一侧偏斜。

3. 视觉和前庭症状 询问患者是否有视物旋转或移动的感觉，这可能提示前庭系统受损。恶心、呕吐这些症状可能与前庭功能障碍或中枢神经系统病变有关。

4. 言语和肢体症状 询问患者是否感到说话困难，言语是否缓慢、含糊不清或有其他异常。询问患者是否有肢体无力、麻木或不自主抖动等症状，这些可能提示神经系统其他部位的病变。

5. 家族史和其他病史

（1）询问患者是否有家族遗传病史，特别是与神经系统疾病相关的病史，如共济失调、肌萎缩侧索硬化等。

（2）了解患者是否有长期饮酒史或曾使用某些可能影响神经系统的药物。

（3）询问患者是否有接触有毒物质的可能，如重金属、有机溶剂等。

（4）询问患者是否有 HIV 或梅毒感染的病史，这些疾病可能引起神经系统病变。

（5）了解患者是否有恶性肿瘤病史，或是否存在提示恶性肿瘤的临床表现，如体重下降、夜间盗汗等。

（6）询问患者是否有自主神经功能障碍的表现，如直立性低血压、心率异常等，这些症状可能提示某些神经系统疾病。

6. 其他相关病史

（1）询问患者近期是否有上呼吸道感染病史，因为某些病毒感染可能引起神经系统并发症。

（2）了解患者是否有中耳炎病史，中耳炎可能影响前庭功能。

（3）询问患者是否有胃病病史，某些胃肠道疾病可能与神经系统症状相关。

（二）体格检查

共济失调的体格检查是诊断的重要环节，主要目的是通过一系列检查方法评估患者的平衡能力、肢体协调性以及神经系统功能。检查内容包括平衡性共济失调试验、肢体共济失调检查以及相关体征的检查。

1. 平衡性共济失调试验

（1）闭目难立征（Romberg 征）：让患者双足并拢直立，两臂向前平伸，然后闭眼。如果出现躯干摇摆不稳或倾倒现象，即为阳性。

1）感觉性共济失调：闭眼后出现阳性反应，睁眼时症状减轻。

2）小脑病变：睁眼和闭眼时均站立不稳。

3）前庭性共济失调：睁眼时症状较轻，闭眼后经过一定时间才出现摇晃，摇晃程度逐渐增强，常向两侧倾倒。

（2）联合屈曲试验：患者仰卧，双手放于胸前，嘱其不得用手支撑起坐。

1）正常人：起坐时屈曲躯干同时双下肢下压。

2）小脑病变患者：髋部和躯干同时屈曲，称为联合屈曲试验阳性。

（3）步态检查：嘱患者向前、向后或循一直线行走，观察行走时是否出现蹒跚摇摆步态或偏斜。

1）小脑性共济失调：行走时两足分开，步基宽，重心难以控制而摇晃不稳。

2）感觉性共济失调：抬腿过高，足落地沉重，双眼注视足部以保持平衡，睁眼时稍好，闭眼或在黑暗中不稳，甚至无法行走。

3）前庭性共济失调：行走时躯体易向患侧倾斜，摇晃不稳，沿直线行走时更为明显，但可通过意识纠正，行走路线呈 Z 形，改变头位可使症状加重。

2. 肢体共济失调的检查

（1）指鼻试验：嘱患者先将上肢伸直外展，然后屈曲肘关节以示指点触自己的鼻尖，先慢后快，先睁眼后闭眼反复进行。

1）共济失调表现：指鼻不准，动作笨拙，快慢轻重不一。

2）小脑半球病变：同侧指鼻不准，易超过目标（辨距不良），接近鼻尖时动作变慢或出现意向性震颤。

3）感觉性共济失调：睁眼做无困难，闭眼时发生障碍。

（2）快速轮替试验：嘱患者伸直手掌并反复做快速旋前、旋后动作。共济失调表现为动作快慢不一、笨拙、缓慢、不协调。

（3）误指试验：患者与检查者对面而坐，患者伸出示指并举起上肢，准确地碰到检查者的示指，睁眼、闭眼分别重复进行。

1）正常表现：无偏斜。

2）前庭病变：双上肢均向患侧偏斜。

3）一侧小脑病变：仅同侧上肢向患侧偏斜。

（4）跟膝胫试验：嘱患者取仰卧位，两下肢伸直，先举起一侧下肢，然后将该侧足跟放在对侧的膝盖上，再使足跟沿胫骨前缘向下移动，两侧轮流进行。

1）小脑病变：举腿及触膝时有辨距不良和意向性震颤，下移时常摇晃不稳。

2）感觉性共济失调：寻找膝盖困难，下移时不能和胫骨保持接触。

3. 共济失调相关体征的检查

（1）眼震

1）周围性前庭疾病：产生单向的水平眼震，向病灶对侧凝视时最明显。

2）中枢性前庭疾病：引起单向或双向水平眼震、垂直眼震或凝视麻痹。

3）小脑性共济失调：特点为位置性眼震，头部处于某一位置时出现粗大的眼震，方向不固定，易发生变化，也可出现暂时的凝视麻痹和快速扫视及视跟踪的异常。

4）深感觉性共济失调：无眼震。

（2）肌张力

1）急性小脑病变：表现为肌张力减低，肌肉松弛，被动运动时关节运动过度，腱反射减弱，并呈摆动性。

2）反击征：患者用力屈曲其受抵抗的肘关节，当抵抗的作用力突然停止时患者的手猛然回跃，击于自己的胸部或面部。

（3）感觉：深感觉性共济失调患者的关节位置觉、振动觉减退甚至消失。

（4）反射

1）单侧小脑病变：引起同侧反射减低。

2）感觉性共济失调：伴有腱反射减低。

3）共济失调伴有腱反射增强：见于多发性硬化、维生素 B_{12} 缺乏引起的亚急性联合变性、脑干病变、橄榄脑桥小脑变性和脊髓小脑变性。

（5）言语障碍：小脑病损时由于语言肌协同障碍，表现为言语缓慢、含糊不清、声音断续或顿挫，呈吟诗样语言和暴发性语言。

（三）辅助检查

为了准确诊断共济失调的病因和病变部位，通常需要进行一系列辅助检查。

1. 影像学检查

（1）CT 与 MRI：根据病史和体格检查的初步判断来确定。MRI 在发现病变方面通常优于 CT，尤其是在检测深感觉系统、前庭系统、小脑和大脑的病变方面更为敏感。MRI 可以清晰显示病灶的大小、范围以及病变性质，因此在有条件的情况下应优先选择 MRI 进行检查。

（2）X 线摄片：颅底摄片有助于发现颅底畸形，这对于某些先天性或发育性疾病的诊断具有重要意义。颈椎摄片可用于检测颈椎的退行性变，如颈椎间盘突出、椎管狭窄等。这些病变可能压迫脊髓或神经根，导致共济失调。

2. 神经电生理检查

（1）周围神经传导速度及躯体感觉诱发电位：这些检查可以帮助确定深感觉障碍及其具体部位，对于诊断感觉性共济失调具有重要价值。

（2）双功超声检查与经颅多普勒超声（TCD）：有助于发现颈动脉血管病变，评估脑血流情况，对于诊断血管性共济失调或排除血管病变具有重要意义。

3. 脑脊液检查 脑脊液检查可以提供关于中枢神经系统病变的重要线索。

（1）白细胞数增加：提示中枢神经系统可能存在炎性病变。

（2）蛋白质增加：可能提示多发性硬化、椎管内占位性病变等。

4. 前庭功能检查 如果怀疑患者存在前庭周围性损害，应进行前庭功能检查。这些检查可以帮助判断前庭系统是否受损，从而确定前庭性共济失调的诊断。

5. 血液检查

（1）血常规检查：血常规检查发现巨幼红细胞性贫血，结合血清中维生素 B_{12} 含量降低，有助于诊断亚急性联合变性。

（2）血清学检查：华康试验、性病研究实验室（VDRL）试验、梅毒螺旋体制动试验、荧光密螺旋体抗体吸收试验：这些检查如果呈阳性，提示脊髓痨（神经梅毒）。

（3）分子遗传学检测：对于遗传性共济失调的诊断具有重要意义，可以帮助识别特定的基因突变或遗传缺陷。

（四）定位诊断

1. 小脑性共济失调 小脑是重要的运动调节中枢，通过三对小脑脚与中枢神经系统相连。其传入纤维主要经小脑中脚、下脚进入，传出纤维全部经小脑上脚传出。小脑的传入纤维一部分来自大脑皮质,另一部分来自其他传导通路,传出纤维则与躯体运动反馈性调节相关。

(1)小脑中线病变:主要影响蚓部和绒球小结叶,与脊髓及前庭器官联系,控制躯体轴。中线病变会导致头和躯干的晃动、姿势不稳和共济失调步态。患者坐位时会将双手和双腿外展以保持平衡。若病变累及上蚓部,主要表现为下肢共济失调步态,严重时站立和起坐困难。

(2)小脑半球病变:小脑半球发出纤维到对侧红核和网状结构,经红核和网状结构发出的纤维再次交叉到对侧。因此,小脑半球病变表现为同侧肢体的共济失调、肌张力降低和短暂的同侧凝视麻痹。小脑半球中线旁病变会引起小脑性言语障碍。

(3)小脑弥散性病变:许多小脑疾病如中毒性、代谢性和变性疾病会导致小脑弥漫受累,临床上兼有小脑中线和小脑半球病变的特点。

2. 大脑性共济失调 大脑额叶、颞叶、顶叶、枕叶与小脑半球之间有额桥束、颞桥束和枕桥束相联系,因此大脑半球、额桥束、颞桥束或枕桥束损害也可引起大脑性共济失调。大脑皮质和小脑之间的纤维交叉,一侧大脑病变类似对侧小脑病变,多见于脑血管病、多发性硬化等损伤额桥束、颞桥束和枕桥束联系纤维的疾病。

(1)额叶性共济失调:由额叶或额桥小脑束病变引起。表现为对侧肢体的共济失调,类似小脑性共济失调,但症状较轻,如体位性平衡障碍、步态不稳、向后或一侧倾倒。Romberg征、辨距不良和眼震很少见,常伴有病理征、精神症状、强握反射等额叶损害表现。常见于肿瘤、脑血管病等。

(2)颞叶性共济失调:由颞叶或颞桥束病变引起。表现为对侧肢体不同程度的共济失调,症状较轻,早期不易发现,伴颞叶受损的其他体征,如象限盲或失语等。两侧旁中央小叶后部病变可出现双下肢共济失调及大小便障碍。见于脑血管病及颅内高压压迫颞叶时。

(3)顶叶性共济失调:由中央后回或顶上回病变引起。表现为对侧肢体不同程度的共济失调及复合感觉障碍,累及旁中央小叶可有括约肌功能障碍。

(4)枕叶性共济失调:由枕叶或枕桥束病变引起。患者表现为对侧肢体的共济失调,症状轻,常伴有深感觉障碍,闭眼时加重,可同时伴有枕叶受损的其他症状或体征,如视觉障碍等。见于肿瘤、脑血管病等。

3. 感觉性共济失调 深感觉障碍使患者不能辨别肢体的位置及运动方向,并丧失重要的反射冲动,从而产生感觉性共济失调。其特点是睁眼时因有视觉辅助,共济失调不明显,黑暗中或闭目时症状加重。感觉性共济失调无眩晕、眼震和言语障碍,查体示关节位置觉、振动觉等深感觉减退或消失。深感觉的传导经脊神经的后根、脊髓后索、丘脑至大脑皮质顶叶,行程长,在此通路中任何部位的损害都可出现感觉性共济失调。可根据不同部位损害的临床特点进行定位和定性诊断。

(1)周围神经损害:特点是四肢共济失调明显,除感觉性共济失调外,可有肢体远端的麻木、刺痛、四肢远端运动障碍和肌萎缩、腱反射消失等周围神经损害的症状。

(2)后根损害:表现为感觉性共济失调、根性感觉障碍、肌张力低、腱反射消失。

(3)脊髓后索损害:脊髓痨多见,下肢首先受累。后索病变有分离性感觉障碍,表现为病变水平以下同侧偏身深感觉障碍,而痛温觉正常。与脊髓后角和前连合病变引起的节段性分离性感觉障碍不同。

(4)脑干(薄束核、楔束核以及内侧丘系)病变:该病变可合并小脑性(小脑脚及其与脑干的联系纤维)和前庭性共济失调,多有相应脑干部位的脑神经受损和长束征表现。

(5)丘脑和顶叶病变:引起感觉性共济失调罕见。丘脑病变可有自发性疼痛及感觉障碍、偏身性共济失调,因丘脑与小脑的纤维联系,可有小脑症状,并常伴有轻偏瘫、手部姿势异常和不随意动作(扑翼样震颤)。顶叶病变引起的共济失调可见于对侧肢体或肢体的一部分。共济失调与深感觉障碍不平行,感觉障碍多表现为辨别肢体位置和运动的空间定向觉障碍,闭眼时症状明显加重。

4. 前庭性共济失调 前庭损害时因失去身体空间定向能力,产生前庭性共济失调。临床表现主要以平衡障碍为主,改变头位可使症状加重,并伴有明显的眩晕、恶心、呕吐、眼球震颤,无四肢共济失调和言语障碍。前庭性共济失调为重力依赖性,患者平卧时不能检测到,当患者试图站立或行走时表现明显,视觉辅助可部分代偿。前庭功能检查如内耳变温（冷热水）试验或旋转试验反应减退或消失。前庭病变根据损害的部位可分为周围性和中枢性。前庭病变时误指试验阳性，并可据此对周围性和中枢性病变进行鉴别。前庭周围性病变即内耳或前庭神经损害，误指试验时双上肢同等程度地向一侧偏斜，偏向眼震的慢相方向即病灶侧。前庭中枢性病变时误指试验可见偏向一侧性，或偏斜程度不同，患侧偏斜角度大，偏斜方向与眼震方向不一致。

四、鉴别诊断

共济失调根据病因分为获得性共济失调、遗传性共济失调和非遗传性退行性共济失调。

（一）获得性共济失调

获得性共济失调由多种原因引起，部分疾病以共济失调为主要表现，而另一些疾病（如代谢性脑病及内分泌紊乱）中，共济失调只是其中的一部分表现。以下主要讨论以共济失调为主要表现的疾病。

1. 中毒性小脑变性

（1）乙醇性小脑变性：多见于有长期慢性饮酒史的中年男性。主要影响小脑蚓部前上端及邻近小脑半球，以严重的步态共济失调为主，对手臂运动、说话、眼肌运动影响较小。共济失调进展速度不一，有的在数周至数月内快速进展，有的则缓慢稳定进展。影像学检查（CT及MRI）通常可见小脑萎缩。本病需与Wernicke脑病相鉴别。Wernicke脑病是由于严重的维生素B_1缺乏引起的急性及亚急性共济失调，除共济失调外，还伴有复视、周围神经病变、精神异常等。MRI扫描可发现第三脑室周围、乳头体及丘脑核的缺血样改变。早期给予大剂量维生素B_1治疗后，临床表现可快速恢复，MRI改变也随之出现。但在长期饮酒者中，亚急性及慢性共济失调的鉴别可能较为困难。

（2）其他药物和毒物引起的小脑损伤：除了乙醇之外，锂、苯妥英钠、胺碘酮、甲苯、氟尿嘧啶、环孢素、有机铅化合物、汞、铊等药物和毒物也能引起慢性小脑损伤，导致小脑性共济失调。诊断主要依据相应的药物毒物接触史以及相应的辅助检查。

2. 免疫介导的小脑变性

（1）副肿瘤性小脑变性（又称亚急性小脑变性）：副肿瘤性小脑变性是一种免疫介导的小脑皮质功能失调，与多种肿瘤有关，其中最常见的包括小细胞肺癌、乳腺癌、卵巢癌、霍奇金淋巴瘤等。起病多为亚急性，持续进展，在数月内引起严重的残疾，仅少数病例（如霍奇金淋巴瘤）可有临床缓解。共济失调可单独出现，也可作为更复杂的副肿瘤综合征的一部分表现，如Lambert-Eaton肌无力综合征、副肿瘤性脑脊髓炎、副肿瘤性交感神经病及斜视性眼阵挛-肌阵挛综合征等。脑脊液常有炎症表现，早期MRI检查多无异常，后期可出现小脑萎缩。随着时间推移，多可发现原发性肿瘤。胸、腹及盆腔CT或全身氟脱氧葡萄糖PET/CT可帮助寻找原发性肿瘤。抗神经元抗体检查对诊断有帮助，相关抗体包括抗Yo、抗Tr、抗mGluR$_1$、抗Ri、抗Hu、抗CV$_2$/CRMP$_5$、抗ZIC$_4$和抗VGCC等。其中，抗Hu抗体与小细胞肺癌相关，抗Yo抗体与妇科肿瘤及乳腺癌相关，抗Tr抗体与霍奇金淋巴瘤相关。

（2）自身免疫性甲状腺炎相关的激素反应性脑病（又称桥本脑病）：亚急性起病，表现为认知改变、小脑性共济失调、震颤、肌阵挛。其共济失调表现与副肿瘤性小脑变性相似，但认知改变更为突出。抗甲状腺抗体检查对诊断非常重要。抗甲状腺过氧化物酶抗体（抗TPO抗体）阳性，可高出正常几倍或几百倍。抗甲状腺球蛋白抗体（抗TG抗体）可以阳性也可以阴性。脑脊液可见蛋白质正常或轻度升高，但也有达300 mg/dl者。细胞数轻度增加。脑电图呈全面慢波，多与临床症状密切相关，亦可出现三相波、棘波、棘慢波、突发性慢波。本病虽然多表现为全身性痉挛，但在脑电图上呈现癫痫样改变者较少，这可能为本病的特征之一。影像学方面大部分患者的CT、MRI无特异性改变，或MRI显示非特异性的大脑皮质下白质区T2WI、FLAIR高信号，随着病情好转，白质区高信号可以恢复正常。SPECT显示脑部存在低血流信号，主要发生在额叶，其次是颞叶、顶叶、枕叶及小脑半球。

（3）抗谷氨酸脱羧酶抗体（抗GAD抗体）共济失调：女性发病多于男性，多与胰岛素抵抗型糖尿病有关。慢性起病，进行性发展，表现为以共济失调为主的小脑综合征。MRI检查示小脑萎缩，诊断依赖于血清中抗谷氨酸脱羧酶抗体的检测。

（4）多发性硬化：多发生于10~50岁。小脑损害的表现可为首发症状，也可出现大脑、脑干、视神经或脊髓损害的症状，常有缓解复发。30%~40%的患者有不同程度的共济运动障碍，但Charcot三主征（眼震、意向性震颤和吟诗样语言）仅见于部分晚期多发性硬化患者。

诊断依据如下：①病史和神经系统检查表明，中枢神经系统白质内同时存在2处以上的病灶。②起病年龄为10~50岁。③有缓解与复发交替的病史，每次发作持续24 h以上；或呈缓慢进展方式而病程至少1年以上。④可排除其他病因。如符合以上四项，可诊断为"临床确诊的多发性硬化"；如①、②中缺少一项，可诊断为"临床可能的多发性硬化"；如仅为一个发病部位，首次发作，诊断为"临床可疑的多发性硬化"。

3. 获得性维生素缺乏引起的共济失调

（1）维生素B_{12}缺乏引起的脊髓亚急性联合变性：由维生素B_{12}缺乏所致，常合并脊髓后索及锥体束变性。主要表现为两下肢深感觉减退、感觉性共济失调、肌力减退、腱反射亢进及病理征阳性。当周围神经受累时，出现多发性神经病体征，如手套袜套型感觉障碍、肌张力及腱反射减低。

根据缓慢隐匿起病，出现脊髓后索、侧索及周围神经损害的症状和体征，血清中维生素B_{12}缺乏，有恶性贫血者则不难诊断。如诊断不明确，可进行试验性治疗来辅助诊断，血清维生素B_{12}缺乏伴血清中甲基丙二酸异常增加的患者，如给予维生素B_{12}治疗后血清中甲基丙二酸降至正常，则支持诊断。

（2）获得性维生素E缺乏：可因胃肠道疾病导致吸收不良，如乳糜泻、胆囊纤维化、短肠综合征、胆道闭锁及肝内胆汁淤积等。表现为步态、姿势协调不能、构音障碍及腱反射消失的感觉性神经病。长期肌肉内每日补充100~200 mg维生素E可阻止其发展。

4. 表面含铁血黄素沉着症 游离铁及含铁血黄素在脑及脊髓软膜及软膜下结构沉着，导致小脑皮质、蜗神经、大脑皮质、脊髓的损害。临床表现包括进行性小脑性共济失调、听力损失及脊髓损害表现。本病起病年龄跨度大，生存期可为1~38年。各种原因引起的反复蛛网膜下腔出血是其主要原因，其也可为神经外科手术后的一个晚期并发症，或者是由原发性血浆铜蓝蛋白缺乏引起的遗传性疾病表现。脑脊液中常可见出血及含铁血黄素巨噬细胞。MRI检查T2像可见脑及脊髓表面线性的高信号改变，为其特征性表现。

5. 中枢神经系统感染引起的共济失调

（1）急性小脑性共济失调：发病人群多见于儿童，发病前可有上呼吸道感染等病史，最常见为水痘病毒感染，成人多与EB病毒引起的传染性单核细胞增多症有关。本病急性起病，表现为全小脑综合征。脑脊液可有蛋白质及白细胞轻度增多。

小脑性共济失调也可由莱姆疏螺旋体引起。惠普尔病是由惠普尔养障体（Tropheryma whipple）感染引起的一种全身感染性疾病，小脑性共济失调出现在近一半有神经系统症状的患者中。

（2）脊髓梅毒（脊髓痨）：发病年龄多在30~50岁，男女患者比例约为4:1。多在5~15年前有梅毒感染史或冶游史。共济失调为深感觉障碍，伴有双下肢闪电痛、深感觉障碍及腱反射消失，多伴有阿-罗瞳孔。脑脊液可有淋巴细胞及蛋白质轻度增多。血及脑脊液华康试验、VDRL试验、梅毒螺旋体制动试验、荧光密螺旋体抗体吸收试验多呈阳性。

（3）HIV感染性共济失调：多由于机会性感染或者中枢神经系统淋巴瘤引起局部小脑损害所致。共济失调表现为亚急性起病，数月内引起严重的残疾。

（4）克-雅病：快速进展的共济失调是散发性克-雅病的特征性表现，通常发生在痴呆之后。患者还可能出现多样化的运动失调和随后发展的痴呆，这些症状在表型为VV2和MV2的患者中更为常见。

诊断依据如下：①在2年内发生的进行性痴呆；②肌阵挛、视力障碍、小脑症状、无动性缄默四项中具有其中两项；③脑电图周期性同步放电的特征性改变。具备以上三项可诊断为很可能的克-雅病；仅具备①、②两项，不具备第③项诊断为可能的克-雅病；如患者脑活检发现海绵状态和异常朊病毒蛋白（PrPsc）者，则为确诊的克-雅病。

（5）小脑脓肿：多为中耳炎的并发症，患者常有耳溢脓病史。

1）临床表现：病变同侧出现小脑半球综合征，包括共济失调、颅内压增高等表现。

2）诊断依据：CT和MRI是主要诊断方法。CT

可见边界清楚的低密度灶，增强扫描后脓肿周围有均匀环形强化。

6. 头颈部血管性病变

（1）小脑出血和梗死：常与高血压和（或）动脉粥样硬化有关。突然起病，患者常有眩晕、呕吐、站立及行走不稳、辨距不良及构音障碍，颅内压增高。CT或MRI可确诊。

（2）椎动脉狭窄或闭塞：多由动脉粥样硬化、动脉肌纤维发育不良、外伤等引起。患者行走时感觉周围物体摆动、行走不稳，可伴有头痛、头晕、视力模糊等。症状在从卧位转为站立位或扭转头部时尤为明显。颈动脉双功超声、经颅多普勒超声（TCD）、动脉造影可协助诊断。

（3）锁骨下动脉（左侧）或无名动脉（右侧）慢性狭窄或闭塞：临床表现类似椎动脉狭窄或闭塞的症状，病侧桡动脉搏动减弱或消失，血压降低至少15 mmHg，上肢和手温度降低、发绀，锁骨上凹可闻及血管杂音。病因主要为动脉粥样硬化，其次为动脉炎、胸廓出口综合征、外伤等。

7. 感觉神经元病 感觉神经元病是脊髓后根神经节和三叉神经节中第一级感觉神经元的原发性损害所致，可呈急性、亚急性或慢性起病。检查显示为纯感觉障碍，可累及全身，包括面部和头顶，无运动障碍。深感觉障碍表现突出，伴有感觉性共济失调和腱反射消失。部分患者可发现癌肿、服用顺铂、维生素B_6中毒或遗传性病变，也可为特发性损害。

特发性双侧前庭病变的病因不明，多发生于成人。临床表现为进行性平衡障碍，晚上症状加重。双侧前庭功能消失或明显减低，但无听力丧失或其他神经症状。患者可能有既往眩晕发作史。

（二）遗传性共济失调

遗传性共济失调（hereditary ataxia，HA）是一组以慢性进行性共济失调为主要特征的遗传性神经系统变性疾病。这类疾病在神经系统遗传病中较为常见，占10%~15%。其主要特点包括明显的家族遗传背景，以及以脊髓、小脑和脑干损害为主的病理改变。此外，脊神经、脑神经、交感神经、基底节、丘脑、下丘脑和大脑皮质等结构也可能受累。

遗传性共济失调的发病年龄多为20~40岁，也有婴幼儿及老年发病者。临床上，患者常伴有其他系统损害导致的复杂多变的症状和体征。值得注意的是，即使在同一家族中，患者的临床表现也可能存在高度异质性。目前，大部分遗传性共济失调的病因和发病机制尚未完全明确。然而，研究表明，酶缺乏、生化缺陷、三核苷酸动态突变、线粒体功能缺陷、DNA修复功能缺陷以及离子通道基因突变等因素可能与疾病的发生有关。

根据遗传方式可将遗传性共济失调分为：①常染色体显性遗传性共济失调，此型最常见，如脊髓小脑性共济失调、齿状核-红核-苍白球-丘脑底核萎缩、发作性共济失调、遗传性痉挛性共济失调等；②常染色体隐性遗传性共济失调，如Friedreich型共济失调、共济失调-毛细血管扩张症等；③X连锁遗传性共济失调；④伴有线粒体疾病的共济失调。

1. Friedreich型共济失调 Friedreich型共济失调是最常见的常染色体隐性遗传性共济失调，主要临床特征为儿童期发病，进行性上肢和步态共济失调伴锥体束征、构音障碍、深感觉丧失、弓形足和心脏损害等。

根据儿童或少年期起病，呈常染色体隐性遗传，自下肢向上肢发展的进行性共济失调、明显的深感觉障碍、腱反射消失等，通常可以诊断，如有构音障碍、巴宾斯基征阳性、脊柱侧凸或后凸畸形、弓形足、心肌病，MRI显示脊髓萎缩和*FRDA*基因GAA异常扩增则可以确诊。

2. 脊髓小脑性共济失调 脊髓小脑性共济失调（spinocerebellar ataxia，SCA）是遗传性共济失调的主要类型，可分为SCA1~SCA40。该病通常在30~40岁隐匿起病，病情呈缓慢进展，但也有部分患者在儿童期或70岁起病。患者的首发症状多为下肢共济失调，表现为走路摇晃、步态蹒跚、步基增宽，容易跌倒。随着病情进展，患者会出现双手动作笨拙、意向性震颤以及辨距不良，上肢共济失调和构音障碍也是早期常见的症状。在疾病早期，患者的腱反射可能较为活跃，但到了后期，腱反射可能会减弱，同时伴有深感觉障碍。眼部症状也是常见表现之一，包括眼球震颤和扫视变慢。CT或MRI可以显示小脑萎缩，有时可见脑干萎缩，PET检查可见小脑、脑干、枕叶代谢减低。

根据共济失调病史及家族史，构音障碍、锥体束征及其他伴随症状和体征，结合神经影像学检查可做出临床诊断，分子遗传学检查有助于确诊。

（三）非遗传性退行性共济失调

非遗传性退行性共济失调是指在成人散发性共济失调患者中，未发现特异性和遗传性病因的疾病。这类疾病主要包括多系统萎缩和不明原因的成人散发性共济失调。

1. 多系统萎缩 多系统萎缩（multiple system atrophy，MSA）是一种成人散发性进行性神经退行性疾病，主要影响自主神经系统、帕金森病相关结构以及小脑。

（1）临床表现：自主神经功能障碍包括直立性低血压、尿失禁等。帕金森病样症状表现为严重的自主活动障碍，对左旋多巴反应不良。小脑性共济失调包括步态失调、小脑构音障碍、手臂运动失调及小脑性动眼神经功能障碍。

（2）病理特征：中枢神经系统变性涉及基底节、脑干、小脑，以及脊髓中间内、外侧细胞柱。影响小脑的多系统萎缩主要累及前橄榄核、脑桥核及小脑皮质，也称为橄榄-脑桥-小脑萎缩。

（3）病程：多系统萎缩常于55岁左右起病，在4～5年的潜伏期之后，患者多需要乘坐轮椅，平均生存期为8～10年。

（4）诊断提示：在疾病早期，出现小脑症状的多系统萎缩患者难以与其他表现为成人共济失调的疾病相区别。自主神经症状（如直立性低血压和尿失禁）和帕金森病的出现提示多系统萎缩的诊断。

2. 不明原因的成人散发性共济失调 病变主要影响小脑皮质和前橄榄核。

（1）临床表现：小脑性共济失调为主要表现，包括步态不稳、肢体协调障碍等。有轻微非共济失调症状如感觉异常、病理反射阳性等，但不会出现自主神经症状和帕金森病表现。

（2）病程：多于50岁左右起病，缓慢进行性发展。在潜伏12年之后，一半的患者仍能独立行走，平均寿命与正常人相似。

（3）诊断提示：与多系统萎缩相比，不明原因的成人散发性共济失调不伴有自主神经功能障碍和帕金森病样症状，主要以小脑性共济失调为主。

五、治疗

共济失调的治疗目标主要是改善患者的协调能力，提高日常生活活动的独立性。以下是详细的治疗方案。

（一）协调训练的基本原则

（1）由易到难，循序渐进：动作练习应从简单到复杂逐步进行。

（2）重复性训练：每个动作需重复练习，以强化训练效果。

（3）针对性训练：针对具体的协调障碍进行训练，增强训练的目的性。

（4）综合性训练：除了协调训练，还需结合肌力和平衡训练等其他相关训练。

（二）协调训练的主要内容

1. 平衡训练 包括坐位平衡训练、立位平衡训练、眼球和头颈运动、平衡仪训练。每次训练时长为30～40 min，每天训练次数为2～3次。

2. 协调性训练 包括平衡杠内行走、跑台训练、直线走、倒走、侧走、闭目走及八字走。

3. 作业治疗 拍、接、传球各15 min。生活技能及精细动作训练，每次10 min。

4. 体能训练 使用0.5～1.5 kg哑铃进行横拉、侧拉、交替拉训练各15次。蹲起训练15次。仰卧起坐20个。

（三）协调功能训练的方法

1. 单块肌肉的控制训练

（1）单肌训练原则：①促进原则：当患者难以收缩单块肌肉时，可通过敲打肌腱、快速牵拉、200 Hz的电震动等方法促进收缩；对于上运动神经元受损的患者，可采用神经促通术。②小负荷或不过度用力原则：避免过度用力导致动作不协调，训练初期让患者以最小的力收缩原动肌。

（2）单肌控制训练的方法：根据治疗要求采取不同体位，常用头部抬高的仰卧位。治疗师辅助运动时，让患者想象运动过程，体会肌肉运动感觉，同时配合声音刺激。当患者能独立完成肌肉收缩时，治疗师逐渐减少辅助，必要时使用肌电生物反馈强化训练。

2. 多块肌肉协调动作的训练

（1）多肌训练的原则：①准确：动作必须准确无误。②抑制不需要的活动：通过准确执行动作并增加用力强度来训练抑制能力。③先分后合：复杂动作需先分解，再逐步整合。④大量重复：通过多次准确重复运动，在神经系统中形成协调记忆印迹。

（2）多肌训练的方法：①轮替动作训练：如前臂伸展快速反复旋前、旋后，手掌、手背交替拍打，足跟着地打拍子，太极云手动作等。②定位及方向性活动训练：如指鼻、对指、走迷宫、接沙包或球、钉木板、圈套等。③文体活动：如跳绳、拍球、功率自行车、划船等。

3. Frenkel 体操

（1）仰卧位练习：包括沿床面滑动足跟、屈曲髋和膝部、外展和内收、按口令停顿等动作。

（2）坐位练习：包括维持正确坐位姿势、足跟抬离地面、按节奏起身和坐下等。

（3）站位练习：包括侧走、沿平行线行走、踏足印、转弯等。

（四）协调功能训练的注意事项

1. **训练顺序** 先进行单块肌肉训练，再进行多块肌肉协调动作训练。

2. **环境要求** 训练应在安静、人员少的房间内进行，保持患者舒适、安全的体位。

3. **专业指导** 训练需由专业治疗师指导，其指令和口令应清晰准确，监督需严密细致。

4. **运动量控制** 严格掌握运动量，避免过度疲劳，以免影响疗效或加重症状。

通过系统化的协调训练，结合专业指导和个体化训练方案，可以有效改善共济失调患者的症状，提高其生活质量。

第五节 震 颤

震颤（tremor）是指主动肌与拮抗肌交替或重复性收缩引起的人体某一部位有节律、交替的振荡和摆动动作。震颤的节律性特征使其与其他的不随意运动相区别，同时，主动肌和拮抗肌参与的交替收缩也使其与阵挛（即一组肌肉的短暂、闪电样收缩）有所区别。震颤可以分为生理性、功能性和病理性震颤三种类型。本节主要叙述病理性震颤。

一、病因及临床特点

震颤从病因学进行如下分类。

（一）生理性震颤

1. **病因** 主要见于老年人，可能与生理功能减退或神经系统的自然老化有关。

2. **特点** 生理性震颤是指正常人身体某部位肌群细微的震颤，频率为 8～13 Hz，肉眼几乎难以察觉，在手指有力伸展时可看到，不影响日常生活。生理性震颤产生的机制可能是下面几种因素共同作用的结果：心脏机械性活动引起身体组织的振动，通过肌梭反馈形成的运动神经元同步放电，以及肌肉和其他结构的共振。

（二）功能性震颤

1. **强生理性震颤**

（1）病因：通常有明确的诱因，常见于强烈恐惧和焦虑、某些代谢障碍（甲状腺功能亢进、皮质醇功能亢进、低血糖）、嗜铬细胞瘤、剧烈体力活动、乙醇和其他镇静药戒断等。

（2）特点：强生理性震颤指振幅较大的生理性震颤，其频率和生理性震颤一样是 8～13 Hz，在手臂伸出、手指展开时表现最清楚。强生理性震颤的发病机制可能是各种原因使血液循环中的儿茶酚胺浓度增加，导致外周 β 肾上腺素受体过度兴奋，所以用 β 肾上腺素受体阻滞剂可以改善症状。

2. **癔症性震颤**

（1）病因：见于癔症（分离转换性障碍）患者，多与心理因素或暗示有关。

（2）特点：震颤幅度不等，形式多变，常受情绪影响。

3. **其他功能性震颤**

（1）病因：常见于从事精细工作的人群，如木匠、外科医生等，可能与肌肉疲劳或过度集中注意力有关。

（2）特点：在精细动作或疲劳时出现。

（三）病理性震颤

病理性震颤指以器质性疾病为基础的震颤，按其表现可分为下列几个类型。

1. 静止性震颤

（1）病因：常见于帕金森病，是帕金森病的典型震颤表现，也可见于帕金森综合征、多系统萎缩等其他神经系统退行性疾病。

（2）特点：在安静和肌肉松弛时出现，活动时减轻，睡眠时消失。手指有节律的抖动，每秒4~6次，呈"搓药丸样"。严重时可累及头、下颌、唇舌、前臂、下肢及足等部位。

2. 动作性震颤

（1）姿势性震颤

1）病因：常见于特发性震颤、慢性乙醇中毒、肝性脑病、肝豆状核变性等疾病。

2）特点：在随意运动时不出现，当肢体和躯干主动保持某种姿势时出现，肢体放松时震颤消失，肌肉紧张时震颤明显。以上肢为主，头部及下肢也可出现。

（2）运动性震颤（意向性震颤）

1）病因：多见于小脑病变，如小脑萎缩、小脑梗死等，也可因丘脑、红核病变引起，如多系统萎缩、脑血管病等。

2）特点：肢体有目的地接近目标时，在运动过程中出现震颤，越接近目标则震颤越明显。到达目标并保持姿势时，震颤有时仍能持续。

二、诊断步骤

（一）病史采集

通过对以下病史要点进行详细采集，可以为震颤的发病机制提供重要线索，有助于对震颤进行准确诊断和针对性的治疗。

1. 震颤起病年龄 了解患者震颤开始出现时的具体年龄，这对于判断震颤的可能病因具有重要意义，因为不同类型的震颤在不同年龄段的发病概率存在差异。

2. 起病模式 明确震颤是突然出现，还是逐渐起病。突然起病的震颤可能与某些急性事件或特定因素有关，而逐渐起病的震颤可能与慢性疾病或长期的病理过程相关。

3. 首发部位 确定震颤最初出现的身体部位，例如是手、头部、下肢还是其他部位。震颤首发部位的不同，可能提示不同的发病机制和疾病类型。

4. 扩散次序 观察震颤从首发部位开始，后续是如何扩散到其他部位的，以及扩散的顺序。这种扩散模式有助于进一步分析震颤的性质和潜在病因。

5. 进展速度 评估震颤扩散到其他部位的速度，以及震颤严重程度加重的快慢。进展速度较快且严重程度加重明显的震颤，可能提示病情较为严重或进展迅速。

6. 家族性或散发性 判断震颤是家族性（家族成员也有类似震颤情况）还是散发性（家族中无类似震颤病史）。家族性震颤可能与遗传因素有关，而散发性震颤可能更多地与环境因素、后天疾病等有关。

7. 家族中其他运动障碍或神经病学情况 了解患者家族中是否有其他运动障碍或神经系统疾病相关病史，这对于判断震颤是否与家族遗传性疾病相关，以及可能的遗传模式等具有重要价值。

8. 既往服药情况 详细询问患者以前服用过的药物，包括药物名称、用药时间、用药剂量等。某些药物可能有引起震颤的副作用，或者与患者的震颤发病存在关联。

9. 震颤对药物和（或）乙醇的反应性 观察震颤在使用某些药物后是否有所改善或加重，以及患者饮酒后震颤的变化情况。这些反应性表现可以为震颤的诊断和治疗提供线索，例如某些类型的震颤可能对特定药物敏感，或者在饮酒后震颤会减轻或加重等。

（二）检查重点

进行神经系统检查的主要目的是明确震颤的解剖部位、震颤类型及其在身体各部位的表现情况，同时评估震颤的严重程度。此外，让患者书写一段文字或画螺旋图，可以帮助评估震颤对功能的影响，并为后续的病情评估和比较提供依据。在检查过程中，还应寻找其他神经系统体征，尤其是与震颤发病机制有关的线索，如下所述。

（1）帕金森综合征：可能出现运动迟缓、肌强直、姿势不稳等体征。

（2）小脑疾病：可表现为眼球运动障碍、构音障碍等。

（3）肌张力障碍：可能出现痉挛性斜颈、发音肌张力障碍、书写痉挛等。

（4）周围神经病：可能出现马蹄足、运动神经元病相关体征、感觉障碍等。

（5）药物诱导的运动障碍：可能出现口、面运动障碍等。

（6）直立性震颤：患者可能表现为站立不稳，且腿部可触及震颤。

（7）乙醇中毒：可能出现肝病相关体征。

（8）威尔逊病（Wilson病）：可能出现角膜K-F环、脾大、肝大等。

（三）辅助检查

1. 常规检查

（1）甲状腺功能试验：甲状腺功能亢进可导致生理性震颤增强，表现为高代谢症状（如心悸、多汗、体重减轻）伴震颤。对动作性震颤患者应常规检测甲状腺功能试验，检测甲状腺功能是否正常，排除甲状腺功能亢进引起的震颤。

（2）铜及铜蓝蛋白（若年龄<50岁）：威尔逊病是一种常染色体隐性遗传的铜代谢障碍疾病。年龄小于50岁的震颤患者，尤其是有肝病症状、角膜K-F环或家族史患者，血清铜和铜蓝蛋白水平降低提示威尔逊病的可能，需进一步检查（如肝活检、基因检测）以确诊。

2. 其他检查

（1）脑MRI：识别脑局灶性病变，如Holmes震颤（由中脑或丘脑损伤引起），并评估脑部结构异常。适用于症状或体征限于一侧的偏侧震颤状态患者，或有其他神经系统症状提示中枢神经系统病变的患者。

（2）遗传研究：用于明确某些遗传性疾病的诊断，如肌张力障碍伴震颤、小脑性震颤（伴共济失调）、神经病性震颤、帕金森综合征震颤及亨廷顿病等。

（3）多巴胺转运蛋白（dopamine transporter, DAT）PET：多巴胺转运蛋白PET可显示DAT的分布和功能，帕金森病患者通常表现为DAT减少。评估多巴胺能神经元的功能状态，有助于帕金森病及其他帕金森综合征的诊断。

（4）神经传导速度（NCV）和肌电图（EMG）：NCV可评估神经传导速度，EMG可检测肌肉电活动，异常结果提示周围神经病或神经源性肌病，需进一步检查（如蛋白电泳、血卟啉筛查）以明确病因。

（5）体动记录：可以记录患者日常活动中的震颤情况，评估震颤的频率、幅度和持续时间。适用于需要长期监测震颤情况的患者，尤其是进行药物治疗效果评估或震颤频率分析时。可发现震颤的主要频率，有助于鉴别震颤的病因，但不同病因的震颤频率常常有重叠。特发性直立性震颤有其独特频率（14~18 Hz），但也可有中间频率（7~9 Hz）段。

（6）表面肌电图（sEMG）：用于记录肌肉电活动，评估震颤时肌肉收缩的模式。适用于需要详细分析震颤机制或与其他运动障碍疾病相鉴别的患者。EMG活动暴发，间以电静息，见于所有病理性震颤及增强的生理性震颤，而正常人的低幅生理性震颤则无此表现。可帮助区分震颤的类型和病因。

（7）神经病变的病因检查：用于寻找引起周围神经病的潜在病因，如糖尿病、维生素缺乏、自身免疫性疾病等，适用于有周围神经病症状或体征的患者。结合病史、体格检查和实验室检查结果，明确神经病变的病因，指导治疗。

（8）血卟啉筛查：血卟啉病是一种代谢性疾病，可引起神经和皮肤症状。血卟啉筛查可发现血卟啉代谢异常，需进一步检查（如尿卟啉、粪卟啉）以确诊。

（9）中毒检查：可检测体内是否有毒物或药物过量，排除中毒引起的震颤。适用于有中毒症状或病史、药物滥用史或职业暴露史的患者。

（四）震颤的诊断流程

1. 是震颤还是其他类似症状
震颤需与其他类似的异常运动症状进行区分，如肌阵挛、肌束颤动、抽搐、痉挛等。这些症状虽然在表现上可能与震颤有相似之处，但其本质和机制有所不同。

例如，肌阵挛是一种由一块肌肉或多组肌肉突然发生的异常运动，其特点是短暂、快速、非同步、不对称且无规律。肌阵挛的运动是由主动肌和拮抗肌同时收缩引起的，而震颤则是由主动肌和拮抗肌交替收缩造成的。这种区别可以通过肌电图（EMG）进一步确认。

2. 是生理性震颤还是病理性震颤
震颤的出现并不代表都是病理性的，有些是生理性震颤。生理性震颤是一种细微的动作性震颤，正常情况下可存在于每个人的身体部位，如肢体等。其产生与多种因素有关，包括心跳、横纹肌的低通滤波特性、运动神经元的发放、脊髓肌梭的反馈以及同步电位等。

当生理性震颤因某些因素变得较为显著时，称为增强的生理性震颤。常见诱发因素包括肌肉疲劳、情绪因素（如恐惧、焦虑、兴奋等）以及某些内科疾病（如甲状腺功能亢进）等。此外，某些致震颤药物也可能导致生理性震颤增强。在这些诱因作用下，震颤的幅度会增大，可能影响患者的日常生活和精细动作的完成。如果增强的生理性震颤对患者的生活造成较大影响而需要进行治疗时，β肾上腺素受体阻滞剂（如普萘洛尔）是一种有效的治疗选择。

3. 是何种疾病所致震颤 通过临床表现、震颤类型以及辅助检查来确定导致震颤的具体疾病。

（1）静止性震颤：在检查静止性震颤患者时，可以通过伸展和弯曲患者的手臂来检查是否存在肌强直和运动迟缓，寻找是否有"齿轮样强直"体征。如果让患者用对侧肢体进行随意运动，震颤和肌强直可能会变得更加明显。要求患者站立和行走时，可能会观察到起步困难、摆臂幅度减少以及慌张步态等体征。如果怀疑患者患有帕金森病，可以使用多巴胺制剂进行治疗性试验。

（2）意向性震颤：对于意向性震颤患者，需要详细询问起始症状。如果震颤是由脑卒中引起，起病通常较为急骤，患者可能会主诉头痛、眩晕和平衡障碍。医生可能会观察到眼球震颤、言语和吞咽困难以及步态不稳（偏向一侧）。对于慢性乙醇中毒患者，通常有长期过量饮酒史和乙醇依赖的证据（如耐受性改变和戒断症状）。体检时可能会发现结膜、鼻和面颊毛细血管增生，身体消瘦、皮肤松弛、蜘蛛痣、肝大以及异常的血液指标。多发性硬化患者的震颤可能与视觉障碍有关，并伴有多种神经系统症状和体征。

（3）姿势性震颤：姿势性震颤可以是持续性的，也可以是间歇性的；起病可能是急性的，也可能是隐匿的。需要注意疲劳或紧张是否会加剧震颤的幅度。如果患者出现体重减轻、兴奋性增加、心率加快、多汗、易激惹或颈部增粗等症状，医生应检查是否存在甲状腺肿大、眼球震颤、躯体反射亢进和代谢活跃等体征，并进一步进行甲状腺功能检查以排除甲状腺功能亢进的可能。如果震颤发生在饭后3～4 h，可能提示低血糖，患者还可能出现面色苍白、多汗和意识改变等症状，此时可以进行血糖

检测和葡萄糖耐量试验以明确诊断。如果患者除了震颤外，还伴有窒息感、胸部紧迫感和心动过速，可能提示急性惊恐发作。如果患者出现手震颤、睡眠障碍、兴奋性增高、多汗、恶心和注意力难以集中等症状，可能是苯二氮䓬类药物的戒断症状。医生应详细询问患者是否服用过可能导致震颤的处方药或非处方药物。如果姿势性震颤患者除了家族史阳性外，其他检查均正常，则可能是特发性震颤。

三、鉴别诊断

（一）特发性震颤

特发性震颤（essential tremor，ET）是以震颤为唯一临床表现的常见运动障碍性疾病，1/3 患者有阳性家族史，呈常染色体显性遗传。本病隐匿起病，病情通常进展缓慢，部分患者可能在较长时间内保持症状稳定，甚至出现长期缓解。可见于任何年龄，但多见于 40 岁以上的中老年人。震颤主要表现为姿势性震颤和运动性震颤，震颤通常首先累及一侧或双侧上肢，尤其是手部，也可能累及头部，而下肢较少受累。震颤频率为 6～12 Hz。部分患者饮酒后震颤可暂时减轻，情绪激动或紧张、疲劳、寒冷等可使震颤加重。患者如果经常出现姿势性和（或）运动性震颤，饮酒后震颤减轻，有阳性家族史，不伴有其他神经系统症状和体征，应考虑特发性震颤的可能。

（二）帕金森病

帕金森病（Parkinson disease，PD）又名震颤麻痹，是一种常见于中老年的神经系统变性疾病，临床上以静止性震颤、运动迟缓、肌强直和姿势平衡障碍为主要特征。静止性震颤通常为首发症状，震颤多始于一侧上肢远端，当肢体处于静止状态时，震颤最为明显，而在随意运动（如活动肢体）时，震颤会减轻甚至完全停止。在患者感到紧张、焦虑或激动时，震颤会明显加重。入睡后，震颤通常会消失。最常见的震颤表现是拇指与示指不自主地做"搓丸样"动作，其频率一般为 4～6 Hz。为了发现早期轻微的震颤，可以进行一种试验：让患者活动一侧肢体（如握拳或松拳），此时另一侧肢体的震颤可能会变得更加明显。这种方法有助于在疾病早期检测到震颤的存在。

（三）肝豆状核变性

肝豆状核变性又称 Wilson 病，是一种遗传性铜代谢障碍所致的肝硬化和以基底核为主的脑部变性疾病。临床特征为进行性加重的锥体外系症状、精神症状、肝硬化、肾功能损害及角膜色素环（K-F 环）。锥体外系症状是最常见的神经系统表现，包括肢体不自主的舞蹈样动作、手足徐动样动作以及肌张力障碍等。患者可能出现静止性、意向性或姿势性震颤，震颤的类型和严重程度因人而异。部分患者会出现类似帕金森病的肌强直和运动迟缓症状。其他表现还包括怪异的表情、构音障碍、吞咽困难、屈曲姿势以及慌张步态等。20 岁之前起病通常以肌张力障碍和帕金森综合征为主要表现，症状可能较为严重，进展较快。年龄更大者多以震颤、舞蹈样或投掷样动作为主，症状相对多样化，但进展可能相对较慢。

（四）肌张力障碍性震颤综合征

肌张力障碍性震颤综合征是一种由肌张力障碍引起的震颤综合征，其特征是在肌张力障碍所累及的身体部位出现姿势性或运动性震颤，震颤频率多低于 7 Hz。震颤幅度不规则，可能呈现不连续的抽搐样表现。常见于颈部和上肢，其他部位如头部、下颌等也可能受累。除震颤外，常伴有肌张力障碍的典型表现，如姿势异常、肌肉扭曲等。某些患者可能通过"感觉诡计"（如用手触摸身体某一部位）来减轻震颤或肌张力障碍。震颤可能在特定任务或姿势下加重，如书写、说话等。

（五）不确定的震颤综合征

不确定的震颤综合征是指患者的震颤症状暂时无法归类为已知的震颤综合征，或者需要进一步观察和检查来明确其具体分类。患者可能表现出各种类型的震颤，包括静止性、姿势性或运动性震颤，但这些震颤的特点和模式不符合特发性震颤、帕金森病震颤、肌张力障碍性震颤等常见震颤综合征的典型特征。对于暂时无法明确分类的震颤，通常建议患者定期随访，以观察震颤的进展和变化，从而进一步明确诊断。

（六）周围神经病性震颤

周围神经病性震颤属于反射性震颤，与肌肉本体感觉传入减少及神经传导速度减慢造成的牵张反射异常，以及本体感觉传入异常导致的小脑调节功能紊乱有关。其表现为上肢的姿势性震颤和运动性震颤；各种周围神经病变均有相应的症状和体征，如肌萎缩、四肢远端感觉障碍。周围神经病性震颤具有以下特点：高频，频率为 4~7 Hz，手是主要发生部位。

（七）原发性直立性震颤

原发性直立性震颤（primary orthostatic tremor, POT）是一种特殊的震颤疾病，其典型表现是患者在站立时出现不稳，而行走时症状会有所改善。患者可能察觉不到腿部的震颤，但震颤和姿势不稳会随着站立时间的延长而加重。在站立时，可以触摸到或看到腿部的细微震颤，患者的步伐基底较宽，通过让患者进行"一前一后"行走的检查可以发现这一特征。如果患者维持某些姿势（如手臂靠在身体上），身体的其他部位（如手臂）也可能出现震颤。

原发性直立性震颤的诊断特征是频率为 13~18 Hz，虽然有时会出现频率加倍的情况，但在每条腿的肌肉中，震颤频率高度一致。这种非常节律性的 13~18 Hz 姿势性震颤会导致患者站立不稳，可能会被误认为是症状性震颤。

其他疾病如特发性震颤、帕金森病震颤、肌阵挛等也可能导致下肢震颤和姿势不稳，但这些疾病并没有原发性直立性震颤的电生理特征。区分原发性直立性震颤和其他形式的下肢震颤（如假直立性震颤）非常重要，因为它们的治疗选择和治疗效果不同。原发性直立性震颤的高频、直立性特点以及同侧和对侧肌肉的高度一致性是其独特之处，这些特征不会出现在特发性震颤、帕金森病震颤或其他震颤性疾病中。因此，原发性直立性震颤并不是特发性震颤或帕金森病震颤的一种变异形式。

此外，如果患者同时患有其他致震颤的疾病（如帕金森病震颤或特发性震颤），可能会加重或限制原发性直立性震颤的临床表现，这种情况被称为"直立性震颤叠加"。原发性直立性震颤本身不会引起其他神经系统体征，如运动迟缓、强直、肢体共济失调等，这些体征可能提示存在其他合并疾病。原发性直立性震颤患者的行走通常正常，很少发生跌倒，但在闭眼站立时会感到极度不稳。

需要注意的是，直立性震颤也可能出现在中枢神经系统疾病中，这种情况下属于继发性直立性震颤。

（八）Holmes 震颤综合征

Holmes 震颤综合征也被称为红核震颤、中脑震颤、丘脑震颤、肌节律不齐或 Benedikt 综合征。这种震颤综合征起源于多种基础疾病或结构性疾病，包括卒中、血管畸形或肿瘤，但在多发性硬化（MS）中较为少见。如果能够识别出起病的病损（如卒中），震颤首次出现的时间可能在病损发生后的 2 周到 2 年之间。Holmes 震颤综合征是一种不规则的低频（通常小于 4.5 Hz）震颤，表现为静止性和意向性震颤，多数患者还会出现姿势性震颤。Holmes 震颤综合征的主要特征如下。

（1）震颤频率：震颤频率缓慢，通常低于 4.5 Hz，且不规则。

（2）震颤类型：表现为静止性震颤和意向性震颤，通常也会出现姿势性震颤。

（3）累及部位：典型病变累及肢体的近端和远端肌肉，有时也会影响颈部和躯干。

（4）起病延迟：从病损发生到震颤首次出现的时间延迟不等，通常为 2 周到 2 年。

（5）药物反应：对左旋多巴或多巴胺受体激动剂类药物有反应。

（6）病损部位：病损部位可能从丘脑到中脑等部位。

（7）正电子发射断层成像（PET）检查：PET 可能显示同侧壳核和尾状核的 ^{18}F-多巴摄取减少。

（九）皮质性震颤

皮质性震颤是一种由皮质性肌阵挛引起的不规则震颤，频率通常为 7～14 Hz。

皮质性震颤可以是获得性或遗传性的。它常见于扑翼样震颤患者，许多患者有增强的皮质反射及巨大的皮质体感诱发电位，这与存在皮质兴奋性增强及跨皮质反射一致。皮质性震颤的肌电图（EMG）暴发前有一过性脑电图（EEG）变化，证实震颤与运动皮质脑磁图记录是一致的。皮质性震颤通常对治疗皮质性肌阵挛所用的药物有反应，如地西泮和左乙拉西坦。

（十）药物诱导性震颤

许多药物可能会导致震颤。例如，胰岛素所致低血糖可激发糖尿病患者出现增强的生理性震颤；沙丁胺醇、茶碱、肾上腺素、苯丙胺、锂盐、咖啡因等，均可产生与增强的生理性震颤相似的动作性震颤；三环类抗抑郁药可能会引起动作性震颤；抗多巴胺能药物（用于治疗眩晕、恶心、呕吐或精神病）可能引发静止性震颤；长期大剂量服用抗惊厥药物（如苯妥英和丙戊酸），也可能导致动作性震颤。

（十一）小脑性震颤

小脑性震颤又称为意向性震颤或共济失调性震颤，表现为一侧或双侧的低频率震颤（频率常为 2～4 Hz），多在肌肉运动时出现，运动的肢体愈接近目标时愈明显。小脑性震颤具有以下特点：①主要表现为意向性震颤。有时含姿势性震颤成分，主要见于小脑中线病变，表现为前后方向的摇摆动作；有些小脑病变如橄榄-脑桥-小脑萎缩，呈类似帕金森病的静止性震颤。②中毒、变性造成的肢体震颤一般表现为双侧对称，而血管病变、外伤、肿瘤、脱髓鞘病变等一般引起同侧肢体震颤。③伴随其他小脑体征，如共济失调、躯干和头部的姿势性震颤及肌张力下降等。

四、治疗

震颤的治疗需要根据震颤的类型、病因、严重程度以及患者的具体情况制订个体化的治疗方案。

（一）药物治疗

药物治疗的目标主要是缓解震颤症状，但并非所有类型的震颤都有有效的药物治疗方案。

1. 特发性震颤

（1）β 受体阻滞剂：如普萘洛尔，对肢体震颤有显著的改善效果，但对声音震颤效果不佳。常见副作用包括心动过缓和血压下降。

（2）抗癫痫药：如扑米酮，对震颤频率高的患者效果明显。

（3）镇静剂：如氯硝西泮，适用于因紧张或焦虑导致震颤加重的患者。

（4）A 型肉毒毒素：可用于治疗难治性震颤，尤其是头部和嗓音震颤，但需注意可能引起声音嘶哑和吞咽困难。

2. 帕金森病震颤　帕金森病震颤通常是由于脑内缺乏多巴胺引起，补充多巴胺能药物（如左旋多巴）可以帮助控制震颤。

3. **药物诱导性震颤** 如果震颤是由药物引起，减少药物剂量或停用相关药物可能会缓解症状。

（二）手术治疗

手术治疗通常用于药物难治性震颤患者。

1. **脑深部电刺激** 脑深部电刺激是治疗药物难治性震颤的首选手术方法，通过植入电极调节大脑内引起震颤的信号，对肢体震颤有显著效果。

2. **聚焦超声丘脑切开术** 这是一种无创手术，通过聚焦声波破坏丘脑特定区域的脑组织来停止震颤。该手术侵入性较小，但可能引起共济失调等不良反应。

（三）物理疗法和康复治疗

1. **物理疗法** 包括运动疗法，如抗阻力训练、肌力训练、关节活动范围训练等，可以帮助改善姿势性震颤。

2. **康复辅助器具** 如防抖勺、震颤矫形器等，可帮助患者完成日常活动。

（四）生活方式调整

1. **避免摄入咖啡因** 咖啡因和其他兴奋剂可能会加重震颤。

2. **放松技巧** 压力和焦虑可能加重震颤，通过放松技巧（如冥想、按摩）可以改善症状。

（五）心理和社会支持

震颤可能会对患者的心理和社交生活产生影响，加入互助组或寻求心理咨询可以帮助患者更好地应对。

第十四章 睡眠障碍

第一节 失眠症

失眠症是以入睡和（或）睡眠维持困难所致的睡眠质量或数量达不到正常生理需求而影响日间社会功能的一种主观体验，是常见的睡眠障碍。

一、病因

（一）急性与慢性失眠

失眠根据持续时间通常分为一过性失眠、短程失眠和慢性失眠。许多患者会经历反复的短程失眠发作。

1. 急性失眠 急性失眠是一种适应性失眠，通常由某种应激事件引起，持续时间从数天到数周。一旦应激事件消失，或者患者适应了该事件，失眠通常会自行缓解。

急性失眠的常见原因包括：①睡眠环境的改变（一过性失眠的最常见原因，也称为"首夜效应"）；②时差；③不适宜的室温；④生活中的应激事件（如丧偶、离婚、失业、考试压力等）；⑤急性内科或外科疾病［包括入住重症监护病房（ICU）］；⑥使用兴奋剂（如茶碱、甲状腺素、支气管扩张剂）或中枢神经系统抑制剂戒断反应。

2. 慢性失眠 大多数失眠病例属于慢性失眠（失眠症状持续超过4周），并且常伴有内科、神经科或精神疾病，或者与药物滥用、乙醇滥用等相关。

慢性失眠的原因包括：①特发性失眠（无明确病因的持续性失眠）；②心理生理性失眠（与心理压力和生理过度觉醒相关）；③矛盾性失眠（患者感觉睡眠不足，但客观睡眠数据正常，也称主观性失眠或睡眠感知障碍）；④不良睡眠卫生习惯；⑤失眠合并精神疾病；⑥失眠合并内科疾病；⑦失眠合并神经系统疾病；⑧由药物或其他物质滥用引起的失眠。

（二）原发性与继发性失眠

失眠根据病因可分为原发性失眠和继发性失眠。原发性失眠通常由睡眠环境、日间生理过度觉醒或认知过度觉醒引起。而继发性失眠是由内科、神经或精神疾病以及药物使用引起的症状性失眠，失眠通常发生在基础疾病之后，其严重程度与基础疾病的进展密切相关，通过治疗基础疾病，失眠症状通常可以得到缓解。区分原发性和继发性失眠有时较为困难，因为继发性失眠可能逐渐演变为原发性失眠，而且某些易感因素可能使患者在患有内科疾病时更容易出现失眠。

1. 原发性失眠

（1）内源性睡眠障碍：包括心理生理性失眠（有时称为条件性失眠）、矛盾性失眠和特发性失眠（睡眠障碍的症状追溯到儿童期，可能反映体质性睡眠障碍）。

（2）外源性睡眠障碍：主要指不良睡眠卫生习惯，如环境性睡眠障碍（如噪声、光线干扰）和交替性失眠（轻度缺氧引起的睡眠不足）。

2. 继发性失眠

（1）神经病学原因：包括不安腿综合征（一种重要、可治性失眠原因）、帕金森病（睡眠片段化可以是其部分表现）、Morvan综合征（一种罕见的副肿瘤性或自身免疫性综合征，表现为神经肌肉过度兴奋和严重失眠）和致命性家族性失眠（一种罕见的家族性朊蛋白病，以丘脑病变和失眠为主要特征）。

（2）内科学原因：包括哮喘、胃食管反流（一种重要且常被忽视的诊断）和慢性疼痛综合征（如纤维肌痛）。

（3）精神原因：情感障碍，如焦虑、抑郁和躁狂。

二、症状

失眠症的典型表现包括入睡困难（入睡时间超过 30 min）、睡眠维持障碍（夜间觉醒次数达到或超过 2 次）、早醒、睡眠质量下降以及总睡眠时间缩短（通常少于 6 h）。除此之外，患者还会出现日间功能障碍，如白天感到困倦、疲劳，注意力难以集中，记忆力减退，情绪上可能出现紧张、不安、强迫感或情绪低落等。多数患者因过度关注自己的睡眠问题而产生焦虑情绪，而这种焦虑又会进一步加重失眠症状，形成恶性循环。

三、诊断步骤

（一）病史采集

在评估失眠患者时，首先需要详细了解患者的睡眠卫生情况。如果可能的话，最好获取患者的睡眠日志，了解失眠的起始过程以及可能相关的重大生活事件和睡眠环境条件。同时，还需询问患者是否存在与失眠相关的精神、神经和内科疾病史。此外，患者是否服用过兴奋剂以及是否曾有相关药物的戒断情况也非常重要。在了解失眠情况后，还需详细询问患者接受过哪些关于失眠的治疗措施。

（二）体格检查

应进行全面的体格检查及神经系统检查，以了解是否存在躯体疾病、神经精神疾病，有无呼吸道阻塞性病变。

（三）重要辅助检查

1. 多导睡眠图 临床多导睡眠图（polysomnography, PSG）可同时记录睡眠和各种生理指标变化，为睡眠障碍提供客观的评价指标。整夜的多导睡眠图包括连续脑电图、眼动电图、下颌肌电图、胫前肌电图（记录腿部运动）、心电图、口鼻气流、血氧饱和度等。依靠 PSG 的追踪测定分析，可确定睡眠分型、有无睡眠障碍及严重程度。

2. 多次睡眠潜伏期试验 多次睡眠潜伏期试验（multiple sleep latency test, MSLT）是用来测试白天嗜睡患者入睡的速度及快速眼动（rapid eye movement, REM）的出现时间。该试验是在白天无任何外界影响因素的情况下测定 4~5 个短睡的潜伏期（准备入睡到实际入睡的时间），间隔 2 h，每次记录 15~20 min。正常人睡眠潜伏期一般大于 10 min，若睡眠潜伏期小于 5 min 表示为病理性嗜睡。睡眠开始 15 min 即出现 REM 睡眠是发作性睡病的特征之一。

（四）评定睡眠障碍

在评定睡眠障碍时，结合患者的睡眠日志，大多数患者仅通过病史询问即可做出初步诊断。通过综合评估患者的睡眠模式、药物使用情况（包括乙醇、咖啡因、尼古丁等）、心理应激程度以及体力活动强度，可以大致判断失眠的原因。如果失眠是孤立的症状，那么唯一的躯体性原因可能是睡眠呼吸暂停综合征。不规律的生活作息（如倒班、旅行）即使在正常人中也可能导致失眠。入睡困难通常与焦虑有关，而早醒则可能与严重的情绪障碍（尤其是抑郁症）或躯体性疾病（如疼痛、不适、服用某些药物或睡眠呼吸障碍）有关。如果失眠只是某一精神障碍或躯体状况的多种症状之一，且在临床表现中并不占主导地位，那么诊断应侧重于主要的精神或躯体障碍。对于持续存在且无法解释的失眠，需要进行专门的睡眠检查以进一步鉴别诊断。

（五）确诊依据

失眠的诊断须符合以下条件：

（1）存在入睡困难、睡眠维持障碍、早醒、睡眠质量下降或日常睡眠晨醒后无恢复感等症状。

（2）在有条件睡眠且环境适合睡眠的情况下仍然出现上述症状。

（3）患者主诉至少下述 1 种与睡眠相关的日间功能损害：①疲劳或全身不适；②注意力、注意维持能力或记忆力减退；③学习、工作和（或）社交能力下降；④情绪波动或易激惹；⑤日间思睡；⑥兴趣、精力减退；⑦工作或驾驶过程中错误倾向增加；⑧紧张、头痛、头晕，或与睡眠缺失有关的其他躯体症状；⑨对睡眠过度关注。

四、鉴别诊断

（一）心理生理性失眠

心理生理性失眠是一种由于患者过度专注某一问题而引发的失眠。其发病通常与情绪应激有关，如经历精神创伤、患病或遭遇工作挫折等。该类型失眠的主要临床表现包括躯体紧张以及"首夜颠倒效应"。在多导睡眠图检查中，患者通常表现为睡眠效率下降，睡眠潜伏期和非快速眼动（nREM）睡眠Ⅰ期延长，觉醒次数增加，nREM 睡眠Ⅲ期和Ⅳ期缩短，同时伴有肌紧张和首夜颠倒效应等特征。

（二）矛盾性失眠

矛盾性失眠是一种患者对自身睡眠状态存在错误感知的情况。患者通常会过分夸大自己入睡的困难程度，并低估自己实际的睡眠维持时间。然而，通过多导睡眠图（PSG）或体动记录仪等客观检测手段，却显示患者的睡眠时间和睡眠结构是正常的。尽管患者主观上感觉没有睡着，但实际上，体动记录仪或 PSG 检查记录到患者具有正常睡眠类型的客观证据。

（三）特发性失眠

特发性失眠通常起病于儿童期，患者会逐渐适应长期睡眠不足的状态，并且往往忽视这种慢性睡眠问题，导致终生无法获得充足的睡眠。这种失眠可能具有家族遗传倾向，且在难产或早熟的人群中发病率较高。从临床表现来看，患者的症状相对稳定，多数患者在心理方面相对健康，失眠对他们的生活、工作以及心理的负面影响相对较小。

（四）睡眠卫生不良

睡眠卫生不良是指因日常生活中存在一些可能导致睡眠问题的不良习惯或行为方式，从而引发的睡眠障碍。通过调整和纠正这些不良的睡眠卫生习惯以及改善睡眠环境后，失眠症状通常能够得到缓解。

（五）失眠合并内科、神经或精神疾病

1. 脑卒中　脑卒中患者常出现睡眠呼吸暂停，且在卒中后发生率更高。在卒中后 2 周进行多导睡眠图（PSG）检查，可发现呼吸紊乱指数（respiratory disturbance index，RDI）> 10，且随着年龄增长，发生严重呼吸暂停的可能性增加。

良好的睡眠质量有助于卒中的恢复，而治疗睡眠呼吸暂停可以改善卒中后的康复效果。多数卒中后失眠患者的脑电图（EEG）改变是一过性的，可能表现为睡眠结构的改变，如快速眼动（REM）睡眠异常。在卒中后的最初 3 天内，对侧半球可能出现慢波活动增多。调整睡眠并提高睡眠效率通常提示更好的临床预后。

此外，一些罕见的睡眠结构改变也与卒中相关，例如双侧大脑后动脉梗死或脑桥顶盖损伤可能导致梦丧失，进而引发 REM 睡眠缺失和日间过度嗜睡。

2. 多发性硬化　多发性硬化（MS）患者常出现疲乏、认知问题及睡眠受损，其原因主要包括以下几方面。

（1）睡眠干扰因素：疼痛、痉挛和夜尿等问题会扰乱患者的睡眠。

（2）精神障碍：MS 患者常伴有抑郁和焦虑，这些情绪问题会导致睡眠受损。

（3）免疫因素：免疫系统的变化也可能影响睡眠。例如，白细胞介素 -1（IL-1）等免疫因子可引起睡眠障碍，尤其是在免疫系统被激活时。

（4）神经系统损害：MS 的脱髓鞘斑块可能累及调节睡眠觉醒的神经通路，导致睡眠结构异常。例如，快速眼动（REM）睡眠异常可能在双侧大脑后动脉梗死或脑桥顶盖损伤时出现，导致 REM 睡眠缺失和日间过度嗜睡。此外，MS 患者还可能出现发作性睡病，REM 睡眠行为障碍（REM sleep behavior disorder，RBD）甚至可能是 MS 的首发症状。

（5）药物副作用：部分用于治疗 MS 的药物（如肌松剂）虽可改善睡眠连续性，但可能导致日间嗜睡，尤其是在治疗初期。激素治疗可能减少慢波睡眠、延长睡眠潜伏期，并增加睡眠后觉醒次数。干扰素治疗也可能加重嗜睡。

3. 帕金森病　帕金森病（PD）患者常诉睡眠不足，这需要与疲劳相鉴别，因为疲劳也是帕金森病中一个常见的问题。帕金森病本身以及长期服用抗胆碱能药物均会对睡眠造成损害，且病程越长、抗胆碱能药物使用越久，睡眠受损的情况越严重。

帕金森病患者出现睡眠片段化是由于中枢神经系统多巴胺能神经元变性所致。在睡眠过程中，患

者可能会出现病理性运动现象，如震颤、强直、冻结、运动不安、REM睡眠行为障碍（RBD）或周期性肢体运动障碍，这些症状会打断睡眠。此外，夜尿也是帕金森病患者常见的问题，会影响睡眠的维持。做梦也是导致睡眠片段化的可能原因之一，尤其是在使用多巴胺激动剂时，做梦可能会增多，并可能伴有幻觉，从而影响睡眠。左旋多巴和多巴胺激动剂可能会加重困倦和觉醒，所有多巴胺激动剂都可能引起不可抗拒的睡眠发作（睡眠突然开始），尽管某些患者可能会经历失眠。此外，兴奋剂（如司来吉兰、金刚烷胺）代谢产物也可能导致睡眠片段化。约38%的帕金森病患者会发生RBD，其可能的原因包括纹状体多巴胺转运蛋白丧失以及由此引起的肌张力异常，包括REM睡眠期肌张力丧失。

4. 其他神经疾病

（1）颈椎脊髓病：颈椎脊髓病患者在睡眠中出现呼吸障碍较为常见。中下段颈椎脊髓病也可能导致严重的延迟性呼吸暂停。脊髓前动脉综合征可导致睡眠中连续的中枢性呼吸暂停，常伴有心动过缓，可能伴或不伴低血压。

（2）癫痫：癫痫患者的睡眠障碍是多因素导致的，包括疾病本身引起的睡眠割裂以及抗癫痫药物的副作用。夜间癫痫发作可能在发作前后引起睡眠割裂、觉醒或惊醒。癫痫发作与睡眠-觉醒周期有密切关系，例如，全面性强直-阵挛发作常在晨醒后发生，婴儿痉挛症多在醒后和睡前发作，伴中央颞区棘波的良性儿童癫痫多在睡眠中发作。

（3）多系统萎缩：多系统萎缩患者在睡眠中发生中枢性呼吸暂停的危险较高，还可能出现喉喘鸣，这可能导致声带麻痹，甚至有突然死亡的风险。

（4）肌张力障碍：颈部肌张力障碍会导致睡眠改变，且与疾病的严重程度相关，尤其是痉挛频率。痉挛可能在睡眠中持续存在，但不会引起觉醒相关的脑电图变化，并且随着睡眠的加深，痉挛会逐渐减轻。

（5）脊髓灰质炎后综合征：脊髓灰质炎后综合征患者在睡眠中发生阻塞性和中枢性呼吸暂停的比例较一般人群更高，且在疾病初期更为突出。

（6）痴呆：痴呆（包括神经变性、血管性、感染性及其他原因引起的痴呆）患者常出现睡眠效率降低、觉醒次数增加，其严重程度与痴呆本身平行。睡眠结构异常也很常见，例如REM睡眠潜伏期增加、慢波睡眠减少。此外，昼夜节律障碍也可能出现。

（7）小脑萎缩：小脑萎缩相关的睡眠症状最常见于脊髓小脑性共济失调3型，其诱因可能包括多发性神经病和不安腿综合征。

五、治疗

（一）非药物治疗

1. 睡眠卫生教育 许多失眠患者存在不良的睡眠习惯，这些习惯会破坏正常的睡眠模式，并导致对睡眠的错误认知，从而加重失眠。睡眠卫生教育旨在帮助患者认识到不良睡眠习惯在失眠发生和发展中的重要作用，分析并纠正这些习惯，从而建立良好的睡眠模式。主要内容包括：①只有感到困倦时才上床睡觉。②确保卧室环境凉爽、舒适，避免噪声和光线干扰。③床仅用于睡觉，不在床上进行看电视、阅读或进食等活动。④如果躺在床上20 min仍无法入睡，应起床到另一个房间做一些轻松的事情，直到有睡意再返回床上，此过程可重复进行。⑤每天早上设定固定的闹钟时间起床，无论前一晚睡了多久，以建立稳定的睡眠-觉醒节律。⑥避免白天小睡。⑦不要通过饮酒来帮助入睡。⑧避免使用兴奋剂，如咖啡因和尼古丁，尤其是在晚上。

2. 放松疗法 应激、紧张和焦虑是导致失眠的常见因素。放松疗法可以缓解这些因素带来的不良影响，是治疗失眠最常用的非药物方法之一。其目的是降低睡前的警觉性，减少夜间觉醒次数。放松技巧包括渐进性肌肉放松、指导性想象和腹式呼吸训练。患者应在专业人员指导下开始练习，并坚持每天进行2~3次，练习环境需保持整洁、安静。放松疗法可以作为独立的治疗手段用于失眠的治疗。

3. 刺激控制疗法 刺激控制疗法是一套旨在改善睡眠环境与睡眠倾向之间相互作用的行为干预措施。其目的是恢复卧床作为诱导睡眠信号的功能，帮助患者更容易入睡，并重建正常的睡眠-觉醒节律。具体内容包括：①只有感到困倦时才上床。②如果躺在床上20 min仍无法入睡，应起床离开卧室，进行一些简单的活动，直到有睡意再返回卧室。③不要在床上进行与睡眠无关的活动，如进食、看电视、听收音机或思考复杂问题。④无论前一晚睡了多久，保持固定的起床时间。⑤避免白天小睡。

4. 睡眠限制疗法 许多失眠患者试图通过增加卧床时间来增加睡眠机会，但往往适得其反，反而导致睡眠质量进一步下降。睡眠限制疗法通过减少卧床清醒时间，增加入睡的驱动力，从而提高睡眠效率。具体内容包括：①将卧床时间调整为与实际睡眠时间相符，并且只有在一周内睡眠效率超过85%时，才可增加15～20 min的卧床时间。②如果睡眠效率低于80%，则减少15～20 min的卧床时间；如果睡眠效率在80%～85%之间，则保持卧床时间不变。③避免白天小睡，并保持固定的起床时间。

5. 认知行为治疗 失眠患者常常对失眠本身感到恐惧，过分关注失眠的不良后果，并在临近睡眠时感到紧张和焦虑。这些负面情绪会进一步恶化睡眠质量，而睡眠问题的加重又会反过来影响患者的情绪，形成恶性循环。认知行为治疗的目标是改变患者对失眠的认知偏差，调整患者对睡眠问题的非理性信念和态度。认知行为治疗通常与刺激控制疗法和睡眠限制疗法等方法联合使用，形成综合的失眠认知行为治疗方案。其基本内容包括：①保持合理的睡眠期望，不要期望每晚都能获得完美的睡眠。②不要把所有问题都归咎于失眠，认识到其他因素也可能影响情绪和功能。③保持自然入睡，避免过度强迫自己入睡。④不要过分关注睡眠，减少对睡眠的过度焦虑。⑤不要因为一晚没睡好就产生挫败感，认识到偶尔的睡眠不佳是正常的。⑥培养对失眠影响的耐受性，学会在睡眠不佳的情况下也能保持正常的生活和功能。

（二）药物治疗

1. 苯二氮䓬受体激动剂 苯二氮䓬受体激动剂（benzodiazepine receptor agonist，BZRA）包括传统的苯二氮䓬类药物和新型非苯二氮䓬类药物。苯二氮䓬类药物是目前使用最广泛的催眠药，能够缩短入睡时间、减少觉醒时间和次数、增加总睡眠时间，其安全性和耐受性较好。不过，这类药物较易导致药物依赖、停药后症状反跳以及记忆力下降等问题，但短期使用通常不会出现药物依赖。根据药物的半衰期长短，苯二氮䓬类药物可分为以下三类。

（1）短效苯二氮䓬类药物（半衰期＜6 h）：如三唑仑、咪达唑仑、去羟西泮、溴替唑仑等，主要用于入睡困难和夜间醒来后难以再次入睡的情况。

（2）中效苯二氮䓬类药物（半衰期6～24 h）：如替马西泮、劳拉西泮、艾司唑仑、阿普唑仑、氯氮平等，适用于睡眠浅、易醒以及需要在早晨保持头脑清醒的患者。

（3）长效苯二氮䓬类药物（半衰期＞24 h）：如地西泮、氯硝西泮、氟硝西泮、氟西泮等，主要用于早醒问题。长效类药物起效较慢，可能会引起呼吸抑制以及次日出现头晕、乏力等不良反应。

新型非苯二氮䓬类催眠药包括唑吡坦、佐匹克隆、右佐匹克隆和扎来普隆等。这些药物具有起效快、半衰期短、一般不会引起日间困倦等优点，长期使用通常没有显著的不良反应，但在突然停药后可能会出现短暂的失眠反跳现象。

2. 褪黑素受体激动剂 褪黑素受体激动剂可以作为对BZRA不耐受或已经出现药物依赖患者的替代治疗选择，常见药物有雷美尔通和阿戈美拉汀。雷美尔通是一种选择性褪黑素受体MT1和MT2激动剂，能够缩短睡眠潜伏期、提高睡眠效率、增加总睡眠时间，适用于治疗以入睡困难为主诉的失眠患者以及昼夜节律失调性睡眠障碍患者。阿戈美拉汀则是一种褪黑素受体激动剂兼5-羟色胺受体拮抗剂，具有抗抑郁和催眠双重作用，能够改善与抑郁障碍相关的失眠症状，缩短睡眠潜伏期。

3. 抗抑郁药物 当失眠伴随抑郁或焦虑情绪时，抗抑郁药物的使用较为有效。

（1）三环类抗抑郁药物：阿米替林能够缩短睡眠潜伏期、减少睡眠中觉醒，但由于其不良反应较多，通常不作为失眠的首选药物。不过，小剂量的多塞平（3～6 mg/d）因其具有专一性抗组胺机制，可以改善成年和老年慢性失眠患者的睡眠状况，近年来在国外已被推荐用于失眠治疗。

（2）选择性5-羟色胺再摄取抑制剂（SSRI）：这类药物主要通过治疗抑郁和焦虑障碍来改善失眠症状，一般建议在白天服用。

（3）5-羟色胺和去甲肾上腺素再摄取抑制剂（SNRI）：如文拉法辛和度洛西汀，通过治疗抑郁和焦虑状态来改善失眠。

（4）其他抗抑郁药物：小剂量米氮平（15～30 mg/d）能够缓解失眠症状。小剂量曲唑酮（25～100 mg/d）具有镇静效果，可用于治疗失眠以及催眠药物停药后的失眠反弹。

第二节 发作性睡病

发作性睡病（narcolepsy）是指觉醒和快速眼动（REM）睡眠异常的一种原因不明的慢性睡眠障碍，临床上以不可控制的白天过度思睡、猝倒发作、睡眠瘫痪和睡眠幻觉四大主征为其特点。由于本病发作时患者的警觉性与肌张力下降，严重影响学习、生活与作业能力，常被误诊为癫痫、短暂性脑缺血发作或精神心理障碍。临床上应注意识别其临床特点，明确诊断。

一、病因

发作性睡病的病因尚未完全明确。目前研究发现，该病具有一定的遗传易感性，患者的一级亲属（如父母、子女、兄弟姐妹）患病风险是普通人群的3～5倍。这种遗传易感性可能与位于6号染色体上的人白细胞抗原（HLA）等位基因有关，具体包括DQA1*0102、DQB1*0602和DRB1*1501。此外，感染以及剧烈的心理应激可能成为诱发因素，促使发作性睡病提前发病。

二、症状

发作性睡病的主要症状包括发作性日间过度睡眠、猝倒发作和夜间睡眠障碍。该病通常在10～30岁发病。多数研究显示，男性患病比例略高于女性。

（一）日间过度睡眠

日间过度睡眠（excessive daytime sleepiness，EDS）是发作性睡病的核心症状，也称为病理性睡眠。患者在白天会突然出现无法抗拒的睡眠发作，这种发作可能发生在静息状态下，也可能在进行一些活动时发生，例如上课、驾车、乘坐汽车、看电视、吃饭、走路或洗澡等。睡眠持续时间可以从数分钟到数小时不等。与正常人疲劳时的睡眠不同，这种症状无法通过充分的睡眠完全缓解。随着时间推移或年龄增长，症状可能会有所减轻，但通常不会完全消失。

（二）猝倒发作

猝倒发作（cataplexy attack）是发作性睡病的特征性症状，具有重要的诊断价值。它通常在病理性睡眠出现后的数月到数年内发生，表现为在清醒状态下，躯体肌肉突然失去张力，导致患者摔倒。发作持续时间通常为几秒钟，偶尔可达几分钟，但患者在此期间意识清醒，不会丧失意识，这与癫痫的失神发作不同。大笑是最常见的诱因，其他诱因还包括生气、愤怒、恐惧以及体育活动等。

（三）夜间睡眠障碍

夜间睡眠障碍（nocturnal sleep disturbance）是发作性睡病的另一重要表现，包括以下几种情况。

1. **夜间睡眠中断** 觉醒次数和时间增多，睡眠效率下降。

2. **睡眠瘫痪** 发生在入睡或刚醒来时，持续数秒到数分钟。患者肢体不能活动，也无法说话，但意识清醒，常有濒死感。这种发作可以通过轻微的外界刺激终止。

3. **睡眠幻觉** 出现在睡眠开始时或睡眠到觉醒的转换过程中，内容通常包括视觉、听觉、触觉等成分，类似于梦境般的稀奇古怪的内容。

4. **其他睡眠障碍** 包括梦魇、异态睡眠、REM睡眠行为障碍等。

以上表现中，最具特征性的是与梦境相关的睡眠幻觉和睡眠瘫痪，这些症状可在33%～80%的患者中出现。此外，36%～63%的发作性睡病患者可能出现自动行为。患者在看似清醒的状态下，会出现漫无目的的单调、重复动作，需要与复杂部分性癫痫发作和失神发作相鉴别。其他症状还包括睡眠时的不自主肢体运动、夜间睡眠不安、记忆力下降等。

发作性睡病还可能伴随其他疾病，如性早熟、阻塞性睡眠呼吸暂停综合征、REM睡眠行为障碍、焦虑或抑郁、偏头痛等。

三、分型及诊断

（一）分型

根据临床表现和脑脊液下丘脑分泌素-1（Hcrt-1）的含量，国际睡眠障碍分类第3版（ICSD-3）将发作性睡病分为以下两种类型。

（1）发作性睡病1型（Hcrt缺乏综合征，既往称为猝倒型发作性睡病）：约占85%，以脑脊液中 Hcrt-1 水平显著下降为重要指标。

（2）发作性睡病2型（既往称为非猝倒型发作性睡病）：脑脊液中 Hcrt-1 水平通常无显著下降。

（二）诊断标准

1. 发作性睡病1型的诊断标准　发作性睡病1型需同时满足以下标准。

（1）患者存在白天难以遏制的困倦和睡眠发作，症状持续至少3个月以上。

（2）满足以下1项或2项条件：①有猝倒发作（符合定义的基本特征）。经过标准的多次睡眠潜伏期试验（MSLT）检查，平均睡眠潜伏期≤8 min，且出现≥2次睡眠始发 REM 睡眠现象。推荐 MSLT 检查前进行夜间多导睡眠图（nocturnal polysomnogram，nPSG）检查。nPSG 出现睡眠始发 REM 睡眠现象可以替代1次白天 MSLT 中的睡眠始发 REM 睡眠现象。②免疫反应法检测脑脊液中 Hcrt-1 浓度≤110 pg/ml 或低于正常参考值的1/3。

2. 发作性睡病2型的诊断标准　发作性睡病2型需同时满足以下标准。

（1）患者存在白天难以遏制的困倦和睡眠发作，症状持续至少3个月以上。

（2）标准 MSLT 检查平均睡眠潜伏期≤8 min，且出现≥2次睡眠始发 REM 睡眠现象，推荐 MSLT 检查前进行 nPSG 检查，nPSG 出现睡眠始发 REM 睡眠现象可以替代1次白天 MSLT 中的睡眠始发 REM 睡眠现象。

（3）无猝倒发作。

（4）脑脊液中 Hcrt-1 浓度没有进行检测，或免疫反应法测量值＞110 pg/ml 或高于正常参考值的1/3。

（5）嗜睡症状和（或）MSLT 结果无法用其他睡眠障碍（如睡眠不足、阻塞性睡眠呼吸暂停综合征、睡眠时相延迟障碍、药物使用或撤药）所解释。

四、鉴别诊断

在诊断发作性睡病时，需要与其他一些具有类似症状的疾病进行区分，以下是需要鉴别的主要疾病。

（一）特发性睡眠过多症

患者常表现为持续性的过度嗜睡，但通常缺乏与 REM 睡眠相关的特征性表现，如猝倒发作、睡眠瘫痪、睡眠幻觉等。在多次睡眠潜伏期试验（MSLT）中，特发性睡眠过多症患者通常不会出现发作性睡病所特有的表现，如频繁的睡眠始发 REM 睡眠现象。

（二）Kleine-Levin 综合征

Kleine-Levin 综合征是一种原因不明的青少年期发作性疾病，主要表现为周期性的过度睡眠和贪食。患者在发作期间睡眠时间显著延长，可持续数天到数周，而发作间期患者通常完全正常。发作期间患者常表现出醒后兴奋、躁动、冲动等精神症状，同时伴有食欲亢进、过度进食。每年可能发作3~4次，多在10~20岁起病，男性更为常见，多数患者在成年后可自行缓解。

（三）复杂部分性癫痫发作

发作性睡病患者中约50%可能出现自动行为和发作后遗忘，这些症状容易被误诊为癫痫发作。癫痫发作通常没有发作性睡病的典型症状，如不可控制的睡眠发作和猝倒。多导睡眠图（PSG）有助于区分两者的睡眠特征和发作模式。

（四）其他疾病

1. 低血糖反应性发作性睡病　与血糖水平异常相关，症状可能在低血糖时加重。

2. 低血钙性发作性睡病　与血钙水平异常有关，可能伴有其他低血钙症状。

3. 脑干肿瘤所致的发作性睡病　需通过影像学检查（如 MRI）排除脑干肿瘤等器质性病变。

五、治疗

（一）非药物治疗

1. 患者教育　帮助患者充分了解自身病情，包括遗传因素、药物治疗及其潜在不良反应，以便更好地应对发作，特别是青少年患者，需要加强对该病的认识。发作性睡病通常需要长期服药，并且可能出现一些常见并发症，如高血压、肝功能异常、精神疾病等，还可能产生耐受性和成瘾性。

2. 社会支持和心理辅导　对于有心理症状的患者，如抑郁、自卑等，由经过专业培训的社会工作者提供适当的心理干预。鼓励患者参加睡眠障碍中心组织的团体活动,多与其他患者沟通交流,积极坚持治疗。

3. 行为治疗　行为治疗是发作性睡病的重要治疗方法之一。针对日间过度思睡,建议患者保证规律、充足的夜间睡眠,合理安排作息时间,并采取有计划的白天小睡,以减轻睡意和缩短发作时间。小睡计划应根据个人实际需要制订,通常每 4 h 小睡一次,每次 15~20 min。此外,还包括固定睡眠觉醒时间,避免频繁跨越时区,保持良好的睡眠卫生等。职业辅导也是行为疗法的重要内容,在教育患者的同时,对雇主进行相关教育也很重要,避免为患者安排轮班工作、驾驶行业、高危作业,或需要进行高精度或长时间连续工作且没有休息的工作。目前,对于猝倒发作尚无可行的行为疗法。

(二)药物治疗

1. 精神兴奋剂治疗日间嗜睡

(1)莫达非尼:首选药物,可以改善 65%~90% 的日间嗜睡症状。用于治疗发作性睡病以及阻塞性睡眠呼吸暂停综合征的嗜睡症状。

(2)哌甲酯:次选药物,可以改善发作性睡病患者大部分的嗜睡症状。

(3)其他药物:包括安非他明、马吲哚、司来吉兰及咖啡因等。咖啡因通过拮抗腺苷来促进觉醒和提高警觉性,因其不良反应轻微而广泛应用于日常生活,但咖啡因对发作性睡病的白天过度嗜睡症状的疗效有限。

(4)顽固性日间嗜睡的治疗:15%~35% 的患者对精神兴奋剂单药治疗效果不佳。难治性嗜睡患者可在口服莫达非尼 200~300 mg/d 的基础上加用 5~10 mg 快速起效的哌甲酯,亦可在莫达非尼使用的基础上加用马吲哚。但联合用药必须在临床严密监测下使用,其安全性尚无临床研究证据。

2. 抗猝倒药物　目前推荐的抗猝倒药物主要是抗抑郁剂。三环类抗抑郁剂和选择性 5-羟色胺再摄取抑制剂(SSRI)通常没有很强的促醒作用,而 5-羟色胺和去甲肾上腺素再摄取抑制剂(SNRI)以及选择性去甲肾上腺素再摄取抑制剂则具有一定的促醒效果。抗抑郁剂还可以改善发作性睡病合并的 REM 睡眠行为障碍、睡眠瘫痪和睡眠幻觉等症状。这些药物也可以联合使用。抗抑郁剂治疗猝倒起效较快,但停药后可能会迅速出现猝倒症状反弹。即使长期服用缓释型抗抑郁剂,也可能在中断治疗的次日发生猝倒症状反弹,症状反弹甚至可持续数周。在抗抑郁剂治疗猝倒过程中,可能会出现药物耐受现象,此时增加剂量或更换药物可能会有所帮助。然而,抗抑郁剂治疗猝倒发作时,如果突然减量或停药,会导致猝倒发作时间延长、频率增加、严重程度增高,甚至可能出现猝倒持续状态。

第十五章 吞咽障碍

吞咽障碍是指食物从口腔至胃贲门运送过程中受到阻碍，可由咽、食管或贲门的功能性或器质性病变引起。由神经系统疾病引起的吞咽障碍称为神经源性吞咽障碍。

吞咽障碍常对患者的生理、心理健康造成严重影响。在生理方面，吞咽功能减退可造成误吸、支气管痉挛、气道阻塞窒息以及脱水、营养不良，从而导致患者死亡率增加。在心理方面，可造成患者出现进食恐惧、社会隔绝、抑郁等不良社会心理，严重影响患者身心健康、康复效果及生活质量。

一、病因

吞咽障碍多是由于原发的神经疾病累及吞咽的口腔预备期、口腔期和咽期的感觉和运动功能，造成口、咽部肌肉推送食团自口腔经咽至食管的过程出现异常引起。有些神经疾病亦可同时影响吞咽运动的食管期。

（一）引起口咽部吞咽障碍的疾病

（1）中枢神经系统疾病：如脑卒中、帕金森病、放射性脑病、脑外伤、脑肿瘤、颅内感染、脑瘫、手足口病后脑干脑炎、舞蹈病、脊髓灰质炎累及延髓、严重认知障碍或痴呆等。

（2）脑神经病变：如多发性硬化、运动神经元病、吉兰-巴雷综合征等。

（3）神经肌肉接头疾病：如重症肌无力、肉毒中毒、Eaton-Lambert综合征。

（4）肌肉疾病：如多发性肌炎、硬皮病、代谢性肌病、张力性肌营养不良、眼咽营养不良、环咽肌痉挛、口面部或颈部肌张力障碍、脊髓灰质炎后肌萎缩等。

（5）口咽部器质性疾病：①舌炎、扁桃体炎、咽喉炎等感染性疾病；②甲状腺肿；③淋巴结病；④肌肉顺应性降低（肌炎、纤维化）；⑤口腔及头颈部恶性肿瘤或赘生物；⑥颈部骨赘；⑦口腔、鼻咽及头颈部放疗或化疗后；⑧颈椎、口腔或咽喉部手术后；⑨先天性腭裂，以及舌、下颌、咽、颈部外伤或手术切除。

（6）其他：精神心理因素如抑郁症、癔症、神经性厌食症；牙列不齐或缺齿，口腔溃疡、干燥；气管插管或切开；唾液分泌减少或影响精神状态的药物等。

（二）引起食管性吞咽障碍的疾病

（1）神经肌肉疾病：影响平滑肌及其神经支配，破坏食管蠕动或下端食管括约肌松弛的疾病，如贲门失迟缓症、硬皮病、其他运动障碍、胃食管反流、弥漫性食管痉挛及食管憩室。

（2）食管器质性病变：由于炎症、纤维化或增生，使食管管腔变窄，包括继发于胃食管反流的溃疡性狭窄、缺铁性吞咽困难（又称Plummer-Vinson综合征）、食管瘤、化学损伤（如摄入腐蚀剂、药物性食管炎、对曲张静脉行硬化剂治疗）、放射性损伤、感染性食管炎、嗜酸细胞性食管炎、食管手术后（胃底折叠术或抗反流术）。

（3）外源性疾病：肿瘤（如肺癌、淋巴瘤）、感染（如结核、组织胞浆菌病）或心血管异常（如左心耳扩张、异位血管压迫）可直接侵犯食管或经肿大淋巴结压迫食管，引起管腔狭窄和吞咽障碍。

二、症状

（一）口腔期吞咽障碍

（1）嘴唇无力，导致液体或食物从嘴角漏出。

（2）面颊部肌肉力量不足，食物容易堆积在口腔侧沟处，咀嚼力量减弱，难以形成食团。

（3）舌的协调运动能力差，吞咽前容易发生误吸。

（4）吞咽启动时间延迟，即从食物进入口腔到开始吞咽的时间延长。

此外，口腔期功能障碍还可能伴有以下症状：①鼻腔反流，即食物或液体从鼻腔流出。②构音障碍，表现为说话不清或发音困难。③口腔感觉障碍，包括味觉、温度觉、触觉等感觉减退或消失。

（二）咽期吞咽障碍

（1）在吞咽前、吞咽时或吞咽后出现呛咳。

（2）咳嗽反射减弱或消失，无法有效清除误吸的异物。

（3）口腔或鼻腔反流，食物或液体从口腔或鼻腔流出。

（4）出现喘鸣音，提示气道可能受到压迫或阻塞。

（5）说话声音变得沙哑或低沉，进食时感觉费力。

（6）吞咽时感觉食物黏附在咽喉部，甚至有哽咽感。

（7）呕吐反射减弱或消失，无法正常排出误吸的物质。

（8）频繁清嗓，试图清除咽喉部的异物感。

（9）进食时出现呕吐。

（10）隐性误吸导致反复肺部感染，患者可能无明显呛咳症状，但存在吸入性肺炎风险。

（三）食管期吞咽障碍

临床主要表现为食物在食管内滞留，常见于以下疾病：食管炎、胃食管反流病、食管-贲门失弛缓症、弥漫性食管痉挛、食管憩室、食管机械性梗阻（如肿瘤、狭窄等）。

（四）不同脑神经损伤后的吞咽障碍

在吞咽活动中，12对脑神经均参与吞咽反射活动，其中三叉神经、面神经、舌咽神经、迷走神经、副神经、舌下神经这6对脑神经为主要参与神经，与吞咽有关的脑神经损伤主要导致咽肌推进力弱、喉关闭不全、环咽肌功能障碍和吞咽运动的咽期延长。脑神经损伤的吞咽障碍临床表现见表15-1。

表15-1 不同脑神经损伤后吞咽障碍的症状

脑神经	损伤后症状
嗅神经（内脏感觉）	无法感知食物香味，可能引起食欲下降
视神经（躯体感觉）	食物色泽感知及位置定位障碍，可能出现食欲下降、进食动作不协调
动眼神经、滑车神经、展神经（运动）	食物定位障碍，可能出现进食动作不协调
三叉神经（混合神经）	轻微咀嚼无力
面神经（混合神经）	食团控制能力轻微下降，嘴唇闭合无力，味觉障碍
前庭蜗神经（感觉）	平衡障碍，进食动作不协调
舌咽神经（混合神经）	吞咽时，咽期启动不能，食物由口进入气道，味觉障碍
喉上神经（混合神经）	失去声门关闭的保护和咳嗽反射的保护，无法防止食物从声门上进入气道
迷走神经（混合神经）	腭咽关闭不全，鼻反流；咽下残留食物清除不全，声带水平以上食物的滞留，声带开放时误吸，喉部转运时声门关闭不全
副神经（运动）	咽缩肌收缩力量不足，头颈转向障碍。仅副神经受损，吞咽障碍程度较轻
舌下神经（运动）	食团控制问题，两侧损伤将导致吞咽不能

三、诊断步骤

（一）病史采集

病史采集的重点是收集与吞咽相关的既往病史、检查和治疗情况。

1. 一般状况 包括患者的总体健康状况、日常活动能力等。

2. 家庭史 了解家族中是否有相关疾病或遗传倾向。

3. 既往吞咽检查 记录患者之前进行的吞咽相关检查，如吞咽造影、内镜检查等。

4. 神经系统状况 重点关注患者的神经系统疾病史，如脑卒中、脑外伤、神经系统感染、脱髓鞘疾病、阿尔茨海默病、帕金森病、神经肌肉萎缩等。这些疾病会影响吞咽的感觉和运动功能。同时，患者的高级脑功能和意识状态（如定向力、理解力、记忆力、计算力等）也会在病史询问过程中进行初步评估。

5. **心血管系统状况**　心血管问题可能导致患者容易疲劳，影响吞咽能力。

6. **呼吸系统状况**　吞咽障碍患者常因误吸而出现吸入性肺炎或肺功能障碍。以下症状中若有三项以上出现，可能提示肺炎：①白细胞计数升高；②X线检查显示炎症；③长期不明原因的低热（体温约38℃）；④咳嗽伴有脓性分泌物；⑤血氧分压降低（$PO_2 < 70$ mmHg）；⑥呼吸道或肺部听诊异常（如支气管音、大小水泡音）。

7. **消化系统状况**　胃食管反流病等胃肠问题会影响口腔、咽喉和食管功能。口腔护理和牙齿状况也很重要，口臭可能提示食管梗阻或失弛缓症。

8. **药物使用情况**　许多药物可能影响吞咽功能：①抗抑郁药，可能导致黏膜干燥、嗜睡；②镇静剂，影响精神状态；③利尿剂，引起口干；④肌松剂，导致肌力减退；⑤抗胆碱能药物，引起口干、食欲不振；⑥黏膜麻醉药，抑制咳嗽反射。

9. **其他相关病史**　包括既往鼻咽癌、口腔癌病史，以及口腔、咽喉部手术或放疗后情况。这些病史可能导致咽部或食管平滑肌炎症、纤维化或狭窄。此外，还需记录既往住院史、手术史，以及既往声音、语言或吞咽问题及其医疗干预情况。

10. **社会活动情况**　患者的独立性及可获得的社会支持程度也会影响诊断和治疗过程，需详细询问并记录。

（二）吞咽障碍筛查与临床评估

1. **吞咽障碍筛查**　吞咽障碍筛查可以了解患者是否有吞咽障碍，以及吞咽障碍所导致的症状和体征，如咳嗽、肺炎病史、食物是否由气管套管溢出等症状，筛查的主要目的是找出吞咽障碍的高危人群，以及是否需要进一步做诊断性检查。常用筛查方法有问卷调查、饮水试验、多伦多床旁吞咽筛查试验、染料测试。

2. **主观评估**　临床评估的第一步是从患者叙述他们的症状开始。吞咽障碍可能有各种不同的症状，或者有不同的症状组合。许多病例的症状与吞咽或进食的关系较明显，而在另一些病例中，吞咽和症状的关系可能不明显。仔细分析患者的这些主诉，可以初步鉴别口咽性或食管性病变，有助于吞咽障碍的病因诊断。

3. **客观评估**　经过上述筛查与主观评估后，可以大致确定患者有无吞咽障碍。为进一步明确吞咽障碍的原因及程度，需进行与吞咽有关的器官功能检查，如口腔、咽、喉等的运动、感觉及反射功能。

（1）口面部功能评估：主要包括唇、下颌、软腭、舌等与吞咽有关的肌肉运动、力量及感觉检查。

（2）吞咽反射功能评估：包括咽反射、呕吐反射、咳嗽反射等的功能评估。

（3）喉功能评估：喉部评估包括在持续发元音和讲话时聆听音质、音调及音量，如有无声音震颤和沙哑等情况。

4. **进食评估**　进食评估的目的包括：①获得吞咽动力信息；②选取最安全的食物；③制订治疗计划；④均衡营养。

（三）吞咽功能仪器评估

1. **吞咽造影检查**　吞咽造影是检查口咽吞咽功能最常用的方法，可以评价吞咽的解剖和生理机制，评价异常吞咽模式，可以观察到临床评估观察不到的咽期功能障碍。通过吞咽造影检查，临床上可以明确患者是否存在吞咽障碍，可以发现吞咽障碍的结构性或功能性异常的病因及其部位、程度和代偿情况，以及吞咽障碍发生在哪个期、有无误吸（尤其是并发肺炎高度危险的隐性误吸）、严重程度如何，并评价代偿的影响，如能否通过一些吞咽方法或调整食物的黏稠度来减轻吞咽障碍的程度，为选择有效治疗措施（进食姿态治疗）和观察治疗效果提供依据。所以，吞咽造影检查对指导临床吞咽治疗工作具有重要的意义。

2. **软管喉内镜吞咽功能检查**　目前临床应用的软管喉内镜吞咽功能检查方法主要包括经鼻软管喉内镜检查、软管喉内镜吞咽评估、软管喉下吞咽感觉功能评估等方法。此类检查的共同价值在于直视下观察鼻、上咽喉、会厌、杓状软骨、声带等功能状况，了解进食时食物积聚的位置及状况，及时清除分泌物，防止误吸的发生。

3. **咽腔测压检查**　测压技术是指利用多导腔内测压仪记录和量化腔壁肌肉收缩过程中腔内压力的变化，这种压力可以是腔壁组织与传感器直接接触产生的压力，或者是腔内空气或食团环绕传感器所产生的压力。测压技术是食管动力障碍性疾病重要的诊断手段，咽腔测压可与食管动力性检查一起进行。

4. 视频测压技术 视频测压技术是在固态测压的基础上，同步进行视频吞咽检查，以明确食团传送过程中腔内压力变化与解剖结构位移之间的关系。它提供了一种定量和定性结合的手段来评估咽食管段的动力、压力变化以及协调性。

5. 舌压测定 舌压是指舌与硬腭接触产生的压力，在控制液体从口腔进入咽部过程中起主要作用，同时也参与产生使食物经过口咽进入食管的推动力。舌压可作为一项独立的预测指标评估吞咽功能，是咽腔测压技术的补充。

6. 肌电图检查 吞咽时肌肉活动的肌电信号、时间和模式可以通过多种肌电图技术记录，包括针式的喉肌电图和无创的表面肌电图，是评估吞咽相关肌肉活动功能的方法。

（四）诊断流程

根据患者的主诉，诊断吞咽障碍并不困难，但决定吞咽障碍的部位和性质则需要仔细的临床评估与仪器检查。常规的吞咽障碍诊断流程见图 15-1。

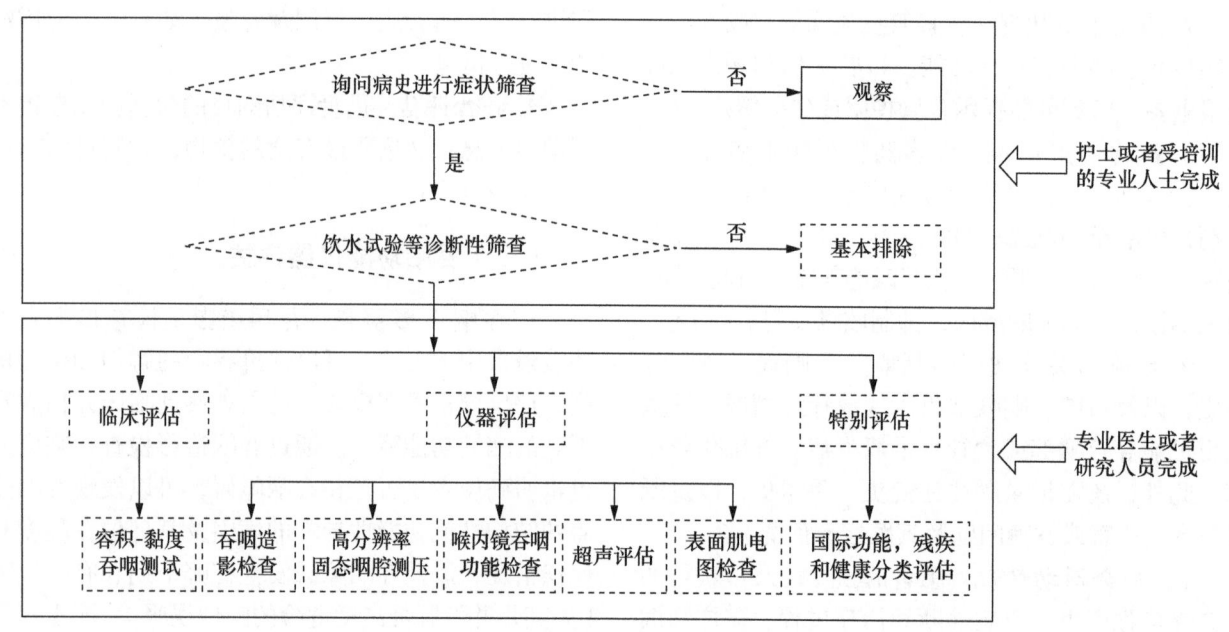

图 15-1　吞咽障碍诊断流程

四、鉴别诊断

（一）脑卒中吞咽障碍

吞咽障碍是脑卒中患者常见的并发症，发生率高达 50%～78%，但在临床上常被漏诊。它会导致患者住院时间延长，并发症增加。脑卒中引起的吞咽障碍多发生在急性期，约一半的患者在 1 周内可以自然恢复。半球脑卒中引发吞咽障碍的概率低于脑干卒中。吞咽障碍的恢复与未受损半球的可塑性相关，因此，对急性期吞咽障碍患者的确诊和处理至关重要。此外，还需关注急性期后仍存在吞咽障碍的患者，因为这可能引发营养不良、误吸、肺炎甚至窒息等严重后果。

大脑皮质及皮质下损伤均可能引起吞咽障碍，其常见特征包括：①吞咽唾液启动困难，吞咽唾液能力下降（也称为干吞咽）；②咽期启动延迟，食物运送迟缓；③口腔期不协调；④咽肌收缩减弱，咽期吞咽时间延长；⑤咽期清除能力下降；⑥误吸；⑦渗漏；⑧食管上括约肌松弛功能障碍，进食时可能误吸。

这些临床特征表明，脑卒中后，从口腔期到咽期再到食管期，各个阶段都可能出现吞咽障碍。然而，不同部位脑卒中导致的吞咽障碍各有特点：皮质或核上结构（上运动神经元）受损会影响吞咽功能的控制和调节；而脑干下部吞咽核团（下运动神经元）直接受损则会影响吞咽肌肉的运动输出。

（二）痴呆吞咽障碍

痴呆最常见的是阿尔茨海默病（AD）和血管性痴呆（VaD）。前者也称为老年性痴呆，以记忆减退、认知障碍、人格改变、言语和吞咽障碍为主要临床特征，严重威胁老年人的健康与生活质量。后者以多发性脑梗死最为常见，多次皮质及皮质下脑卒中导致认知功能下降，伴有言语和吞咽障碍。

1. AD 与 VaD 吞咽障碍的不同点

（1）AD 患者吞咽液体时口腔推送时间延长：AD 患者吞咽液体时，口腔推送时间明显延长（通常超过 5 s），这可能与患者对食物的感知下降有关，需要更长时间启动食物从口腔到咽腔的转运。AD 患者吞咽的感觉功能下降，味觉和嗅觉功能均减弱，与嗅觉通路的神经炎斑和神经原纤维缠结有关。口腔推送需要舌前部从腹侧到背侧的逐渐挤压，将食物推送到舌根部。AD 患者进食液体食物时口腔推送时间延长，但咀嚼和食团形成困难的发生率不高，这与 VaD 患者正好相反，说明 AD 患者口腔感觉功能减退比运动功能下降更明显。此外，AD 患者口腔推送时间延长也与认知功能下降有关。

（2）VaD 患者咀嚼和食团形成困难：大部分 VaD 患者在吞咽半固体食物时，咀嚼和食团形成困难。咀嚼需要咀嚼肌的主动运动和舌在各个方向的运动，皮质延髓束受损影响支配咀嚼肌的三叉神经和支配舌肌的舌下神经，导致 VaD 患者的咀嚼和食团形成困难。

（3）VaD 患者咽喉部吞咽功能下降更明显：VaD 患者的咽喉部吞咽功能下降比 AD 患者更明显，表现为舌骨喉复合体运动功能下降及会厌折返程度下降，这可由延髓梗死导致。VaD 患者有较高的误吸率，包括症状性误吸和隐性误吸，隐性误吸率高于 AD 患者。VaD 患者的皮质下白质、脑室旁白质及额叶病变可以损害皮质到脑干之间的皮质延髓束，导致咽喉部吞咽功能下降；皮质延髓束受损也可影响迷走神经，使引起咳嗽反射的传入感觉下降，导致隐性误吸。

2. AD 与 VaD 吞咽障碍的相似点

（1）AD 与 VaD 患者口腔残留程度相同。AD 与 VaD 患者均可能出现口腔食物残留，随着病情进展，患者失用及口腔触觉失认症状加重，可能拒绝张口进食，或即使接受食物，食物放在口腔中也不吞咽，导致残留程度逐渐加重。

（2）AD 与 VaD 患者会厌谷和（或）梨状隐窝残留发生率高，吞咽反射延迟。VaD 患者由于累及皮质延髓束，间接影响吞咽反射的启动。AD 患者由于口咽部感觉减退，使吞咽反射启动延迟。

（三）帕金森病吞咽障碍

吞咽障碍在帕金森病（PD）患者中很常见，吞咽的口腔期、咽期、食管期均可受损，以口腔期受损最常见。僵硬和运动徐缓常出现在吞咽过程中，言语运动受损、下颌关节活动度下降、头颈姿势异常，导致口腔期和咽期吞咽障碍。

1. 口腔期 帕金森病患者常出现舌肌震颤，食物残渣滞留在口腔内。在推动食团时，患者会出现典型的舌重复前后滚动现象。吞咽开始时，舌中线部分将食团向后推送，但舌后段未能及时放低，使得食团又滚回前方。经过多次重复后，舌最终推动食团向后运动，同时舌后段放低，食物得以顺利通过。这种舌肌的"急步现象"与肌肉僵直和运动不协调密切相关。此外，口腔期的其他表现还包括流涎、口腔运送延迟、口腔残留、舌运动启动延迟、食物过早溢漏至咽腔以及零碎吞咽等。

2. 咽期 咽期吞咽障碍通常在口腔期吞咽障碍之后随着疾病进展逐渐出现。其主要表现包括咽期启动延迟（部分患者延迟可达 2~3 s）、咽清除能力较差、喉部上抬及闭合不足、喉渗漏和误吸等。由于咽壁收缩力和舌根后推力减弱，即使咽期延迟启动，吞咽后仍会出现会厌谷和梨状隐窝的食物残留，其中会厌谷的残留通常多于梨状隐窝。连续吞咽后，残留食物会逐渐累积增加。帕金森病患者在吞咽时舌骨向前运动的能力下降，食管上括约肌出现失弛缓现象，这与渗漏和误吸密切相关。在疾病晚期，伴有吞咽障碍的帕金森病患者误吸率可超过 50%。此外，吞咽障碍帕金森病患者与无吞咽障碍的患者相比，会厌折返角度减小，呼吸道保护能力降低。患者的运动减少和运动失调也体现在吞咽过程中，咽部结构的移动速度和移动距离均下降，但舌骨的移动峰速度却增加，这提示咽期吞咽运动失调。患者偶尔还会出现环咽肌功能障碍，通常与喉部上抬不足、舌根和（或）咽壁运动不良有关。

3. 食管期 帕金森病患者也可能出现多种食管运动异常，包括食管蠕动减弱、自发的孤立性异常收缩和多部位收缩。这些异常收缩无法产生有效的蠕动，导致食管运送延迟、食管下括约肌功能异常以及胃食管反流。这些异常不仅可能由疾病本身引起，还可能与治疗药物的副作用有关。

（四）肌萎缩侧索硬化吞咽障碍

肌萎缩侧索硬化（ALS）是成人运动神经元病中最常见的一种类型。该病的特征是脊髓前角细胞和锥体束同时受损，导致患者出现广泛的肌萎缩、肌束震颤，同时伴有锥体束征。它可以影响脊髓支配的上肢、下肢、躯干和呼吸肌，以及延髓支配的腭、面部、舌、咽、喉等部位肌肉，表现为混合性运动障碍。由于肌张力过高或过低，吞咽运动变得不协调。

吞咽障碍是ALS的主要并发症之一，具有以下特点：首先，在不同患者中，吞咽障碍的发生时间、进展速度存在较大差异；其次，吞咽障碍常与言语障碍同时出现，这是该病的一个典型表现；再次，吞咽障碍通常较早出现，并且发展迅速。

在口腔期吞咽过程中，ALS患者主要表现为舌运动减弱。他们难以在口中充分咀嚼食物，也无法有效控制口腔内的食物。同时，患者的唇闭合力量下降，容易导致流涎，食物也容易从口腔溢出。对于黏稠的食物，患者处理起来更加困难，因此往往会避免食用坚硬或需要咀嚼的食物。此外，患者的软腭上抬功能也会减退。

在咽期吞咽过程中，由于食团向后运送启动能力下降，导致咽期吞咽启动延迟。咽缩肌收缩无力，喉部上抬也存在困难，这使得吞咽后会厌谷和梨状隐窝容易残留食物，进而引发渗漏和误吸。随着疾病进展到后期，喉部上抬不足，呼吸道关闭功能也会受损，吞咽时食物可能会误入呼吸道。许多患者由于肌无力不断加重，导致吞咽障碍逐渐恶化，从而出现营养不良和体重减轻的情况。

对于皮质脊髓束受损的ALS患者，他们通常在确诊多年后才会出现吞咽障碍。这类患者的吞咽障碍表现与皮质延髓束受损的患者有所不同，主要表现为软腭上抬不足和咽壁收缩力不足。患者的首发症状可能是体重缓慢减轻，而可能并未察觉到有明显的吞咽问题。

（五）重症肌无力吞咽障碍

重症肌无力（MG）是一种常见的神经肌肉接头疾病，主要影响横纹肌。吞咽障碍在新生儿中较为常见，而在成人中的发生率为6%～15%。该病最常累及咽部和面部肌肉，导致吞咽困难、鼻腔反流以及咀嚼无力。检查时可发现患者的双侧咀嚼肌和面肌肌力下降，咽反射和软腭上抬能力减弱。由于咀嚼肌容易疲劳，患者通常会觉得进食流质食物比固体食物更容易。患者的典型表现是在进食开始时状态良好，但随着进食的进行，逐渐感到疲劳。

在吞咽过程中，重症肌无力患者的口腔期吞咽障碍相对较轻，但咽期吞咽障碍则较为严重。大部分患者会出现喉部上抬和会厌折返延迟的情况，这可能导致在咽期吞咽启动之前就发生误吸。在咀嚼时，舌根部与咽部的封闭不全可能会使食团在咽期吞咽启动前进入喉腔，从而增加误吸的风险。此外，舌根部向咽后壁的挤压力量下降会导致会厌谷处食物残留，同样增加误吸的可能性。咽缩肌力量减弱以及环咽肌的失弛缓状态，会导致梨状隐窝处食物残留。6%～24%的重症肌无力患者因延髓麻痹而出现口咽期吞咽障碍，而且在某些情况下，吞咽障碍可能是重症肌无力患者的唯一症状。

（六）多发性肌炎吞咽障碍

多发性肌炎是一种由自身免疫反应引起的肌肉组织疾病，属于炎症性肌病。其主要特征为对称性肌无力、肌萎缩和肌痛。吞咽障碍在该病中较为常见，主要表现为口干以及咽期吞咽时间延长。当咽喉部和呼吸肌受累时，患者会出现发音困难、吞咽障碍以及呼吸困难等症状。

多发性肌炎的病程通常呈现波动性，可能会出现自发加重和缓解的情况，也可能表现为慢性进行性病程，持续多年。该病在中年或老年女性中更为多见。儿童和青年患者的预后相对较好，偶尔也有患者能够自行恢复。

（七）眼咽型肌营养不良吞咽障碍

眼咽型肌营养不良（oculopharyngeal muscular dystrophy，OPMD）是一种以吞咽障碍、上睑下垂和面部肌力减弱为主要特征的进展性神经系统疾病。该病是常染色体显性遗传病,男性和女性都有可能患病,发病年龄通常在40~50岁。在确诊之前,吞咽障碍往往是该病的主要表现,并且会缓慢加重。

由于OPMD患者的骨骼肌和平滑肌都受到累及,导致咽部压力过低、环咽肌开放不完全以及食管下段括约肌压力升高。在诊断过程中,需要将其与环咽肌失弛缓症进行鉴别。

五、治疗

(一)吞咽障碍的治疗性训练

1. 行为治疗 吞咽障碍的行为治疗主要包括以下几种方法。

(1)口腔感觉训练:如通过温度刺激来训练口腔的感觉功能。

(2)口腔运动训练:如进行口颜面操等,帮助增强口腔肌肉的运动能力。

(3)气道保护手法训练:帮助患者更好地保护气道,防止误吸。

(4)吞咽姿势调整:通过调整吞咽时的姿势来改善吞咽效果。

(5)生物反馈训练:利用生物反馈技术帮助患者更好地掌握吞咽动作。

(6)代偿方法:采用一些替代性的方法来缓解吞咽障碍的症状。

其中,代偿方法和吞咽姿势调整主要是为了缓解吞咽障碍的症状,而口腔感觉训练、运动训练、气道保护手法训练和生物反馈训练则主要是为了改善吞咽的生理状态。这些治疗方法也被称为康复性技术。

2. 导管球囊扩张术 采用机械牵拉的方法,使得环咽肌张力、收缩性和弹性正常化,促进食管上括约肌生理性开放,解决环咽肌功能障碍导致的吞咽困难,称之为扩张术。常用的治疗方法包括在内镜或无内镜引导下,用探条、导丝引导的聚乙烯扩张器、充气气囊或充水球囊、水银扩张管对环咽肌进行扩张。其中充气气囊或充水球囊扩张治疗操作方法简单、安全实用,作为一种介入技术,被广泛使用。

3. 呼吸训练 在吞咽困难患者中,呼气肌力训练(expiratory muscle strength training,EMST)不仅可以增加咳嗽时的力量,还可以促进舌咽偏移和软腭关闭。

(二)吞咽障碍的电磁刺激治疗

1. 神经肌肉电刺激治疗 神经肌肉电刺激治疗是一种即时效果显著的治疗方法,是言语治疗师用于治疗吞咽障碍的重要手段,可以在治疗过程中立即改善进食功能。

2. 经颅直流电刺激治疗 经颅直流电刺激(transcranial direct current stimulation,tDCS)是一种非侵入性脑刺激技术,通过恒定、低强度的直流电调节大脑皮质神经元的活动。临床研究表明,阳极经颅直流电刺激治疗能够改善脑卒中后吞咽障碍患者的吞咽功能。

3. 感应电刺激治疗 目前在吞咽领域,电刺激主要以口腔外低频电刺激为主。对于舌肌力量不足或萎缩、咽缩肌力量弱或纤维化等真性延髓麻痹的患者,应用感应电移动法可以刺激口腔内相关肌群,具有一定的治疗效果。

4. 经颅磁刺激治疗 经颅磁刺激(transcranial magnetic stimulation,TMS)技术是一种利用脉冲磁场作用于中枢神经系统(主要是大脑),改变皮质神经细胞的膜电位,使之产生感应电流,影响脑内代谢和神经电活动,从而引起一系列生理生化反应的磁刺激技术。重复经颅磁刺激(repetitive TMS,rTMS)是在某一特定部位进行重复刺激的过程。rTMS技术作为一种安全、无创、高效的神经调控技术,直接作用于大脑皮质,调节皮质的兴奋性,通过神经网络调节远离刺激部位的大脑结构兴奋性,已广泛用于因大脑皮质及皮质下病变所致吞咽障碍的干预,且能通过在靶肌群记录到的运动诱发电位(motor evoked potential,MEP)定量评估运动皮质投射通路的兴奋性改变。

5. 针灸治疗 针灸治疗吞咽障碍可能会从下述方面发挥作用:①按照经络学说,任脉、脾经、胃经、肾经、肝经的循行都经过舌、咽、喉部,选用这些经络的穴位可能通过调节舌、咽、喉部功能,从而改善吞咽障碍。②头皮针、耳针、舌针体系认为分布于头皮、耳部、舌部的不同穴区与人体各部位之间存在对应关系,刺激特定穴区能够影响其对应部位的功能。③刺激位于舌、咽、喉或其邻近处的穴位,会对这些器官发挥直接的治疗效应。④刺激咽喉部、颈部的穴位,能够提高局部神经肌肉的兴奋程度,改善咽喉部的血液循环、颈动脉和椎动脉系统的血液供应，从而促进脑功能恢复，改善吞咽障碍。

（三）吞咽障碍的手术治疗

吞咽障碍患者，如无解剖结构异常，一般通过康复治疗可恢复吞咽功能，但是部分患者虽然经康复治疗，仍不能恢复吞咽功能，需要手术干预，改善营养摄入不足的状况或吞咽功能。对严重误吸患者，长期恢复无望，可采用较彻底的手术方法，如喉气道食管分离术、喉全切除术，以保持营养和完全气道防护、避免误吸。对于吞咽解剖结构异常的患者，则需要重建解剖结构，恢复吞咽功能或改善功能。对于一些因吞咽功能性或解剖因素引起的吞咽阻力增加的疾病，可通过手术减小吞咽阻力。

参考文献

[1] 中华医学会神经病学分会，崔丽英，蒲传强，等.神经系统疾病诊疗指南及检查技术操作规范.北京：人民邮电出版社，2020.

[2] 王维治，王化冰.临床神经病学.10版.北京：人民卫生出版社，2021.

[3] 郝峻巍，罗本燕.神经病学.9版.北京：人民卫生出版社，2024.

[4] 中华医学会.临床诊疗指南：癫痫分册.北京：人民卫生出版社，2015.

[5] 赵忠新.睡眠医学.北京：人民卫生出版社，2016.

[6] Bähr M，Frotscher M.神经系统疾病定位诊断学——解剖、生理、临床：第10版.刘宗惠，徐霓霓，译.北京：海洋出版社，2021.

[7] 吕传真，周良辅.实用神经病学.5版.上海：上海科学技术出版社，2021.

[8] 刘建丰，李静，刘文娟.神经系统常见症状鉴别诊断.北京：化学工业出版社，2020.

[9] 易西南.神经系统与感觉器官.广州：中山大学出版社，2021.

[10] Tsementzis S A.神经系统疾病鉴别诊断精要：第2版.李志超，邱峰，译.沈阳：辽宁科学技术出版社，2021.

[11] 黄煜伦，苏敏，郝永岗.神经系统疾病的诊治与实践.苏州：苏州大学出版社，2022.

[12] 中华医学会神经病学分会帕金森病及运动障碍学组，中国医师协会神经内科医师分会帕金森病及运动障碍专业委员会.中国帕金森病的诊断标准（2016）.中华神经科杂志，2016，49（4）：268-271.

[13] 中华医学会疼痛学分会头面痛学组.中国偏头痛防治指南.中国疼痛医学杂志，2016，22（10）：721-727.

[14] 中国睡眠研究会.中国失眠症诊断和治疗指南.中华医学杂志，2017，97（24）：1844-1856.

[15] Feigin A S，Anderson K E. Handbook of Clinical Neurology. Amsterdam：Elsevier，2017.

[16] Haubenberger D，Hallett M. Essential tremor. N Engl J Med，2018，378（19）：1802-1810.

[17] Headache Classification Committee of the International Headache Society（IHS）. The International Classification of Headache Disorders，3rd edition. Cephalalgia，2018，38（1）：1-211.